中等职业教育"十三五"精品教材
供中职护理专业使用

康复理疗技术

主 编　李　上　　王建民

副主编　段晓华　　胡　瑜

参 编　马　伟　　毛海荣　　任卫东

任艳萍　　许　强　　李　上

杨再青　　陈晓玲　　陈敬德

武　术　　金　石　　魏晓玲

西南交通大学出版社

·成　都·

图书在版编目（ＣＩＰ）数据

康复理疗技术 / 李上，王建民主编. —成都：西
南交通大学出版社，2020.1（2022.3 重印）
中等职业教育"十三五"精品教材. 供中职护理专业
使用
ISBN 978-7-5643-7348-1

Ⅰ. ①康… Ⅱ. ①李… ②王… Ⅲ. ①理疗学 – 中等
专业学校 – 教材 Ⅳ. ①R454

中国版本图书馆 CIP 数据核字（2020）第 012463 号

中等职业教育"十三五"精品教材. 供中职护理专业使用

Kangfu Liliao Jishu

康复理疗技术

主 编 / 李 上 王建民

责任编辑 / 牛 君
助理编辑 / 姜远平
封面设计 / 吴 兵

西南交通大学出版社出版发行

（四川省成都市金牛区二环路北一段 111 号西南交通大学创新大厦 21 楼 610031）
发行部电话：028-87600564 028-87600533
网址：http://www.xnjdcbs.com
印刷：四川森林印务有限责任公司

成品尺寸 185 mm×260 mm
印张 14.75 字数 338 千
版次 2020 年 1 月第 1 版 印次 2022 年 3 月第 3 次

书号 ISBN 978-7-5643-7348-1
定价 45.00 元

序

　　酒泉卫生学校被甘肃省教育厅、甘肃省财政厅列为"省级中等职业教育改革发展示范学校建设计划"立项建设学校，这在我校发展史上具有里程碑式的重要意义。2015年底，学校开始申报省级示范校建设项目。申报过程中，学校在学校管理、基础条件、教育教学、校企合作等方面都取得了可喜成绩。2017年4月27日，学校参加省教育厅组织的答辩，6月以全省排名第八（项目编号：GSZZSFX201708）、酒泉排名第一的好成绩正式确定为"省级中等职业教育改革发展示范学校建设计划"建设单位。2017年12月，省教育厅、省财政厅正式通过学校的建设《方案》和《任务书》。省级财政计划下达专项建设资金1 000多万元，用2年时间完成学校三个重点专业——护理专业（老年护理方向）、医学检验技术专业、药剂专业在人才培养模式与课程体系改革，师资队伍建设，校企合作、工学结合运行机制三方面的建设，以及两个特色项目——智慧校园特色项目、"仁爱天使"培养行动特色项目的建设。

　　课程建设与课程改革建设涉及开发编写与重点专业和特色项目关联的教材，教材定位于中职医学类各专业，主要满足学生专业实训、专业拓展和综合素质提升，增加实用性，实验实训课程对接工作岗位，突出校企合作、案例示范、理实一体。本套教材共计20册，专业课程编写全程企业专家参与，素质拓展教程知名专家指导，部分教程项目法编写符合目前中等卫生职业教育生源和就业特点，体现教材内容的"实用"和强化"学以致用"特点。相信通过老师的努力、专家的严格把关，本套教材将给酒泉卫生学校的发展增添浓墨重彩的佐证。

酒泉卫生学校

2019年1月

省级中等职业教育改革发展示范学校建设系列教材

序号	专业方向	教材名称	主编	适用范围
1	护理专业（老年护理方向）	老年护理	任艳萍　喻志英	护理、农村医学、康复
2		老年营养与膳食指导	李晓彬　任艳萍	护理、农村医学、康复
3		护理学基础学习指导	蔡红霞　刘丽娟	护理、农村医学、康复
4		解剖学基础项目教学	马晓梅　刘军鹏	医学各专业
5		病理学基础项目教学	石玉芹　马晓梅	医学各专业
6		健康评估	刘梅芬　宋正爱	护理
7		康复理疗技术	李　上　王建民	护理、农村医学、康复
8	医学检验技术专业	医学检验技术实训操作规范	曹利平　潘　英	医学检验技术
9		医学检验仪器使用规范	曹利平　许　强	医学检验技术
10	药剂专业	药物分析技术	戴笑娟　孙　辉	药剂
11		药物学基础	王若菲　于治国	医学各专业
12		药剂学基础	于治国　王若菲	药剂
13		药品市场营销	孙　辉　戴笑娟	药剂
14		酒泉地区常用中药材	李　上　王若菲	药剂、农村医学、康复
15	仁爱天使培养行动系列丛书	中职生心理健康教育	黄兵基　李晓彬　孙叶蛟	医学各专业
16		班主任专业化成长指南	王建民　高建仁　莫　仁	入职教师、班主任
17		人文素养实用教程	李　锋　张艳梅　文　彤	医学各专业
18		杏苑诗文	李　锋　余　敏	医学各专业、教师
19		形体训练与医护礼仪实训指导	侯丽丽　王敦丽	护理、农村医学、康复
20		中职生硬笔书法训练	宋正爱　余尚军	医学各专业、教师

前　言

康复理疗技术突出学生动手能力的培养，主要使学生能应用学过的运动系统、神经系统等理论知识进行康复评定、疾病定位，以腧穴、经络为治疗切入点，学会针灸、拔罐、按摩及其他物理治疗法与康复技术，毕业后能胜任各类医疗、康复机构的诊疗室、牵引室、理疗室、针灸室、脑卒中康复训练室、疼痛治疗室等工作；能独立开展牵引、针灸，高中低频电疗、磁疗、蜡疗、冷冻治疗、推拿、镇痛等康复治疗项目。本教材课程内容与职业标准紧密衔接，以职业岗位要求为导向，突出实用、够用，紧扣康复治疗师应具备的知识水平与技能操作。

《康复理疗技术》是在《保健按摩》（第一版）教材内容基础上编写的，全书共有九个项目，包括康复理疗解剖基础、经络腧穴基础、常用按摩理疗手法介绍、人体不同部位按摩理疗操作程序、常用物理理疗与康复技术、运动功能评定和常见运动系统疾病康复、感觉功能及作业活动评定与常见神经系统疾病康复、疾病康复常用仪器及其使用、实训指导等内容。本教材重点突出基本技能的培养，课堂所教操作适用于见习、实习、工作场所，贴近不同层次卫生职业教育学生多渠道就业，以培养适合城市、社区、农村的服务型劳动者。

本教材的编写修订工作得到西南教育出版社教材办公室的具体指导，同时得到兰州大学第一医院神经内科鲁雅琴主任医师、江西护理职业技术学院晏志勇教授、辽宁省营口市卫生学校任卫东教授、酒泉市人民医院神经内科段晓华医师以及酒泉卫生学校的各位老师的大力支持和帮助，在此一并表示衷心的感谢！

本教材的内容及编者任务安排：项目一（杨再青、李上）；项目二（胡瑜、李上）；项目三（王建民、李上、马伟、胡瑜、陈敬德）；项目四（王建民）；项目五（任卫东、任艳萍、陈晓玲、李上）；项目六（李上）；项目七（李上、习在瑞、段晓华、武术、毛海荣）；项目八（武术、段晓华）；项目九（任艳萍）。康复视频由段晓华、武术拍摄。

由于编者学术水平有限，本书的内容和形式难免多有不妥之处，深望广大读者和同道和专家不吝批评指正。

李　上

2019 年 3 月

扫码观看教学视频

目　录

项目一　康复理疗解剖基础

第一节　骨与骨连接

一、骨

骨主要由骨组织构成，外被骨膜，内含骨髓，有丰富的血管、淋巴管和神经。活体骨具有生长发育及自我修复的再生能力。

（一）骨的分类

成人共有 206 块骨，按部位可分为颅骨、躯干骨和四肢骨（图 1-1），按骨的形态可分为长骨、短骨、扁骨和不规则骨四类（图 1-2）。

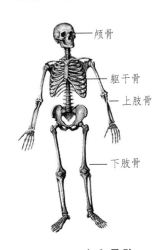

图 1-1　全身骨骼

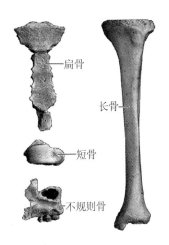

图 1-2　骨的形态

1. 长　骨

长骨呈长管状，两端膨大的部分称骺，中间为干（体）。骨干表面有 1～2 个血管出入的孔称为滋养孔。长骨内部空腔称髓腔，容纳骨髓。长骨主要分布于四肢，如肱骨、股骨等。

2. 短　骨

短骨呈立方形，多成群分布于较灵活部位，如腕骨、跗骨等。

3. 扁 骨

扁骨呈板状，主要构成颅腔、胸腔和盆腔的壁，起保护作用。

4. 不规则骨

不规则骨的形状不规则，如椎骨等。

（二）骨的构造

骨由骨膜、骨质和骨髓三部分构成，并分布有血管、淋巴管和神经等结构（图1-3、图1-4）。

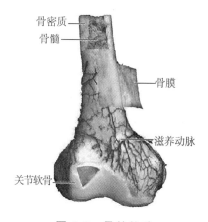

图 1-3　骨的构造

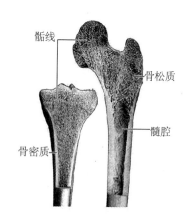

图 1-4　骨质

二、骨连结

骨与骨之间的连结装置称骨连结，分直接连结和间接连结两大类。

1. 直接连结

直接连结是指骨与骨之间借纤维结缔组织、软骨或骨直接相连，其间没有腔隙，稳固，活动性较小或不活动，分以下三类：① 纤维连结；② 软骨连结；③ 骨性结合。

2. 间接连结

间接连结即关节，又称滑膜关节，由骨与骨之间借膜性结缔组织囊相连而成，相对骨面分离，活动性较大，是骨连结的最高分化形式。

1）关节的基本结构（图1-5）

（1）关节面：参与构成关节的骨的接触面，多为一凸一凹，凸者即关节头，凹者即关节窝。关节面上覆盖有薄层关节软骨，光滑而富有弹性，可减少运动时关节面的摩擦，缓冲震荡和冲击。

（2）关节囊：由纤维结缔组织膜构成的囊，附着在关节软骨周缘并与骨膜融合连续，它包围关节，封闭关节腔。

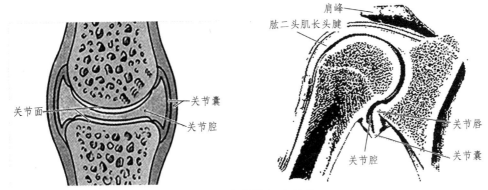

图 1-5　关节的基本结构

关节囊可分内外两层，外层为纤维膜，内层为滑膜。纤维膜厚而坚韧，富含血管和神经；滑膜柔软而光滑，可分泌滑液，有润滑和营养软骨的作用。运动灵活的关节其关节囊松弛，运动相对固定的关节其关节囊坚韧而紧张，有的还有韧带加强。

（3）关节腔：关节面和关节囊滑膜围成的密闭腔隙。腔内为负压，含少量滑液，对维持关节的稳固性有一定作用。

2）关节的辅助结构

有些关节除具备基本结构外，还有一些辅助结构，如韧带、关节盘、关节唇等，可增加关节的稳固性与灵活性。

3）关节的运动形式

关节基本上是沿着冠状轴、矢状轴和垂直轴而运动。其形式有①屈、伸；②内收、外展；③旋转；④环转。

三、全身骨及其连结

躯干骨包括椎骨、胸骨和肋三部分，借骨连结参与构成脊柱、胸廓和骨盆。

（一）脊　柱

脊柱由 24 块椎骨、5 合 1 块骶骨、4 合 1 块尾骨及其间的骨连结构成。

1. 椎　骨

椎骨共有 26 块，分别为颈椎 7 块、胸椎 12 块、腰椎 5 块、骶骨 1 块、尾骨 1 块。

1）颈　椎

颈椎椎体较小，棘突末端分叉，横突上有一小孔称横突孔，有椎动脉和椎静脉通过，颈椎的椎孔较大呈三角形（图 1-6）。第 1 颈椎又名寰椎，呈环形，没有椎体。第 2 颈椎又名枢椎，椎体上面伸出一个齿突，与寰椎齿突凹相关节（图 1-7）。

第 7 颈椎又名隆椎，棘突特长，末端不分叉，体表易触摸，是确定椎骨序数的标志。

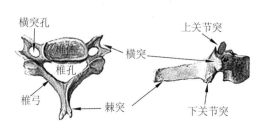

图 1-6　颈椎正侧面观　　　　　　　图 1-7　寰椎和枢椎

2）胸　椎

胸椎有椎体肋凹和横突肋凹，棘突较长且向后下方倾斜，所有胸椎连在一起呈叠瓦状（图 1-8）。

3）腰　椎

腰椎椎体最大，棘突宽短呈板状，并矢状水平位后伸（图 1-9）。腰椎棘突间隙较宽，临床常选第 3~4 或第 4~5 腰椎间隙做穿刺。

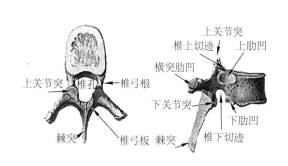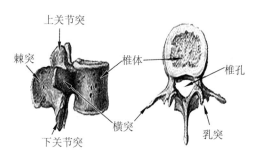

图 1-8　胸椎的上面观和侧面观　　　　　图 1-9　腰椎的侧面观和上面观

案例分析

患者，女，46 岁，个体诊所医师，腰骶部痛伴左腿后部痛反复发作半年。疼痛时轻时重，长时间走路或弯腰持重物时，疼痛加重。疼痛有时可放射至左小腿后侧，并有麻木及针刺感。

体格检查：脊柱腰段向右侧凸，腰 4、5 棘突压痛阳性，左侧大转子与坐骨结节连线中点区域压痛阳性，且沿左腿后侧放射到足跟，左侧下肢上举时疼痛明显，腰部磁共振提示：腰 4、腰 5 和骶 1 腰椎间盘突出。

提示：椎间盘突出症

问题与讨论：腰椎间盘突出涉及哪些椎体的连接结构。

4）骶　骨

骶骨由 5 块分离的骶椎融合而成，呈三角形（图 1-10、图 1-11）。骶管裂孔两侧有突出的骶角，临床以它为标志进行骶管麻醉。

5）尾　骨

尾骨由 4 块尾椎融合而成，在人类进化过程中退化。

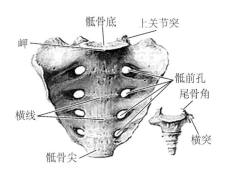

图 1-10 骶骨和尾骨前面观

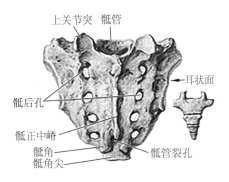

图 1-11 骶骨和尾骨后面观

2．椎骨的连结

1）椎体间的连结

构成脊柱的椎体间借椎间盘、前纵韧带和后纵韧带相连。

（1）椎间盘（图 1-12）：连结相邻两个椎体间的纤维软骨盘，由髓核和纤维环两部分构成。髓核位于椎间盘的中央稍偏后，是柔软富有弹性的胶状物。纤维环环绕在髓核周围，由数层同心圆排列的纤维软骨环构成，质坚韧，其前部较宽，后部较窄，牢固连结相邻椎体，并保护和限制髓核向外膨出。整个脊柱有 23 个椎间盘，腰部最厚，颈部次之，中胸部最薄，当椎间盘纤维环破裂时，髓核容易向后外侧脱出，压迫脊髓或脊神经根，产生相应的临床症状称椎间盘突出症。腰椎 4、5 及腰 5 骶骨之间最易损伤。

（2）前纵韧带（图 1-13）：为紧密附着于所有椎体和椎间盘前面的纵长韧带，有防止脊柱过度后伸和椎间盘向前突出的作用。

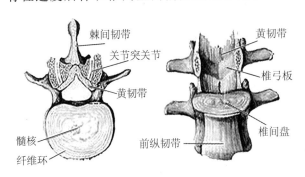

图 1-12 椎间盘和椎骨间连接

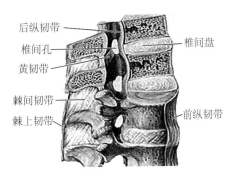

图 1-13 椎骨间的连接（矢状面）

（3）后纵韧带：位于椎管内椎体和椎间盘后面的纵长韧带，参与构成椎管前壁。

2）椎弓间的连结

（1）黄韧带：连结相邻椎弓板之间的短韧带。

（2）棘间韧带：连于相邻棘突之间的短韧带。

（3）棘上韧带：起于第 7 颈椎棘突，向下附着于胸、腰、骶椎各棘突尖端的纵长韧带。

（4）关节突关节：由相邻椎骨上、下关节突的关节面构成。

3）脊柱与颅骨间的连结

包括寰枕关节和寰枢关节。

3. 脊柱的整体观和运动

1）脊柱的整体观（图 1-14）

可见 4 个生理性弯曲，分别为颈曲、胸曲、腰曲和骶曲。

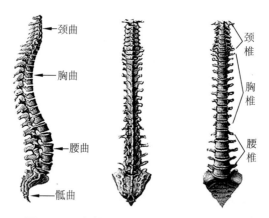

图 1-14　脊柱侧面观、后面观、前面观

2）脊柱的运动

脊柱可做屈、伸、侧屈、旋转和环转等运动，其中颈部和腰部的运动幅度较大。由于腰部的运动幅度较大，故腰部损伤也较为常见。

（二）胸　廓

1. 肋

肋由肋骨和肋软骨组成。

1）肋　骨

肋骨有 12 对，属于扁骨，第 1 肋骨扁宽而短，无肋角和肋沟；第 11、12 肋骨无肋结节、肋颈和肋角（图 1-15）。

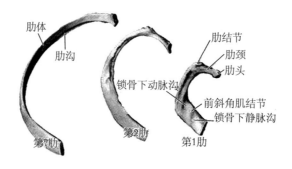

图 1-15　肋骨

2）肋软骨

肋软骨为透明软骨，连结于相应的肋骨前端，终生不骨化。上 7 对肋借肋软骨与胸骨相连，称真肋；第 8～10 对肋不直接与胸骨相连，称假肋；第 11、12 对肋前端游离于腹肌内，称浮肋。

2. 胸　骨（图 1-16）

胸骨位于胸前壁正中，前面微凸，分胸骨柄、胸骨体和剑突三部分。胸骨柄上缘有颈静脉切迹，两侧有锁切迹连锁骨，外侧缘接第一肋。胸骨体外侧缘接第 2～7 肋。胸骨柄与胸骨体相连处，形成微向前凸的横嵴称胸骨角，外侧与第 2 肋软骨相连，为计数肋序数的标志。

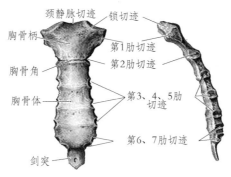

图 1-16　胸骨

3. 胸廓的整体观和运动

胸廓由 12 块胸椎、12 对肋、1 块胸骨和它们之间的连结共同构成（图 1-17）。成人胸廓近似圆锥形，容纳胸腔脏器。胸廓主要参与呼吸运动，吸气时胸腔容积增大，胸膜腔形成负压，促进静脉血及淋巴回流。

胸廓的连结：包括肋椎关节和胸肋关节。

（1）肋椎关节：肋骨与脊柱的连结，包括肋头关节和肋横突关节。

（2）胸肋关节：由第 2～7 肋软骨与胸骨相应的肋切迹构成，属微动关节。第 1 肋与胸骨柄之间借软骨构成胸肋结合。第 8～10 肋软骨依次与上位肋软骨相连构成肋弓。第 11 和第 12 肋前端游离于腹肌中。

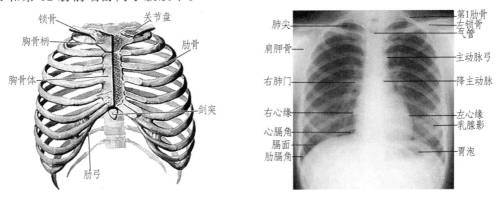

图 1-17　胸廓及胸部 X 线透视（后前位）

（三）颅骨及其连结

1. 颅　骨

成人颅骨共 23 块，另外有 6 块听小骨位于颞骨内，按颅骨所在的位置分脑颅骨和面颅骨两部分。

1）脑颅骨

脑颅骨共 8 块：额骨、蝶骨、筛骨、枕骨、顶骨和颞骨。

2）面颅骨

面颅骨共 15 块，分别为不成对骨：下颌骨、犁骨、舌骨；成对骨：上颌骨、腭骨、鼻骨、颧骨、泪骨、下鼻甲。

2. 颅的整体观

所有颅骨连成的整体结构称颅，对脑、视器和位听器等有保护和支持作用。

（1）颅的顶面观：颅顶有三条缝，即冠状缝、矢状缝和人字缝。

（2）颅的后面观：颅后面可见人字缝、枕外隆凸和上项线。

（3）颅底内面观：颅盖内面凹陷，正中有上矢状窦沟，两侧有颗粒小凹、脑回压迹和脑膜中动脉压迹等。

颅底内面（图 1-18）凹凸不平，可分为颅前窝、颅中窝和颅后窝三部分。窝内有很多孔裂，有血管和神经通过。

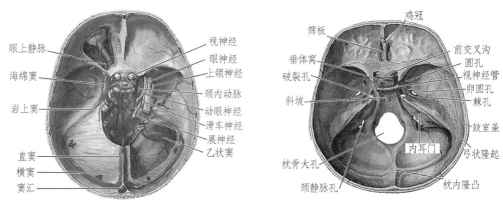

图 1-18　颅底内面

颅前窝由额骨、筛骨和蝶骨构成。正中有一向上的突起称鸡冠，其两侧的水平骨板称筛板，筛板上的许多小孔称筛孔，通鼻腔。筛板较薄，外伤时易发生骨折而导致脑脊液鼻漏。

颅中窝主要由蝶骨和颞骨构成。颅中窝中央形似鞍状的突起称蝶鞍，正中有容纳脑垂体的垂体窝，前有视神经管，后为鞍背；垂体窝两侧由前向后依次为眶上裂、圆孔、卵圆孔和棘孔，有神经和血管通过；卵圆孔后方有三叉神经压迹，外侧有鼓室盖和弓状隆起。

颅后窝由枕骨和颞骨构成。中央有枕骨大孔，外侧缘有舌下神经管，枕骨大孔后上方高起的骨嵴称枕内隆凸，其两侧为横窦沟和乙状窦沟，乙状窦沟终末延至颈静脉孔。颞骨岩部后面中部的孔称内耳门，通内耳道。

（4）颅底外面观（图 1-19）：颅底外面凹凸不平，孔裂甚多，分为前、后两部。前部中央为上颌骨与腭骨构成的骨腭，骨腭前缘和两侧为牙槽弓，中有切牙孔，后外侧有腭大孔，后方由蝶骨与腭骨围成鼻后孔及分隔鼻后孔的犁骨；前部两侧有颧弓，其后方为下颌窝和关节结节。后部中央为枕骨大孔，其后上方的粗糙隆起称枕外隆凸，是重要的骨性标志。外侧的椭圆形关节面突起称枕髁，根部有一开口称舌下神经管外口，枕髁外侧不规则的孔是颈静脉孔，颈静脉孔的前方，从后向前有颈动脉管外口、棘孔、卵圆孔。颈静脉孔后外侧的细长突起称茎突，粗大的圆形突起称乳突，也是重要的骨性标志。茎突和乳突之间有茎乳孔。

（5）颅的侧面观（图 1-20）：颅的侧面主要由额骨、顶骨、颞骨、蝶骨和枕骨构成。中部有外耳门，其后有乳突，其前有颧弓，颧弓上方为颞窝，下方为颞下窝。颞窝内，额、顶、颞、蝶四骨邻接处常构成 H 形缝，称翼点，内面有脑膜中动脉的前支通过，受外力打击时易损伤而导致硬膜外血肿。

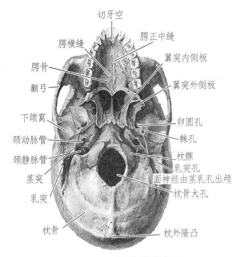

图 1-19　颅底外面观

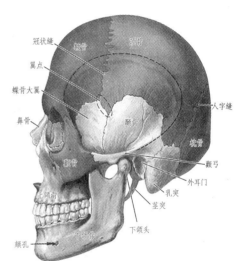

图 1-20　颅的侧面观

（6）颅的前面观（图 1-21）：颅的前面可分为额区、眶、骨性鼻腔和骨性口腔。

① 眶：为四棱锥形深腔，有一尖、一底和四壁。眶上缘的弓形隆起称眉弓，眉弓间的平坦部称眉间。

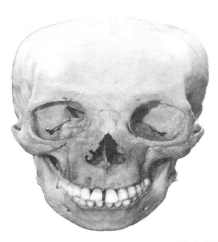

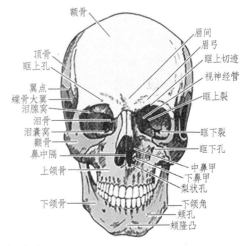

图 1-21　颅的前面观

② 骨性鼻腔。

③ 鼻旁窦（骨性）：共有四对，为鼻腔周围某些颅骨内的含气空腔，分别位于同名颅骨内，这些空腔都与鼻腔相通。

④ 骨性口腔。

（7）颅骨的连结。

① 颅骨的直接连结：颅骨间借缝、软骨和骨相连结。

② 颅骨的关节（图 1-22）：颅骨间的关节主要是颞骨与下颌骨之间的颞下颌关节，又称下颌关节。

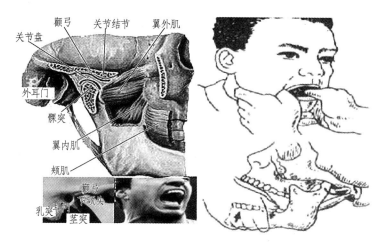

图 1-22　颞下颌关节结构及其脱位

颞下颌关节由下颌骨的下颌头与颞骨的下颌窝和关节结节构成。其构造特点：关节囊内有关节盘，将关节腔分成上、下两部，关节囊前部薄而松弛，使该关节容易向前脱位。

3. 颅顶骨与颅底的结构特点

颅顶骨呈圆顶状，具有一定的弹性，受外力打击时力量常集中一点，骨折线则以受打击处为中心向四周放射。小儿颅骨薄而柔软，弹性较大，力量很少向外传导，受暴力的局部常呈凹陷性骨折。颅底各部的骨质厚薄不一，由前向后逐渐增厚，颅前窝最薄，颅后窝最厚，骨质较薄的部位在外伤时易骨折。颅底结构不坚固，有许多血管和脑神经穿行的孔、裂和管道，如筛板、眶部、鼓室盖、眶上裂和破裂孔等，同时还有些含气的腔、窦，这些也构成了颅底在结构上的薄弱点，颅底骨折多见于颅前窝和颅中窝。由于颅底的孔、裂、管均是脑神经和血管进出的通道，故骨折时常伴有脑神经和血管的损伤。

（四）四肢骨及其连结

1. 上肢骨及其连接

1）上肢骨

上肢骨包括锁骨、肩胛骨、肱骨、桡骨、尺骨和手骨，每侧 32 块，共 64 块。锁骨和肩胛骨称上肢带骨，其余称自由上肢骨。

（1）锁骨：锁骨的内侧端粗大称胸骨端，与胸骨柄的锁切迹相关节；外侧端扁平称肩峰端，与肩胛骨的肩峰相关节。

（2）肩胛骨（图1-23）：肩胛骨上角平对第2肋，下角对应第7肋，易于摸到，它是确定肋骨序数的体表标志。外侧角肥厚，有一梨形的浅窝称关节盂，与肱骨头构成肩关节。

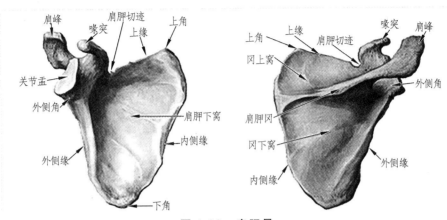

图 1-23 肩胛骨

（3）肱骨：肱骨头与关节盂相关节，外科颈是骨折的好发部位。后面中部有自内上斜向外下的浅沟称桡神经沟，肱骨体中段骨折易损伤桡神经；髁上骨折易损伤尺神经。

（4）桡骨：其上端的膨大称桡骨头，头周围有环状关节面，与尺骨桡切迹相关节，下端有茎突、尺切迹和腕关节面等。

（5）尺骨：其上端粗大，有鹰嘴、冠突、滑车切迹、桡切迹和尺骨粗隆等，下端有尺骨头和尺骨茎突。

（6）手骨：由腕骨、掌骨和指骨组成，腕骨属于短骨，每侧8块。

2）上肢骨的连结

上肢骨的连结主要有胸锁关节、肩锁关节、肩关节、肘关节、前臂骨连结和手部的连结。

（1）胸锁关节：由胸骨的锁切迹和锁骨的胸骨端构成，关节囊内有关节盘。胸锁关节是上肢骨与躯干骨之间唯一的关节。

（2）肩关节（图1-24）：由肩胛骨的关节盂和肱骨头构成，属球窝关节。关节的上、前、后均有韧带或肌肉加强，但前下部较薄弱，肱骨头易向前下方脱位。肩关节可做屈、伸、内收、外展、旋转及环转运动。

（3）肘关节（图1-25）：由肱尺、肱桡和桡尺近侧三个关节组成，为复合关节。肱尺关节由肱骨滑车与尺骨滑车切迹构成，是肘关节的主体部分，只能做屈、伸运动。肘关节关节囊前、后壁薄而松弛，两侧分别有桡侧副韧带和尺侧副韧带加强。桡骨环状韧带可防止桡骨头脱出，幼儿桡骨及环状韧带发育不全，易发生桡骨小头半脱位。肘关节可做前屈、后伸运动。

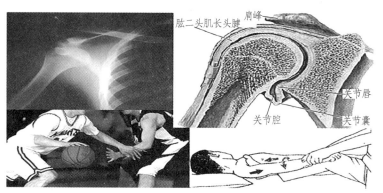

图 1-24　肩关节的构造及脱位

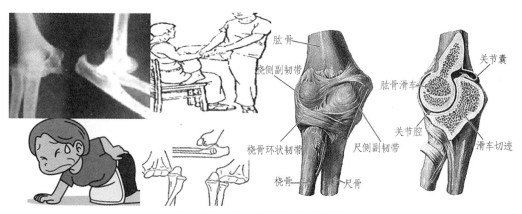

图 1-25　肘关节的构造及脱位

案例分析

某 2 岁男孩，在商场地上贪玩不肯离开，小姨强拉孩子左手，孩子突然大哭，左胳膊一动就哭，左手不肯拿取玩物。问题：其可能的诊断是什么？

（提示：左桡骨小头半脱位）

2. 下肢骨及其连结

1）下肢骨

下肢骨分为下肢带骨和自由下肢骨。下肢带骨即髋骨 1 块，自由下肢骨包括股骨、髌骨、胫骨、腓骨各 1 块，跗骨 7 块，跖骨 5 块和趾骨 14 块，每侧计 31 块，共 62 块。

（1）髋骨：髋骨由髂骨、耻骨和坐骨融合而成，髂骨位于髋骨的后上部，分为肥厚的髂骨体和扁阔的髂骨翼。髂骨翼上缘称髂嵴，髂嵴的前、中 1/3 交界处向外侧突出称髂结节，髂嵴的前后突起分别为髂前上棘和髂后上棘，它们的下方各有一突起，分别称髂前下棘和髂后下棘。髂骨翼内面平滑稍凹称髂窝，窝的下界为突出的弓状线，窝的后部有髂粗隆和耳状面。两侧髂嵴最高点的连线在后正中线上与第四腰椎棘突相交。

坐骨位于髋骨后下部，分坐骨体和坐骨支两部分。坐骨体后下为粗大的坐骨结节，髂后下棘与坐骨结节之间有两个切迹和一个突起，上方大而深的切迹称坐骨大切迹，下方小而浅的切迹为坐骨小切迹，二者间的突起称坐骨棘。

耻骨位于髋骨前下部，分耻骨体、耻骨上支和耻骨下支三部分。与髂骨融合处形成稍凸的突起称髂耻隆起，耻骨内侧的椭圆形粗糙面称耻骨联合面，耻骨上支的前端有一突起称耻骨结节，向后上延伸有耻骨梳，向内侧延伸有耻骨嵴。耻骨与坐骨围成的大孔称闭孔。

（2）股骨：位于大腿部，长度约为身长的1/4，为人体最粗最长的长骨，可分一体和两端。上端显著膨大，向内、上、前方有球形膨大称股骨头，中央有股骨头凹，头的下外侧缩细称股骨颈。颈根部有一向外上突出的隆起称大转子，向后内突出的隆起称小转子，大、小转子之间，后有转子间嵴，前有转子间线相连。大转子是重要的体表标志。股骨体微向前弯曲，粗壮结实，后方有纵形的骨嵴称粗线，粗线上端向外上移行为臀肌粗隆，下端向下分为两条线，两线间为较光滑的腘面。下端有两个突向下后的膨大，分别称为内侧髁和外侧髁，两髁的后部份之间深凹称髁间窝，髁的前、下、后面有光滑的关节面。内、外侧髁侧面最突出的部分分别称为内上髁和外上髁，在体表易于摸到，是重要的骨性标志。

（3）髌骨：包埋于股四头肌腱内，为三角形的籽骨，底朝上，尖向下，参与膝关节的构成。

（4）胫骨：三棱形粗大的长骨，位于小腿内侧，对支持体重起主要作用，分为一体和两端。上端粗大，形成与股骨内、外侧髁相对应的内侧髁和外侧髁，其上有关节面，两髁之间有向上的髁间隆起。外侧髁的后下方有一小关节面称腓关节面，与腓骨头相关节。上端与体移行处的前面有粗糙隆起称胫骨粗隆，体表可以摸到，其上附有韧带。胫骨体呈三棱柱形，前缘锐利，体表可以触到。下端稍膨大，内侧有一向下的突起称内踝，是重要的体表标志；下面有关节面与距骨相关节；外侧有一关节面称腓切迹，与腓骨相接。

（5）腓骨：细长，位于小腿的后外侧，不承受体重，主要作为小腿肌的附着部位，可分一体和两端。上端膨大称腓骨头，与胫骨相关节，头下方缩细称腓骨颈。体较细，内侧有骨间缘。下端膨大称外踝，内侧有关节面参与形成距小腿关节。临床上常截取一段带血管的腓骨，进行自身骨移植。

（6）足骨：包括跗骨、跖骨和趾骨。

跗骨属于短骨，相当于手的腕骨。跗骨每侧7块，分别为距骨、跟骨、足舟骨、内侧楔骨、中间楔骨、外侧楔骨和骰骨。距骨位于跟骨的上方，可分为头、颈、体三部，距骨体上面有距骨滑车。跟骨位于距骨的下方，后部的膨大称跟结节。

跖骨位于足的中部，每侧5块，共10块。属长骨，分为底、体、头三部分。从内侧向外侧依次为第1～5跖骨。

趾骨属于长骨，每侧14块，共28块。　趾为2块，其余各趾均为3块，形状和排列与指骨相似，其命名原则与指骨相同。

2）下肢骨的连结

下肢骨的连结主要有骨盆、髋关节、膝关节和足关节等。因下肢的功能主要为行走、支撑，故下肢骨的连结较上肢骨复杂而牢固。骨盆具有保护盆腔脏器和承受、传递重力的作用，在女性还是胎儿娩出的产道。

（1）骨盆（图1-26）：由骶骨、尾骨和左右髋骨借关节、韧带和软骨连结而成，因形似盆而得名。

① 骨盆的连结：主要有骶髂关节、耻骨联合和一些重要的韧带等。

骶髂关节由骶骨的耳状面与髂骨的耳状面构成，关节面凹凸不平，但两骨结合紧密，关节囊紧张、又有坚韧的骶髂骨间韧带、骶髂前韧带和骶髂后韧带加强，因而其运动幅度极小。耻骨联合由两侧的耻骨联合面借耻骨间盘连结而成，耻骨间盘内往往有一纵形裂隙，女性尤为明显。

骶骨与坐骨之间有骶结节韧带和骶棘韧带，两韧带将坐骨大切迹和坐骨小切迹分别围成坐骨大孔和坐骨小孔，是臀部、盆腔和会阴部之间的通道，有肌、肌腱、神经和血管等通过。

② 骨盆的分部：以界线为界分为大骨盆和小骨盆。界线是经岬、弓状线、髂耻隆起、耻骨梳、耻骨结节、耻骨嵴到耻骨联合上缘所作的连线。大骨盆实为腹腔的一部分，又称假骨盆。小骨盆又称真骨盆，有上、下两口：上口由上述界线组成；下口高低不齐，由后向前为尾骨尖、骶结节韧带、坐骨结节、坐骨支、耻骨下支、耻骨联合下缘围成。两口之间的腔隙称为骨盆腔。两侧的坐骨支与耻骨下支分别构成同侧的耻骨弓，其间的夹角称为耻骨下角，男性约为 70°～75°，女性约为 90°～100°。

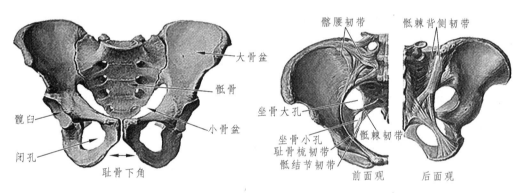

图 1-26　骨盆及其韧带

（2）髋关节（图 1-27）：由髋臼与股骨头构成。其构造特点为：股骨头较小，髋臼较深，关节周围有髋臼唇加深，其深度可容纳股骨头的 2/3。关节囊厚而坚韧，周围有许多强劲的韧带加强，如髂股韧带，同时还有许多肌腱加强。关节囊的内上端附着于髋臼的周缘；外下端附着于股骨颈，在前面达转子间线，包裹股骨颈前面的全部，在后面仅包

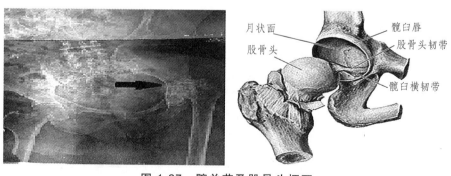

图 1-27　髋关节及股骨头坏死

裹股骨颈的内侧 2/3，故股骨颈骨折有囊内骨折和囊外骨折之分。髋关节内有股骨头韧带，连于股骨头凹与髋臼之间，内含营养股骨头的血管。髋关节为多轴关节，是典型的杵臼关节，可做屈、伸、内收、外展、旋内、旋外和环转运动，运动幅度较肩关节小，但其稳固性较大。

（3）膝关节：人体最大、结构最复杂的关节（图 1-28）。膝关节由股骨内、外侧髁和胫骨内、外侧髁以及髌骨构成。其构造特点为：关节囊宽而松弛，各部厚薄不一，前壁有股四头肌腱和髌骨；囊内有前、后交叉韧带，前交叉韧带可防止胫骨前移，后交叉韧带可防止胫骨后移；囊外有胫、腓侧副韧带和髌韧带加强；膝关节内还有内、外侧半月板，内侧半月板较大呈 "C" 形，外侧半月板较小近似 "O" 形。半月板一方面加深了关节窝，加强了膝关节的稳定性，另一方面还可同股骨内、外侧髁一起对胫骨内、外侧髁做旋转运动，因而也加大了膝关节的灵活性，同时还有弹性缓冲作用。当急骤地伸小腿并有强力的旋转时（如踢足球），半月板退让不及，可发生半月板挤伤，甚至破裂，以内侧半月板损伤多见。膝关节主要做屈、伸运动，在半屈位时，可做小幅度的旋转运动。

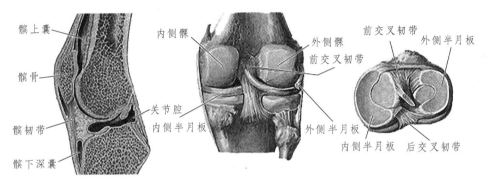

图 1-28 膝关节矢状面、后面观和上面观

（4）胫、腓骨的连结：上端有胫腓关节，下端有韧带连结，两骨干间有小腿骨间膜。小腿两骨连结紧密，几乎不能运动。

（5）足关节：包括距小腿关节、跗骨间关节、跗跖关节、跖趾关节和趾间关节。

距小腿关节又称踝关节（图 1-29），由胫骨和腓骨下端的关节窝与距骨滑车构成。其构造特点为：关节头、关节窝的形态均呈现出前宽后窄的特点，关节囊前后薄而松弛，两侧较厚，并有韧带加强。内侧韧带为一强韧的三角形韧带，又名三角韧带，外侧韧带较薄弱，足过度内翻时易导致扭伤。踝关节主要做屈（跖屈）和伸（背屈）运动。跖屈时还可做轻度的内收和外展运动，亦可与距跟关节、距跟舟关节配合进行足内翻和外翻运动。

跗骨间关节：跗骨诸骨之间有多个小关节，各关节只能做轻微的滑动，但总体上仍可有一定的运动幅度，可做足内翻或足外翻运动。

跗跖关节由 3 块楔骨及骰骨与 5 块跖骨底构成。跗跖关节为平面关节，可做轻微的运动。

跖趾关节由各跖骨小头与各趾的第 1 节趾骨底构成，属椭圆关节，可做屈伸及轻微的内收、外展运动。

趾间关节位于相续的两节趾骨之间，由趾骨滑车与其远侧趾骨的底构成，属于滑车关节，仅能做屈伸运动。

足弓是指由跗骨、跖骨、足底韧带、肌腱构成的凸向上的弓形结构，可分为纵弓及横弓。足弓的主要功能是保证直立时足底的稳固性，跳跃时起着缓冲震荡作用，行走时对身体重力有着缓冲作用，同时还有保护足底血管和神经免受压迫的作用。

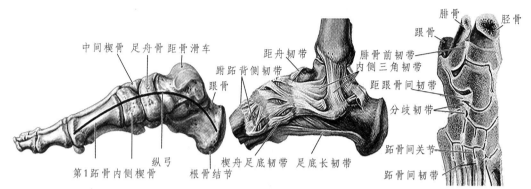

图 1-29　足弓、足关节冠状切面和足韧带内侧面观

四、与康复理疗有关的主要骨性体表标志

在人体某些部位的骨，体表有较明显的隆起或凹陷，康复评定、理疗常以其定位，称为骨性标志。体表突出的骨性标志部位长期受压时，容易发生压疮。学习时应结合活体，进行认真地触摸和辨认。

（一）头颈部

1. 乳　突

乳突位于外耳下方，其根部前缘的前内方有茎乳孔，面神经由此出颅。乳突后半部的颅骨内面为乙状窦沟。

2. 下颌角

下颌角为下颌支后缘与下颌体下缘转折之处，此处骨质较薄，容易骨折。

3. 枕外隆突

枕外隆突位于枕部向后最突出的隆起，其深面为窦汇。

4. 颧　弓

颧弓位于眶下缘和枕外隆凸之间连线的同一水平面上，下方一横指处为腮腺管。

5. 翼　点

颞窝内，额、顶、颞、蝶四骨邻接处常构成 H 形缝，称翼点，此处骨壁薄弱，内面有脑膜中动脉的前支通过，受外力打击时易损伤而导致硬膜外血肿。

6. 第 7 颈椎棘突

第 7 颈椎棘突为项部最突出的隆起，头部前屈时更容易触及，为计数椎骨序数的标志。

7. 颈动脉结节

颈动脉结节即第 6 颈椎横突前结节，位于胸锁乳突肌前缘深处，正对环状软骨平面。平环状软骨，在胸锁乳突肌前缘，以拇指向后内加压，可将颈总动脉压向颈动脉结节，达到止血的目的。

（二）躯干部

1. 胸骨颈静脉切迹

其位于胸骨上缘，两侧胸锁关节之间的凹陷。其上方为胸骨上窝。

2. 胸骨角

胸骨柄与胸骨体相连处，形成微向前凸的横嵴称胸骨角，外侧与第 2 肋软骨相连，为计数肋序数的标志。平对第 4 胸椎体下缘水平，也是气管杈、主动脉弓的前后端、心脏上界、食管的第二个狭窄处和胸导管左移处的水平；胸骨角平面是上、下纵隔的分界线。

3. 肩胛下角

肩胛下角在自然体位时平对第 7 肋，可作为在背部计数肋序数的标志。

4. 剑突

剑突是指胸骨下方的突出，位于两侧肋弓之间。剑突与肋弓之间的夹角称剑肋角。左剑肋角是心包穿刺的常选部位。

5. 骶角

沿骶正中嵴向下可摸到骶管裂孔，在裂孔的两侧可摸到骶角。

（三）上肢

1. 锁骨

锁骨横于颈根部两侧的皮下，其全长均可摸到。

2. 肩峰

肩峰在锁骨外侧端的外侧，是肩部最高点，是测量上肢长度的定点标志。

3. 肱骨内、外上髁和尺骨鹰嘴

这三者在肘关节两侧及后方的皮下明显突出，三者之间的位置关系，常是确定肘关节是否脱位的重要标志。

4. 尺神经沟

尺神经沟在肱骨内上髁的下方和尺骨鹰嘴之间，可摸到一窝，深压时，因压迫尺神经可产生前臂尺侧的麻酥感。

5.桡、尺骨茎突

两者分别在腕部内、外侧，桡骨茎突比尺骨茎突稍低。

（四）下　肢

1.髂　嵴

髂嵴是指在腰部下方可摸到横行的隆起，两侧髂嵴最高点的连线，约平对第 4 腰椎棘突，临床上常作为腰椎穿刺的定位标志。

2.髂前上棘

其位于髂嵴的前端，体表可明显看到，是测量骨盆的常用标志。

3.髂结节

髂嵴的前、中 1/3 交界处向外侧突出称髂结节。

4.耻骨结节

耻骨结节在耻骨联合的外上方可摸到。

5.坐骨结节

坐骨结节为坐位时的骨性最低点，在肛门前外侧，深摸可摸到，常作为测量骨盆的标志。

6.大转子

大转子在大腿的外上方，当下肢前后摆动时可摸到，它与坐骨结节的连线中点，是确定坐骨神经体表投影的标志。

7.髌　骨

髌骨位于膝前皮下，明显突出。

8.胫骨粗隆

胫骨粗隆位于胫骨上端的前面，突出明显，是髌韧带的止点，也是针灸取穴的标志。

9.内踝、外踝

两者分别位于踝关节的内、外侧，居于皮下，突出明显，外踝较内踝低。

10.跟结节

跟结节是足跟骨的突起。

第二节　骨骼肌

一、概　述

骨骼肌是运动系统的动力部分，人体骨骼肌共有 600 多块，约占体重的 40%。每块骨骼肌包括肌腹、肌腱，并有丰富的血管和淋巴管分布，受一定的神经支配。

（一）肌的形态（图 1-30）

肌的形态按其外形分为长肌、短肌、阔肌和轮匝肌 4 种。长肌多见于四肢，短肌多分布于躯干的深层，阔肌扁而薄，分布于胸、腹壁，收缩时除运动躯干外，还对内脏起保护和支持作用；轮匝肌多呈环形，位于孔、裂的周围，收缩时使孔裂关闭。

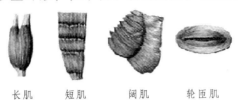

| 长肌 | 短肌 | 阔肌 | 轮匝肌 |

图 1-30　肌的形态

（二）肌的起止和作用

肌一般以两端附着于骨上，中间跨过一个或多个关节。当肌收缩时，牵动骨骼，产生运动。肌收缩时，通常一骨的位置相对固定，另一骨的位置相对移动。骨骼肌具有一定的张力，使身体各部之间保持一定的姿势，如站立、坐位等。肌张力是维持身体各种姿势以及正常运动的基础，并表现为多种形式，如人在静卧休息时，身体各部肌肉所具有的张力称静止性肌张力；躯体站立时，躯体前后肌肉维持站立姿势和身体稳定保持的张力称为姿势性肌张力；肌肉在运动过程中的张力称为运动性肌张力，是保证肌肉运动连续的重要因素。另一种是动力作用，即肌具有一定的收缩力，使身体完成各种动作，肌力分 0 ~ 5 级，患脑卒中、格林巴利综合征等疾病时，肌力与肌张力是康复理疗评定的必查项目。

（三）肌的辅助结构（图 1-31）

肌的辅助结构有筋膜、滑膜囊、腱鞘和籽骨等，这些结构是在肌运动的影响下，由肌周围的结缔组织转化而形成，这些结构有保护和辅助肌运动的作用。

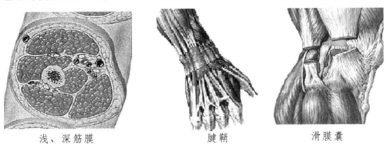

| 浅、深筋膜 | 腱鞘 | 滑膜囊 |

图 1-31　肌肉的辅助结构

1. 筋　膜

筋膜位于肌的表面，分为浅筋膜和深筋膜两种。

浅筋膜又称为皮下筋膜，位于皮下，由疏松结缔组织构成，内含脂肪（皮下脂肪）、浅静脉、皮神经、浅淋巴结和淋巴管等。深筋膜又称为固有筋膜，位于筋膜深面，由致密结缔组织构成，遍布全身且互相连续，包被每块肌，形成各肌的筋膜鞘和筋膜间隙。

深筋膜还包绕血管、神经形成血管神经鞘，包裹腺体形成腺体的被膜。

2. 滑膜囊

滑膜囊为一密闭的结缔组织扁囊，内有少量滑液。有的与关节腔相通，有的则独立存在。其位于肌腱与骨面之间，减少两者之间的摩擦，促进肌腱运动的灵活性。滑膜囊在慢性损伤和感染时，形成滑膜囊炎及积水。

3. 腱 鞘

腱鞘为套在长腱周围的鞘管，多位于手和足摩擦较大部位，如腕部、踝部、手指掌侧和足趾跖侧等处。腱鞘由外层的腱纤维鞘（纤维层）和内层的腱滑膜鞘（滑膜层）构成。腱鞘起约束肌腱的作用，并可减少肌腱与骨面的摩擦。腱鞘炎时局部呈结节性肿胀，引起局部疼痛和活动受限，康复治疗时用封闭或小针刀治疗有时会达到立竿见影的效果。

二、头颈肌（图 1-32）

（一）头 肌

按功能分两群：面肌、咀嚼肌。

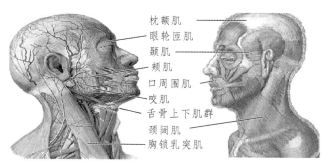

图 1-32 头颈肌

1. 面 肌（表情肌）

面肌由颅顶肌、眼轮匝肌、口周围肌和鼻肌四部分组成。

2. 咀嚼肌

咀嚼肌分为咬肌、颞肌、翼内肌和翼外肌。

（二）颈 肌

1. 颈浅肌及颈外侧肌

由颈阔肌和胸锁乳突肌组成，主要受第 11 对脑神经副神经支配，因此落枕时会出现一侧头项痛，头无法后仰及脸转向对侧。

2. 颈前肌

颈前肌由舌骨上肌群和舌骨下肌群组成，主要协助吞咽。舌骨上肌群由二腹肌、下颌舌骨肌、茎突舌骨肌、颏舌骨肌组成，舌骨下肌群由胸骨舌骨肌、肩胛舌骨肌、胸骨甲状肌、甲状舌骨肌组成。

3．颈深肌

颈深肌由外侧群和内侧群组成，内侧群由前斜角肌、中斜角肌、后斜角肌组成，前、中斜角肌形成的间隙与第 1 肋之间的空隙，有锁骨下动脉和臂丛通过，乳腺增生、肩周病变康复过程中使用浮针左右摆动时要格外注意。内群侧主要包括颈筋膜浅层、颈筋膜中层和颈筋膜深层。

三、躯干肌

躯干肌主要包括背肌、胸肌、腹肌和膈。

1．背　肌（图 1-33）

背肌为位于躯干后面的肌群，可分为浅、深两层。浅层主要有斜方肌和背阔肌；深层主要有竖脊肌。

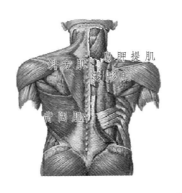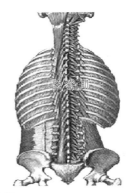

图 1-33　背肌

（1）斜方肌：位于项部及背上部浅层（副神经），为三角形的阔肌，两侧相合成斜方形。起自枕外隆凸、项韧带和全部胸椎棘突，止于锁骨外侧 1/3、肩胛骨的肩峰和肩胛冈。具有上提肩胛骨，下降肩胛骨和使肩胛骨向脊柱靠拢作用。

（2）背阔肌：位于背下部和胸的后外侧，为全身最大的阔肌，呈三角形。该肌起自下 6 个胸椎和全部腰椎的棘突、骶正中嵴及髂嵴后部，以扁腱止于肱骨小结节嵴。背阔肌可使肩关节内收、旋内和后伸；当上肢上举被固定时，可上提躯干。

（3）竖脊肌：又称骶棘肌，为背肌中最长、最大的肌，纵列于脊柱两侧的背纵沟内。自外向内由髂肋肌、最长肌及棘肌 3 列肌束组成，起自骶骨背面及髂嵴的后部，向上分出许多肌束，沿途止于椎骨、肋骨和颞骨乳突。竖脊肌收缩使脊柱后伸和仰头，对保持人体直立姿势有重要作用。

2．胸　肌（图 1-34）

胸肌主要有胸大肌和肋间肌。

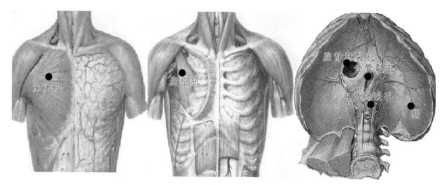

图 1-34 胸肌

（1）胸大肌：位置表浅，覆盖胸廓前壁的大部，呈扇形，宽而厚。该肌起自锁骨的内侧半、胸骨和第1~6肋软骨等处，以扁腱止于肱骨大结节嵴。胸大肌可使肱骨内收、旋内和前屈；当上肢上举固定时，可上提躯干；并上提肋，协助吸气。乳腺增生、肩周病康复治疗时浮针顺肌肉方向进针治疗，乳腺切除后或带状疱疹引起的顽固性神经痛皮肤针点刺放血后拔罐有一定疗效。

（2）肋间肌：包括肋间外肌和肋间内肌。肋间外肌位于各肋间隙的浅层，起自肋骨的下缘，肌束斜向前下，止于下一肋骨的上缘。肋间内肌位于肋间外肌的深面，起自肋骨的上缘，肌束斜向后上，止于上一肋骨的下缘。肋间外肌能提肋，助吸气；肋间内肌能降肋，助呼气。肋骨的缝隙骨折康复可用宽胶布沿肋骨方向固定。

3. 膈

膈位于胸腔和腹腔之间，封闭胸廓下口，为向上膨隆呈穹隆状的扁薄阔肌，其周围为肌性部，起自胸廓下口内面及腰椎前面，各部肌束向中央集中移行于腱性部称为中心腱。膈上有3个裂孔。①主动脉裂孔：在膈与脊柱之间，位于第12胸椎前方，有主动脉和胸导管通过；②食管裂孔：位于主动脉裂孔的左前方，约平第10胸椎，有食管和左、右迷走神经通过；③腔静脉孔：位于食管裂孔右前方的中心腱内，约平第8胸椎，有下腔静脉通过。膈为主要的呼吸肌。收缩时，膈的圆顶下降，胸腔容积扩大，引起吸气；舒张时，膈的圆顶上升恢复原位，胸腔容积减小，引起呼气。膈与腹肌同时收缩，则能增加腹压，可协助排便、呕吐、咳嗽和分娩等活动。脑卒中会引起严重的打嗝现象，利多卡因与维生素 K_3 或 654-2 与维生素 K_3 配合针刺足三里对此有一定效果。

4. 腹　肌（图 1-35）

腹肌可分为前外侧群和后群。前外侧群形成腹腔的前外侧壁，主要包括腹直肌、腹外斜肌、腹内斜肌和腹横肌。后群有腰大肌和腰方肌。

（1）腹直肌：位于腹前壁正中线两旁，居腹直肌鞘中，为上宽下窄的带形肌。该肌起自耻骨联合与耻骨结节之间，肌束向上止于胸骨剑突和第5~7肋软骨的前面。肌的全长被3~4条横行的腱划分成多个肌腹，腱划由结缔组织构成，与腹直肌鞘的前层紧密结合。

（2）腹外斜肌：位于腹前外侧壁浅层，为一宽阔扁肌。该肌起自下8肋外面，肌束由后外上方斜向前内下方，一部分止于髂嵴，而大部分在腹直肌外侧缘处移行为腹外斜肌腱膜。该腱膜向内侧参与腹直肌鞘前层的构成，腱膜的下缘卷曲增厚连于髂前上棘与耻骨结节之间形成腹股沟韧带。

（3）腹内斜肌：位于腹外斜肌深面。该肌起自胸腰筋膜、髂嵴和腹股沟韧带外侧半，大部分肌束向内上方，下部肌束向内下方，在腹直肌外侧缘移行为腹内斜肌腱膜。该腱膜向内侧分为前后两层并包裹腹直肌，参与腹直肌鞘前后两层的构成。

（4）腹横肌：位于腹内斜肌深面。该肌起自下 6 肋内面、胸腰筋膜、髂嵴和腹股沟韧带外侧部，肌束向前内横行，在腹直肌外侧缘移行为腹横肌腱膜。该腱膜参与腹直肌鞘后层的构成。

腹前外侧群肌共同保护和支持腹腔脏器，收缩时可以缩小腹腔，增加腹压，以协助呼气、排便、分娩、呕吐和咳嗽等活动。该肌群还可使脊柱前屈、侧屈及旋转等运动。此处的疝气儿童常见腹股沟斜疝，老年人常见腹股沟直疝。

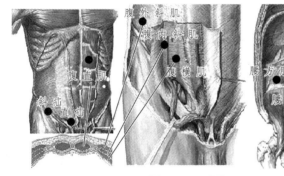

图 1-35　腹肌

四、四肢肌

（一）上肢机

1. 肩　肌（图 1-36）

肩肌的肌肉分布、起止点、作用及神经支配见表 1-1。

表 1-1　肩肌的肌肉分布、起止点、作用及神经支配

肌群	肌名	起点	止点	作用	神经
前臂前群	三角肌	锁骨外侧 1/3 剑峰上面，肩胛冈	肱骨三角肌粗隆	外展肩关节，前部肌束使肩关节屈和旋内，后部肌束使肩关节伸和旋外	腋神经 C4～6
	冈上肌	肩胛上窝	肱骨大结节上部	使肩关节外展	肩胛上神经 C5～6
	冈下肌	肩胛骨岗上窝	肱骨大结节中部	使肩关节旋外	肩胛上神经 C5～6
	小圆肌	肩胛外侧缘侧面	肱骨大结节下部	使肩关节旋外	腋神经 C5～6
	大圆肌	肩胛骨下角脊	肱骨小结节嵴	使肩关节内收和旋内	肩胛下神经 C5～7
	肩胛下肌	肩胛下窝	肱骨小结节	使肩关节内收和旋内	

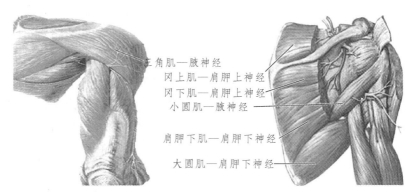

三角肌—腋神经
冈上肌—肩胛上神经
冈下肌—肩胛上神经
小圆肌—腋神经
肩胛下肌—肩胛下神经
大圆肌—肩胛下神经

图 1-36　肩肌

2. 臂　肌（图 1-37）

臂肌的肌肉分布、起止点、作用及神经支配见表 1-2。

表 1-2　臂肌的肌肉分布、起止点、作用及神经支配

肌群		肌名	起点	止点	作用	神经
前群	浅层	肱二头肌	长头：肩胛骨盂上结节 短头：肩胛骨喙突	桡骨粗隆	屈肘、屈臂、前臂旋后	肌皮神经 C5~7
	深层	喙肱肌	肩胛骨喙突	肱骨中部内侧	屈肩、上臂内收	
		肱肌	肱骨下半前面	尺骨粗隆	屈肘	
后群		肱三头肌	长头：肩胛骨盂下结节 外侧头：肱骨后桡神经沟外上方 内侧头：桡神经沟内下方	尺骨鹰嘴	伸肘 肩关节后伸及内收	桡神经 C5~T1

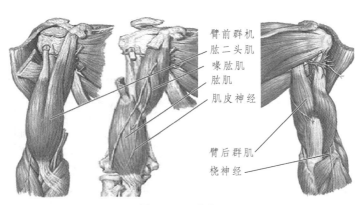

臂前群机
肱二头肌
喙肱肌
肱肌
肌皮神经

臂后群肌
桡神经

图 1-37　臂肌

3. 前臂肌（图 1-38、图 1-39）

前臂肌的肌肉分布、起止点、作用及神经支配见表 1-3。

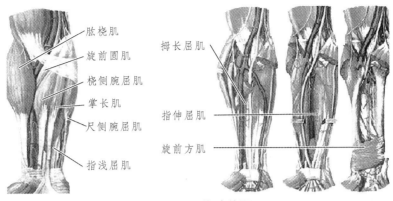

图 1-38　前臂前肌

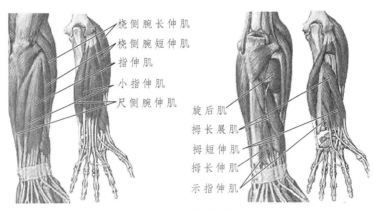

图 1-39　前臂后肌

表 1-3　前臂肌的肌肉分布、起止点、作用及神经支配表

肌群	肌名	起点	止点	作用	神经
前臂前肌	肱桡肌	肱骨外上髁上方	桡骨茎突	屈肘关节	桡神经 C6~7
	旋前圆肌		桡骨外侧面中部	使前臂旋前、屈肘关节	正中神经 C6~7
	桡侧腕屈肌	肱骨内上髁前壁深筋膜	第二掌骨底	屈肘、屈腕和使腕外展	
	掌长肌		掌腱膜	屈腕和紧张掌腱膜	
	尺侧腕屈肌		豌豆骨	屈腕和使腕内收	尺神经 C8~T1
	指浅屈肌	肱骨内上髁尺桡骨前面	第2~5指的中节指骨体的两侧	屈近侧指骨间关节、屈掌指关节和屈腕	正中神经 C6~T1
	指深屈肌	桡骨上端的前面骨间膜	第2~5指的远节指骨底	屈第2~5指的远侧指骨间关节、近侧指骨间关节、掌指关节和屈腕	正中神经 C6~T1 尺神经 C8~T1
	拇长屈肌	尺骨上端的前面和骨间膜	拇指远节指骨底	屈拇指指骨间关节和掌指关节	正中神经 C6~T1
	旋前方肌	尺骨远侧端	桡骨远端	使前臂旋前	

肌群		肌名	起点	止点	作用	神经
前臂后肌	浅层	桡侧腕长伸肌	肱骨外上髁	第二掌骨的背面	伸腕，还可使腕外展	桡神经C5~8
		桡侧腕短伸肌		第三掌骨的背面	伸腕、腕外展	
		指伸肌		第2~5指的指背间膜（中远节指骨底背面）	伸指和伸腕	
		小指伸肌		小指指背间膜	伸小指	
		尺侧腕伸肌		第五掌骨的背面	伸腕，使腕内收	
	深层	旋后肌	肱骨外上髁炎和尺骨外侧缘的上部	桡骨前面上部	使前臂旋后	桡神经C6~8
		拇长展肌	桡、尺骨后面及间膜的背面	第一掌骨底	外展拇指和手	
		拇短伸肌		拇指近节指骨底	伸拇指、手外展	
		拇长伸肌		拇指远节指骨底	伸拇指、手外展	
		示指伸肌		示指的指背腱膜	伸腕、伸示指掌指关节及指间关节	

4. 手 肌（图1-40）

手肌的肌肉分布、起止点、作用及神经支配见表1-4。

(1)外侧群：拇短展肌，拇短屈肌，拇对掌肌，拇收肌
　　神经支配：除拇收肌由尺神经支配外，其余的肌肉由正中神经支配。
(2)内侧群：小指展肌，小指短屈肌，小指对掌肌
　　神经支配：均由尺神经支配。
(3)中间群：包括4块蚓状肌、7块骨间肌（3块骨间掌侧肌和4块骨间背侧肌）
　　神经支配：除第1、2蚓状肌由正中神经支配外，其余肌肉由尺神经支配。

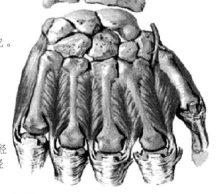

图 1-40　手肌

表 1-4　手肌的肌肉分布、起止点、作用及神经支配

肌群	肌名	起点	止点	作用	神经
外侧群	拇短展肌	屈肌支持带	拇指近节指骨底	外展拇指	正中神经 C6～7
	拇短屈肌	屈肌支持带、大多角骨		屈拇指近节指骨	
	拇对掌肌		第1掌骨	拇指对掌	
	拇收肌	屈肌支持带、头状骨、第3掌骨	拇指近节指骨	内收拇指、屈拇指近节指骨	尺神经 C8
中间群	蚓状肌	指深屈肌腱桡侧	第2～5指指背腱膜	屈掌指关节、伸指骨间关节	正中神经 C6～7，尺神经深支 C8
	骨间掌侧肌	第2掌骨内侧，第4～5掌骨外侧面	第2、4、5指近节指骨底和指背腱膜	内收2、4、5指，屈掌指关节，伸指骨间关节，伸指骨间关节	尺神经深支 C8
	骨间背侧肌	第1～5掌骨对缘	第2～4指近节指骨和指背腱膜	外展第2～4指，屈掌指关节	
内侧群	小指展肌	屈肌支持带和豌豆骨	小指近节指骨	外展小指	
	小指短屈肌	屈肌支持带和钩骨		屈小指	
	小指对掌肌		第5掌骨内侧	小指对掌	

（二）下肢肌

1. 髋　肌（图 1-41）

髋肌的肌肉分布、起止点、作用及神经支配见表 1-5。

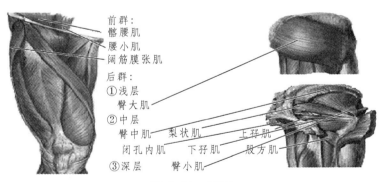

前群：
髂腰肌
腰小肌
阔筋膜张肌
后群：
①浅层
臀大肌
②中层
臀中肌　梨状肌　上孖肌
闭孔内肌　下孖肌　股方肌
③深层　臀小肌

图 1-41　髋肌

表 1-5　髋肌的肌肉分布、起止点、作用及神经支配表

肌群	肌名	起点	止点	作用	神经
前群	髂腰肌	髂肌	髂窝	股骨小转子	髋关节前屈和外旋	腰丛分支
		腰大肌	腰椎体侧面及横突			
	深筋膜张肌		髂前上棘	经髂胫束至胫骨外侧髁	紧张阔筋膜并屈大腿	臀上神经

肌群		肌肉	起点	止点	作用	神经
后群	浅层	臀大肌	髂骨翼外面和骶骨背面	臀肌粗隆及髂胫束	大腿后伸及外旋	臀下神经
	中层	臀中肌	髂骨翼背面	股骨大转子	大腿外展内旋	臀上神经
		梨状肌	骶骨前面骶前孔外侧		大腿外旋外展	骶丛分支
		闭孔内肌	闭孔膜内面及周围骨面	股骨转子窝	大腿外旋	
		股方肌	坐骨结节	转子间嵴		
	深层	臀小肌	髂骨翼外面	股骨大转子前缘	大腿外展内旋	臀上神经
		闭孔外肌	闭孔膜外面及周围骨面	股骨转子窝	大腿外旋	闭孔神经及骶丛分支

2. 大腿肌（图 1-42）

大腿肌的肌肉分布、起止点、作用及神经支配见表 1-6。

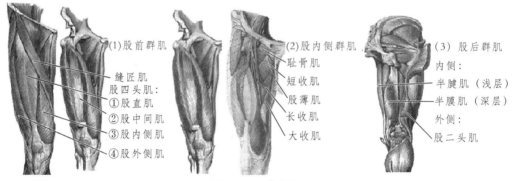

图 1-42 大腿肌

表 1-6 大腿肌的肌肉分布、起止点、作用及神经支配

肌群		肌名	起点	止点	作用	神经
前群		缝匠肌	髂前上棘	胫骨上端的内侧面	屈大腿，屈膝关节，膝关节旋内	股神经 L2~L3
		股四头肌	股直肌：髂前下棘	经髌骨及髌韧带止于胫骨粗隆	伸膝，股直肌有屈大腿作用	股神经 L2~L4
			肌肉侧肌：股骨粗线内侧唇			
			股外侧肌：股骨粗线外侧唇			
			股中心肌：股骨体前面			
内侧肌	浅层	耻骨肌	耻骨梳附近	股骨肌线	大腿内收及外旋	股神经及闭孔神经 L2~L4
		长收肌	耻骨支前面，耻骨结节下方	股骨粗线内侧唇中 1/3 部		闭孔神经 L2~L3
		股薄肌	耻骨下支前面	胫骨上端内侧面		闭孔神经 L2~L3
内侧肌	深层	短收肌	耻骨下支	股骨粗线内侧唇上 1/3 部		
		大收肌	坐骨结节，坐骨支，耻骨下支	股骨粗线内侧唇上 2/3 部，收肌结节		闭孔神经 L2~L3，坐骨神经内侧分支

肌群	肌名	起点	止点	作用	神经
后群	股二头肌	长头起于坐骨结节	腓骨头	屈膝时小腿旋外，伸大腿	坐骨神经 L3～S2
		短头起于股骨粗线			
	半腱肌	坐骨结节	胫骨上端内侧面	屈膝，伸大腿，小腿旋内	
	半膜肌		胫骨内侧踝的后面		

3. 小腿肌（图 1-43）

小腿肌的肌肉分布、起止点、作用及神经支配见表 1-7。

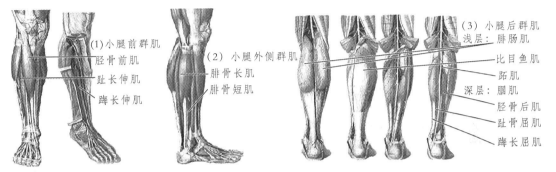

图 1-43　小腿肌

表 1-7　小腿肌的肌肉分布、起止点、作用及神经支配

肌群		肌名	起点	止点	作用	神经
前群		胫骨前肌	胫骨上端及骨间膜	内侧楔骨和第一趾骨的足底面	足背屈、内翻	腓深神经 L4～S2
		𧿹长伸肌	腓骨内侧面下 2/3 部及骨间膜	𧿹趾远节趾骨底	足背屈、伸𧿹趾	
		趾长伸肌	腓骨上端及骨间膜前面	第 2～5 趾中，远节趾骨底面节	伸第 2～5 趾、足背屈	
外侧群		腓骨长肌	腓骨外侧面上 2/3 部	内侧楔骨，第 1 跖骨底	足跖屈、外翻	腓浅神经 L5～S1
		腓骨短肌	腓骨外侧面下 1/3 部	第 5 趾骨粗隆		
后群	浅层	腓肠肌	内侧头：股骨内上踝 外侧头：股骨外上踝	跟骨结节	屈膝关节、足跖屈	胫神经 L4～5，S1～3
		比目鱼肌	胫腓骨上端		足跖屈	
		腘肌	股骨外侧髁外侧面	胫骨比目鱼肌线以上骨面	屈膝、小腿旋内	
后群	深层	趾长屈肌	胫腓骨后面及骨间膜	第 2～5 趾远节趾骨底	足跖屈、屈第 2～5 趾骨	
		胫骨后肌		足舟骨粗隆，内侧、中间及外侧楔骨	足跖屈、内翻	
		𧿹长屈肌		𧿹趾远节趾骨	屈𧿹趾、足跖屈	

图中标注：
(1) 小腿前群肌　胫骨前肌　趾长伸肌　𧿹长伸肌
(2) 小腿外侧群肌　腓骨长肌　腓骨短肌
(3) 小腿后群肌　浅层：腓肠肌　比目鱼肌　跖肌　深层：腘肌　胫骨后肌　趾骨屈肌　𧿹长屈肌

4. 足肌（图 1-44）

足肌的肌肉分布、起止点、作用及神经支配见表 1-8。

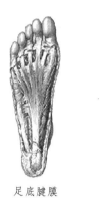
足底腱膜

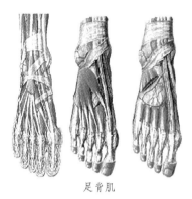
足背肌

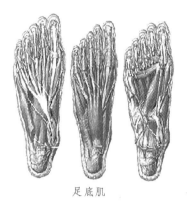
足底肌

图 1-44 足底腱膜及足背、底肌

表 1-8 足肌的肌肉分布、起止点、作用及神经支配

肌群		肌名	起点	止点	作用	神经
足背肌		踇短伸肌	跟骨前端的上面和外侧面	踇趾近节趾骨底	伸踇趾	腓深神经 L4～S2
		趾短伸肌		第 2～4 趾近节趾骨底	伸 2～4 趾	
足底肌	内侧群	踇展肌	跟骨，舟骨	踇趾近节趾骨底	外展踇趾	足底内侧神经 L4～L5
		踇收肌	第 2，3，4 趾骨底		内收、屈踇趾	
		踇短屈肌	内侧楔骨		屈踇趾	
	中间群	趾短屈肌	跟骨	第 2～5 趾的中节趾骨底	屈 2～5 趾	足底内，外侧神经 L4～S2
		足底方肌		趾长屈腱膜		
		蚓状肌	趾长屈肌腱	趾背腱膜	屈跖趾关节、伸趾骨间关节	足底内，外侧神经 L4～S2
		骨间足底肌	第 3～5 跖骨内侧	第 3～5 趾近节趾骨底和趾背腱膜	内收 3～5 趾	足底外侧神经深支 S1～S2
		骨间背侧肌	跖骨的向对面	第 2～4 趾近节趾骨底和趾背	外展 2～4 趾	
	外侧群	小趾展肌	跟骨	小趾近节趾骨底	屈和外展小趾	足底外侧神经 S1～S2
		小趾短屈肌	第 5 跖骨底		屈小趾	

- 30 -

第三节　神经系统

一、概　述

1. 神经系统的组成

神经系统通常分为中枢神经系统和周围神经系统两部分。中枢神经系统包括脑和脊髓；周围神经系统包括脑神经、脊神经和内脏神经。脑神经与脑相连，脊神经与脊髓相连，二者中分布于心肌、平滑肌、腺体的部分称内脏神经。

2. 神经系统的基本活动方式

神经系统的基本活动方式是反射。反射是指在中枢神经系统的参与下，机体对内外环境的刺激的规律性应答反应。

3. 神经系统的常用术语

灰质和白质：在中枢神经系统中，神经元胞体和树突集中处，色泽灰暗，称灰质。在中枢神经系统中，神经纤维聚集成束，因髓鞘呈亮白色，称白质。

神经核与神经节：形态结构和功能相似的神经元胞体聚集成的团块或柱状结构，位于中枢神经系统内称神经核，位于周围神经系统内称神经节。

纤维束和神经：在中枢神经系统中，起止、行程和功能基本相同的神经纤维聚集成束，称纤维束或传导束。在周围神经系统中，神经纤维聚集成粗细不等的索状结构，称神经。

网状结构：在中枢神经系统中，神经纤维交织呈网状，其间有分散或成群的神经元胞体，称网状结构。

二、中枢神经系统

（一）脊　髓（图 1-45）

1. 脊髓的位置和外形

脊髓位于椎管内，上端在枕骨大孔处与延髓相连，下端在成人平第 1 腰椎体下缘，新生儿可达第 3 腰椎体下缘。因此，腰椎穿刺应在第 3~4 腰椎或第 4~5 腰椎之间进行，以免损伤脊髓。

脊髓表面有纵贯全长的 6 条沟、裂，位于前面正中的称前正中裂，较深；位于后面正中的称后正中沟，较浅。脊神经的前正中裂的两侧有前外侧沟；后正中沟的两侧有后外侧沟，沟内分别连有脊神经的前根和后根。脊神经的前、后根在椎间孔处汇合成脊神经，每条脊神经后根上，都有一个膨大的脊神经节。脊神经共有 31 对，每对脊神经所连的一段脊髓，称一个脊髓节段，因此脊髓有 31 个节段：8 个颈节、12 个胸节、5 个腰节、5 个骶节和 1 个尾节。

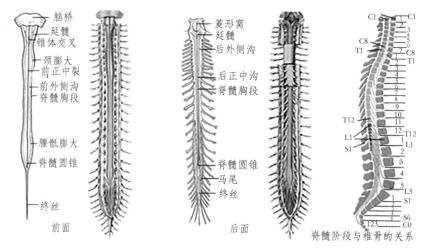

图 1-45 脊髓的前后面及与椎骨对应的关系

2. 脊髓的内部结构（图 1-46）

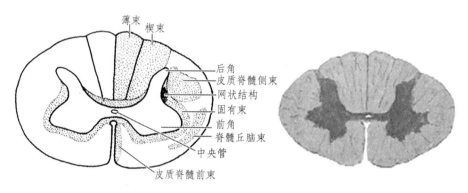

图 1-46 脊髓的内部结构

脊髓主要由中央的灰质和周围的白质构成。在灰质正中有一纵行小管称中央管。

（1）灰质：在横切面上呈"H"形，左、右对称。每侧灰质的前部扩大，称前角，内含躯体运动神经元胞体，其轴突组成脊神经前根，支配躯干、四肢的骨骼肌；灰质后部狭长，称后角，主要含联络神经元胞体，它接受脊神经后根传入的感觉冲动；在脊髓第 1 胸节至第 3 腰节，前角与后角之间有向外突出的侧角，内含交感神经元胞体，其轴突加入脊神经前根；在脊髓第 2～4 骶节相当于侧角处，内含骶副交感核，轴突也加入脊神经前根。

（2）白质：位于灰质的周围，脊髓的白质借表面的沟裂分为对称的后索、外侧索、前索。每个索由多个上行、下行纤维束组成。

① 上行纤维束：包括传导躯干、四肢本体觉和精细触觉的薄束、楔束，位于后索；传导躯干和四肢痛、温度、触（粗）压觉的脊髓丘脑束，位于外侧索和前索。

② 下行纤维束：将大脑皮质的冲动，传至脊髓前角运动神经元，管理骨骼肌随意运动的皮质脊髓侧束和皮质脊髓前束，分别位于外侧索、前索。

3. 脊髓的功能

（1）反射功能：脊髓各节段都可单独或与邻近的节段构成反射中枢，完成反射功能，如膝跳反射等。

（2）传导功能：脊髓通过上、下行纤维束，将脊神经分布区的感觉冲动传至脑；将脑发出的冲动传到效应器。

（二）脑（图1-47）

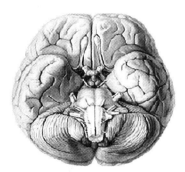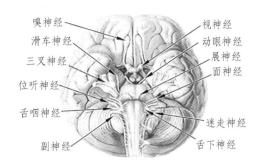

嗅神经
滑车神经
三叉神经
位听神经
舌咽神经
副神经

视神经
动眼神经
展神经
面神经
迷走神经
舌下神经

图 1-47　脑及脑神经

脑位于颅腔内，分为端脑、间脑、小脑、脑干四部分。

1. 脑 干

脑干位于枕骨大孔前上方，上接间脑，下续脊髓，背侧与小脑相连。脑干自上而下分为中脑、脑桥和延髓三部分。

（1）脑干的外形。

① 腹侧面：延髓腹侧面上部前正中裂的两侧各有一纵形隆起称锥体，它由大脑皮质到脊髓的皮质脊髓束构成。自锥体下端起，皮质脊髓束的大部分纤维左、右交叉形成浅纹，称锥体交叉。脑桥腹侧面宽阔膨隆，称基底部，正中线上有纵行浅沟，称基底沟。基底部的两侧逐渐缩窄，连接小脑。中脑腹侧面有一对柱状结构，称大脑脚。

② 背侧面：延髓背侧面下部的后正中沟两侧各有两个纵行隆起，内侧的称薄束结节，内有薄束核；外侧的称楔束结节，内有楔束核。延髓背侧面上部和脑桥共同形成菱形的凹窝，称菱形窝，即第四脑室底部。中脑背侧面有两对隆起，上方的称上丘，是视觉反射中枢；下方的称下丘，是听觉反射中枢。

脑干上连有 10 对脑神经。其中，与中脑相连的有动眼神经Ⅲ和滑车神经Ⅳ；与脑桥相连的有三叉神经Ⅴ、展神经Ⅵ、面神经Ⅶ和前庭蜗神经Ⅷ；与延髓相连的有舌咽神经Ⅸ、迷走神经Ⅹ、副神经Ⅺ和舌下神经Ⅻ。

（2）脑干的内部结构：包括灰质、白质、网状结构以及第三、第四脑室间的中脑水管。

① 灰质：主要位于背侧部，并被纵横走行的纤维所贯穿，分散成许多团状或柱状的神经核。神经核大致分为两类：一类与脑神经相连，称脑神经核，包括脑神经感觉核和脑神经运动核；另一类与脑神经不直接相关，称非脑神经核，如延髓的薄束核、楔束核

和中脑内的红核、黑质等，是上、下行传导束的中继核。

② 白质：多位于腹侧部和外侧部，由功能不同的纤维束构成。一类为上行纤维束，包括内侧丘系、脊髓丘脑束（脊髓丘系）、三叉丘系等；另一类为下行传导束，主要是锥体束等。

③ 脑干网状结构：位于脑干中央区，与中枢神经系统的各部均有广泛联系，是非特异性投射系统的结构基础。

（3）脑干的功能：包括反射功能、传导功能及脑干网状结构功能。

① 反射功能：脑干内有多个反射中枢，如延髓有心血管基本中枢和呼吸基本中枢，合称生命中枢、脑桥有角膜反射中枢，中脑有瞳孔对光反射中枢。

② 传导功能：大脑皮质与脊髓、小脑相互联系的上行、下行纤维束都要经过脑干，故脑干具有传导神经冲动的功能。

③ 脑干网状结构功能：调节内脏活动和躯体运动，维持大脑皮质觉醒、调控睡眠。

2．小　脑

（1）小脑的位置和外形：小脑位于颅后窝内，上面被大脑半球所覆盖。小脑的两侧部膨隆，称小脑半球，中间窄细，称小脑蚓。小脑半球下面近枕骨大孔处有椭圆形隆起，称小脑扁桃体。当颅内压升高时，小脑扁桃体受挤而嵌入枕骨大孔，压迫延髓生命中枢，导致呼吸、循环障碍，危及生命，称小脑扁桃体疝。

（2）小脑的内部结构：小脑表面是薄层灰质，称小脑皮质；皮质深面是白质，称小脑髓质；在髓质深部藏有数对神经核，称小脑核，最大的是齿状核。

（3）小脑的功能：维持躯体平衡；调节肌张力和协调肌群的活动；调节起源于大脑皮质的随意运动。

小脑与延髓、脑桥之间的室腔，称第四脑室。

3．间　脑

间脑位于中脑与端脑之间，主要包括背侧丘脑、后丘脑和下丘脑。间脑内的室腔称第三脑室。

（1）背侧丘脑：又称丘脑，是间脑背侧的一对卵圆形的灰质核团。丘脑内部被"Y"形的白质板分隔为三部分：前核群、内侧核群和外侧核群。外侧核群的腹后外侧份，称腹后核，与全身各部的感觉（除嗅、视、听觉外）传导有关，是感觉传导的中继核。

（2）后丘脑：在背侧丘脑的后下方，包括一对内侧膝状体和一对外侧膝状体。内侧膝状体位于内侧，与听觉传导有关；外侧膝状体位于外侧，与视觉传导有关。

（3）下丘脑：位于背侧丘脑的前下方，由前向后包括视交叉、灰结节、漏斗、垂体和乳头体。

下丘脑内含多个核群，重要的有视上核和室旁核，两核均能分泌抗利尿素和催产素，经漏斗输送至神经垂体贮存，需要时释放入血液。下丘脑是调节内脏活动的较高级中枢，并对内分泌、体温、摄食、水及电解质平衡、情绪改变等也起重要的调节作用。

4. 端　脑（图 1-48、图 1-49）

端脑又称大脑，是脑的高级部位。主要由左、右两大脑半球组成。两侧大脑半球之间的深裂，称大脑纵裂，裂底有连接两侧大脑半球的白质板，称胼胝体。

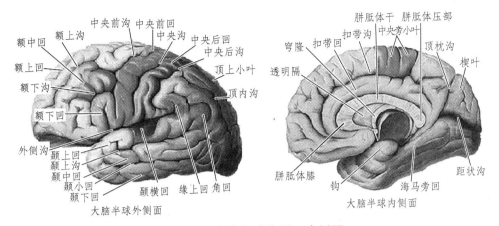

图 1-48　大脑半球外侧、内侧面

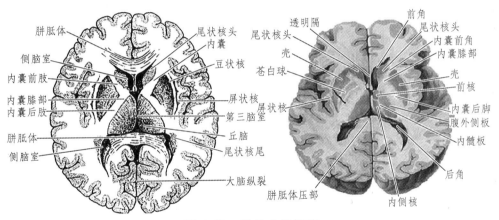

图 1-49　脑的水平切面

（1）大脑半球的外形和分叶：大脑半球表面有凹陷的沟、裂和隆起的脑回。每侧大脑半球有背外侧面、内侧面和下面，并借三条叶间沟分为五叶。三条叶间沟是：在大脑半球的背外侧面，由前下走向后上的沟，称外侧沟；由半球上缘中点行向前下的沟，称中央沟；在大脑半球的内侧面，由胼胝体末端稍后方斜向后上的沟，称顶枕沟。它们将半球分成的五叶是：中央沟之前的额叶；中央沟之后的顶叶；外侧沟下方的颞叶；顶枕沟之后的枕叶；外侧沟深面的岛叶。

（2）大脑半球主要的沟和回。

① 背外侧面：在额叶，中央沟的前方且大致与中央沟平行的沟，称中央前沟，两沟之间为中央前回。在中央前沟的前方有额上、下沟，将中央前回以外的额叶分为额上、中、下回。在顶叶，中央沟的后方且大致与中央沟平行的沟，称中央后沟，两沟之间为中央后回。外侧沟末端有一环形脑回，称缘上回，其后方有角回。在颞叶，颞上、下沟将颞叶分为颞上、中、下回。在颞上回有伸入外侧沟的颞横回。

② 内侧面：胼胝体背面是扣带回，其中部上方是中央旁小叶，扣带回后端向前下延伸为海马旁回，它的前端称钩。扣带回、海马旁回和钩等环绕大脑内侧缘、间脑，总称为边缘叶。枕叶内侧面有前后呈弓状的距状沟。

③ 下面：有一椭圆形的嗅球，向后延伸成嗅束，它们与嗅觉传导有关。

（3）大脑半球的内部结构。大脑半球的内部结构由浅入深依次是：表面为灰质，即大脑皮质；深面为白质，即大脑髓质；在半球的基底部，藏于髓质的灰质团块，称基底核。

① 大脑皮质及其功能定位：大脑皮质是人体神经功能活动的最高级中枢。在长期的进化过程中，它的不同部位逐渐成为接受某种刺激或完成相应功能活动的相对区域，称大脑皮质的功能区。

人大脑皮质的功能区有 a. 躯体运动区：位于中央前回和中央旁小叶前部，管理对侧半身骨骼肌的随意运动；b. 躯体感觉区：位于中央后回和中央旁小叶后部，接受对侧半身感觉冲动；c. 听区：位于颞横回，接受双侧内耳传来的听觉冲动；d. 视区：位于枕叶内侧面距状沟两侧，接受视网膜传来的视觉冲动；e. 嗅区：位于海马旁回前部与钩，接受嗅觉冲动；f. 语言区：语言区是人类特有的，偏于左半球，因此，称左半球为语言优势半球。语言区包括说话中枢、听话中枢、书写中枢、阅读中枢等，说话中枢位于额下回后部，紧靠中央前回的下部；听话中枢位于缘上回；书写中枢位于额中回后部；阅读中枢位于角回。

② 基底核：位于皮质深面的髓质内，靠近脑底，包括尾状核、豆状核和杏仁体。尾状核呈“C”字形包绕丘脑，末端连有杏仁体；豆状核位于岛叶深部，在水平切面上呈三角形，被两个白质薄板层分为三部分，外侧部最大称壳，内侧二部称苍白球。尾状核和豆状核合称纹状体。由于发生上的时间不同，尾状核和壳称新纹状体，苍白球称旧纹状体。纹状体的主要功能是调节肌张力和协调肌群的活动。

③ 大脑髓质：位于大脑皮质深面，由三种纤维组成。a. 联络纤维：联系同侧半球回与回、叶与叶之间的纤维，长短不一。b. 连合纤维：联系左、右大脑半球的大量横行纤维，主要有胼胝体。c. 投射纤维：大脑皮质与间脑、脑干、小脑、脊髓之间相互联系的上、下行纤维束。纤维有长有短，以长纤维为主，主要是内囊。

④ 内囊：内囊是位于背侧丘脑、尾状核与豆状核之间的上下行纤维束。在端脑水平切面上，两侧内囊呈尖端向内侧的“＞＜”形。当一侧内囊出血，可致对侧肢体偏瘫，包括对侧舌瘫以及眼裂以下面瘫；对侧偏身深、浅感觉障碍；若损及视辐射，可出现两眼视野对侧同向偏盲。以上合称“三偏综合征”。

三、周围神经

（一）脊神经（图 1-50）

1. 脊神经的数目和组成

脊神经与脊髓相连，共 31 对，包括 8 对颈神经，12 对胸神经，5 对腰神经，5 对骶神经和 1 对尾神经。每条脊神经都由前根和后根在椎间孔处汇合而成。前根是脊髓躯体运动神经元和内脏运动神经元发出的神经纤维，故是运动性的；后根是脊神经节感觉神经元发出的神经纤维，故是感觉性的。因此，脊神经都是混合性神经。

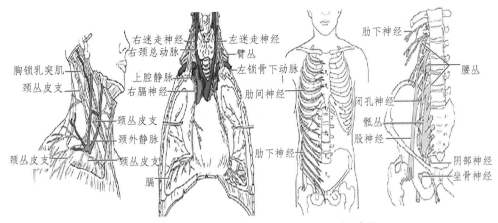

图 1-50 颈丛、臂丛、肋神经、腰丛与臂丛

2. 脊神经的前支和神经丛

脊神经出椎间孔后立即分为前、后两支。后支细小，分布于躯干背面的深层肌和皮肤；前支粗大，除胸神经前支外，均分别交织形成神经丛，共有颈丛、臂丛、腰丛、骶丛，再由丛发出分支分布于相应的区域。

（1）颈丛：由第 1～4 颈神经的前支（枕小神经、耳大神经、颈横神经、锁骨上神经、膈神经）组成，位于胸锁乳突肌的深面，发出浅支和深支。颈丛浅支位置表浅，自胸锁乳突肌后缘中点浅出，呈放射状分布于颈部、头后部、耳部及肩部的皮肤。颈丛的深支主要是膈神经。膈神经由胸廓上口入胸腔，下行至膈，其运动纤维支配膈，感觉纤维主要分布于胸膜、心包及膈下面的腹膜，右膈神经的感觉纤维还分布于肝、胆囊和胆道。膈神经受刺激时产生呃逆，受损伤时产生膈肌麻痹，出现呼吸困难。

（2）臂丛：由第 5～8 颈神经前支和第 1 胸神经前支的大部分纤维（胸长神经、肩胛背神经、肩胛上神经、胸背神经、腋神经、肌皮神经、正中神经、尺神经、桡神经、臂内侧皮神经、前臂内侧皮神经）组成。臂丛在锁骨中点后方比较集中，此点是臂丛阻滞麻醉的部位。臂丛的主要分支有：

① 腋神经：绕肱骨外科颈行向后外，分布于三角肌，腋神经损伤时，三角肌瘫痪，致臂不能外展。

② 肌皮神经：肌支支配臂肌前群；皮支分布于前臂外侧部的皮肤。

③ 正中神经：肌支支配前臂肌前群桡侧大部分肌、手肌外侧群及中间群的部分；皮支分布于掌心鱼际、桡侧三个半指掌面的皮肤。

④ 尺神经：肌支支配前臂肌前群尺侧小部分肌、部分手肌；皮支布于尺侧一个半指掌侧皮肤及相应的手掌皮肤、尺侧两个半指背皮肤及相应的手背皮肤。

⑤ 桡神经：肌支支配臂肌后群和前臂肌后群；皮支布于臂和前臂的背面皮肤以及手背桡侧半和桡侧两个半指背的皮肤。肱骨中段骨折时，可伤及桡神经，致"垂腕症"。

（3）胸神经前支：共 12 对。第 1～11 对胸神经前支，称肋间神经，行于相应的肋沟内；第 12 对称肋下神经，行于第 12 肋下方。胸神经前支发出肌支分布于肋间内、外肌及腹壁前外侧群肌；皮支在胸、腹壁皮肤的分布有明显的节段性，呈环带状分布。其分布规律是：T2 在胸骨角平面；T4 在乳头平面；T6 在剑突平面；T8 在肋弓下缘平面；T10 在脐平面；T12 在脐与耻骨联合上缘连线的中点平面。

（4）腰丛：由第 12 胸神经前支的一部分及第 1~3 腰神经前支和第 4 腰神经前支的一部分（髂腹下神经、髂腹股沟神经、股外侧皮神经、股神经、闭孔神经、生殖股神经）组成，位于腰大肌的深面，其主要分支有股神经和闭孔神经等。

① 股神经：经腹股沟韧带深面进入股三角内，位于股动脉外侧。肌支支配股四头肌、缝匠肌等；皮支分布于小腿内侧面及足内侧缘皮肤。

② 闭孔神经：穿闭孔到大腿内侧，分布于大腿内侧群肌及皮肤。

（5）骶丛：由第 4 至第 5 腰神经前支组成的腰骶干和全部的骶、尾神经前支（臀上神经、臀下神经、阴部神经、股后皮神经、坐骨神经）组成，位于骶骨和梨状肌前面。骶丛除分支分布于臀部、会阴肌和皮肤外，主要有坐骨神经。

坐骨神经为全身最粗长的神经，经梨状肌下孔出骨盆，在臀大肌深面，经股骨大转子与坐骨结节连线的中点下行至股后部，于股二头肌深面达腘窝，在腘窝上角附近分为胫神经和腓总神经。胫神经沿腘窝的中线下降，经小腿三头肌深面至内踝的后方达足底，分为足底内侧神经和足底外侧神经。胫神经分布于小腿肌后群及小腿的皮肤。足底内、外侧神经布于足底肌和皮肤。腓总神经沿腘窝的外侧缘下降，绕至腓骨颈的外下方，分为腓浅神经和腓深神经。腓浅神经发出肌支支配小腿肌外侧群；皮支布于小腿外侧、足背和部分足趾的皮肤。腓深神经发出肌支支配小腿肌前群，皮支布于第 1、2 趾相对缘的皮肤。

（二）脑神经

脑神经共 12 对，用罗马数字表示其顺序：Ⅰ嗅神经、Ⅱ视神经、Ⅲ动眼神经、Ⅳ滑车神经、Ⅴ三叉神经、Ⅵ展神经、Ⅶ面神经、Ⅷ前庭蜗神经、Ⅸ舌咽神经、Ⅹ迷走神经、Ⅺ副神经、Ⅻ舌下神经。

（1）嗅神经：起于鼻腔内黏膜的嗅细胞，穿筛孔连于端脑嗅球，传导嗅觉。

（2）视神经：起于视网膜，经视神经管入颅腔，经视交叉、视束连于间脑外侧膝状体，传导视觉。

（3）动眼神经：由中脑发出，进入眶内。躯体运动纤维支配大部分眼外肌；内脏运动纤维（副交感纤维）支配瞳孔括约肌和睫状肌。

（4）滑车神经：由中脑发出，进入眶内，支配上斜肌。

（5）三叉神经：连于脑桥，分为眼神经、上颌神经和下颌神经三支。眼神经分布于泪腺、眼球结膜、鼻背以及睑裂以上的皮肤。上颌神经分布于上颌窦、鼻腔和口腔顶的黏膜、上颌牙、牙龈及睑裂与口裂间的皮肤。下颌神经为混合神经，其感觉纤维布于下颌的牙、牙龈、口腔底、舌前 2/3 黏膜及口裂至下颌骨下缘的皮肤；其运动纤维支配咀嚼肌。

（6）展神经：由脑桥发出，进入眶内，支配外直肌。

（7）面神经：连于脑桥。躯体运动纤维出颅，支配面肌；内脏感觉纤维布于舌前2/3味蕾；内脏运动纤维支配下颌下腺、舌下腺和泪腺的分泌。

（8）前庭蜗神经：连于脑桥，由前庭神经和蜗神经组成。前庭神经分布于内耳，传导位置（平衡）觉。蜗神经分布于内耳，传导听觉。

（9）舌咽神经：连于延髓。内脏感觉纤维分布舌后 1/3 的黏膜和味蕾、咽、颈动脉窦和颈动脉体；内脏运动纤维支配腮腺的分泌；躯体运动纤维支配咽肌。

（10）迷走神经：连于延髓，随食管穿膈达腹腔。迷走神经在颈、胸、腹部发出许多分支，分布于呼吸道、心、肺、肝、胆囊、脾、胰、肾、胃、结肠左曲以上肠管。其主要分支有：① 喉上神经：在颈部发自迷走神经干，下行分内、外两支。外支支配部分喉外肌；内支穿甲状舌骨膜入喉，布于舌根、会厌和声门裂以上的喉黏膜。② 喉返神经：右喉返神经在颈根部发自主干，勾绕右锁骨下动脉；左喉返神经在上纵隔发自主干，勾绕主动脉弓。二者返回颈部，沿食管与气管之间的沟上行入喉，躯体运动纤维支配大部分喉肌；内脏感觉纤维布于声门裂以下的喉黏膜。

（11）副神经：由延髓发出，支配胸锁乳突肌和斜方肌。

（12）舌下神经：自延髓出脑，支配舌肌。一侧舌下神经完全损伤，同侧舌肌瘫痪，伸舌时，因患侧颏舌肌瘫痪，健侧颏舌肌的伸舌力量大于患侧，故舌尖偏向患侧。

脑神经含有躯体感觉纤维、内脏感觉纤维、躯体运动纤维、内脏运动纤维四种成分。

脑神经根据所含纤维成分，可分为三类神经。① 感觉性脑神经：嗅神经、视神经、前庭蜗神经；② 运动性脑神经：动眼神经、滑车神经、展神经、副神经、舌下神经；③ 混合性脑神经：三叉神经、面神经、舌咽神经、迷走神经。

（三）内脏神经

分布于内脏、心血管和腺体的神经，称内脏神经。按性质可分为内脏运动神经和内脏感觉神经。内脏感觉神经分布于内脏黏膜、心血管壁的内脏感受器。内脏运动神经管理内脏、心血管、腺体的活动。

内脏运动神经又称植物性神经或自主神经，自低级中枢至效应器的神经通路由两级神经元组成。第一级神经元称节前神经元，胞体位于脑和脊髓内，由它们发出的纤维称节前纤维；第二级神经元称节后神经元，由它们发出的纤维称节后纤维。

内脏运动神经根据其结构和生理功能分为交感神经和副交感神经。

1. 交感神经

交感神经可分中枢部和周围部。

（1）中枢部：位于脊髓第 1 胸节～第 3 腰节灰质侧角内，为交感神经节前神经元胞体。

（2）周围部：包括交感神经节、节前纤维和节后纤维。

交感神经节按其所在部位分①椎旁节：对称性地位于脊柱两侧，共有 22～24 对和一个奇节；②椎前节：位于脊柱的前方，包括腹腔神经节、主动脉肾神经节等。

交感神经节前纤维是脊髓侧角交感神经节前神经元发出的纤维。它们随脊神经前根出椎间孔后，到达椎旁节或椎前节换神经元。

交感神经节后纤维是椎旁节和椎前节内的节后神经元发出的纤维，分布于内脏、心血管、腺体。

2. 副交感神经

副交感神经也可分中枢部和周围部。

（1）中枢部：位于脑干副交感核和脊髓骶副交感核内，为副交感神经节前神经元胞体。

（2）周围部：包括副交感神经节、节前纤维和节后纤维。

副交感神经节按其所在位置分①器官旁节：位于所支配器官的附近；②器官内节：位于所支配器官的壁内，数量较多。

副交感神经节前纤维是脑干副交感核和脊髓骶副交感核内的节前神经元发出的纤维。脑干副交感核发出的神经纤维分别加入Ⅲ、Ⅶ、Ⅸ、Ⅹ对脑神经，脊髓骶副交感核发出的纤维加入盆内脏神经，到达器官旁节或器官内节换神经元。

副交感神经节后纤维是器官旁节或器官内节的节后神经元发出的纤维，分布于相应器官。其中，颅部副交感神经节后纤维的分布见脑神经；骶部副交感神经的节后纤维分布于结肠左曲以下的消化管、盆腔器官及外生殖器等。

四、神经系统传导通路

从感受器到大脑皮质的神经传导通路，称感觉传导通路；从大脑皮质到效应器的神经传导通路，称运动传导通路。

（一）感觉传导通路（图 1-51）

1. 躯干和四肢的本体觉及精细触觉传导通路

第一级神经元胞体位于脊神经节内，其周围突分布于躯干和四肢的肌、腱、关节及

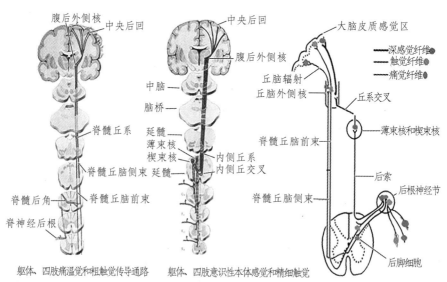

图 1-51　躯干、四肢传导通路

皮肤的感受器，中枢突经后根进入脊髓，组成薄束和楔束上行至延髓；第二级神经元胞体在延髓的薄束核和楔束核内，发出的纤维交叉至对侧上行达背侧丘脑；第三级神经元胞体在背侧丘脑腹后外侧核，发出的纤维经内囊投射到大脑皮质中央后回上 2/3 和中央旁小叶后部。

2. 躯干和四肢的痛、温度、触觉（粗）传导通路

躯干、四肢的痛、温、触觉传导通路：躯干、四肢皮肤—脊神经节—脊髓灰质后角—X—丘脑外侧核—内囊—中央后回上 2/3 感觉区。

3. 头面部的痛、温度、触觉（粗）传导通路

头面部痛、温、触觉传导通路：头面部皮肤—三叉神经节—三叉神经感觉核—X—丘脑外侧核—内囊—中央后回下 1/3 感觉区。

4. 视觉传导通路（图 1-52）

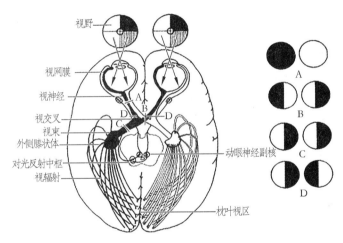

图 1-52 视觉传导通路

第一级神经元是双极细胞；第二级神经元是节细胞，发出的纤维组成视神经进入颅腔，来自视网膜鼻侧半的纤维左、右相互交叉，来自视网膜颞侧半的纤维不交叉，构成视交叉，交叉的纤维和不交叉的纤维合成视束，到达外侧膝状体；第三节神经元胞体在外侧膝状体，纤维组成视辐射，经内囊投射到枕叶距状沟两侧的皮质。

人体感觉分为浅感觉（痛觉、温度觉和触觉）、深感觉（运动觉、位置觉和振动觉）和复合感觉（两点辨别觉，实体觉）等。各种感觉都有自己的传导通路，从神经末梢、周围神经、后角细胞，传导束至大脑皮质感觉区的传导通路上。

内侧丘系：传导对侧躯干，上下肢本体感觉及精细触觉冲动。

脊髓丘系：传导对侧躯干，上下肢痛温粗触压觉冲动。

三叉丘系：传导对侧头面部浅感觉冲动。

外侧丘系：传导双侧听觉冲动。

传导痛温觉纤维位于脊髓侧索，而触觉纤维在前索。脊髓丘系位于内侧丘系的外侧。

（二）运动传导通路（图 1-53）

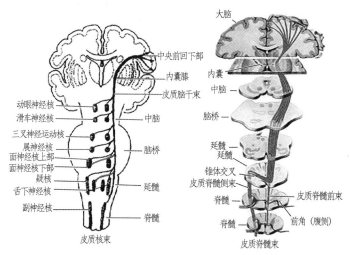

图 1-53　运动传导通路

1. 锥体系

锥体系包括皮质核束和皮质脊髓束。上运动神经元胞体位于大脑皮质内；下运动神经元胞体位于脑干或脊髓内。

（1）皮质核束：上运动神经元胞体位于大脑皮质中央前回下 1/3，发出的纤维组成皮质核束，止于双侧脑神经运动核，但面神经核的下部（支配睑裂以下面肌）和舌下神经核（支配舌肌）只接受对侧皮质核束的纤维。下运动神经元胞体位于脑神经运动核内，发出的纤维随脑神经分布到头、颈、咽、喉的骨骼肌。

（2）皮质脊髓束：上运动神经元胞体位于中央前回上 2/3 和中央旁小叶前部，发出的纤维组成皮质脊髓束，于锥体交叉处，大部分纤维左、右相互交叉，交叉后的纤维称皮质脊髓侧束，不交叉的纤维称皮质脊髓前束。下运动神经元胞体即脊髓前角内的运动细胞，发出的纤维随脊神经支配躯干和四肢的骨骼肌。

皮质脊髓束经皮质脊髓侧束至对侧脊髓前角，经皮质脊髓前束至双侧脊髓前角。

皮质核束至双侧脑干内管理骨骼肌的运动核，但面神经核下部和舌下神经核只接受对侧皮质核束管理。

2. 锥体外系

锥体系以外的控制骨骼肌运动的下行纤维束，称锥体外系，主要功能是协调肌群的运动，调节肌紧张，以协助锥体系完成精细的随意运动。

五、脑和脊髓的被膜、血管和脑脊液循环（图 1-54）

（一）脑和脊髓的被膜

脑和脊髓外面包有 3 层被膜，由外向内依次是硬膜、蛛网膜和软膜。它们具有保护、支持脑和脊髓的作用。

1．脑的被膜

（1）硬脑膜：由两层构成，厚而坚韧。两层之间有血管和神经走行。硬脑膜与颅盖骨连结疏松，颅盖骨损伤出血时，易使硬脑膜与颅盖骨剥离而形成硬膜外血肿。硬脑膜与颅底结合较紧密，颅底骨折时，易将硬脑膜连同蛛网膜一起撕裂，导致脑脊液外漏。

硬脑膜内层向内折叠形成一些深入某些脑间隙内的板状结构，起分隔脑和承托、固定脑的作用。主要有：① 伸入左、右大脑半球之间的大脑镰；② 伸入大脑半球枕叶与小脑之间的小脑幕。小脑幕前缘游离，称幕切迹，切迹前有中脑通过。

硬脑膜的某些部位内、外两层分开，内衬内皮细胞，形成特殊的颅内静脉管道，称硬脑膜窦。较大的硬脑膜窦有上矢状窦、横窦、乙状窦和海绵窦等。硬脑膜窦收集脑的静脉血经乙状窦入颈内静脉。

（2）脑蛛网膜：硬脑膜下的一层透明薄膜。它与软脑膜之间有较宽的蛛网膜下隙，内有脑脊液。在小脑与延髓之间的蛛网膜下隙较大，称小脑延髓池。脑蛛网膜还形成蛛网膜粒突入上矢状窦。脑脊液通过蛛网膜粒渗入硬脑膜窦，回流入静脉系统。

（3）软脑膜：紧贴脑的表面，富有血管，对脑有滋养作用。在各脑室的一定部位，软脑膜和血管的反复分支共同突入脑室内，形成脉络丛。脉络丛是产生脑脊液的主要结构。

2．脊髓的被膜

（1）硬脊膜：上附枕骨大孔边缘并与硬脑膜延续，下端止于尾骨。硬脊膜与椎管内面的骨膜之间有狭窄腔隙，称硬膜外隙。隙内有大量静脉丛、脂肪、淋巴管及脊神经根。硬膜外麻醉就是将麻醉药注入硬膜外隙，以阻滞神经根的传导。

（2）脊髓蛛网膜：一层透明的薄膜，贴于硬脊膜的内面。蛛网膜内面与软脊膜之间的间隙，即蛛网膜下隙，隙内充满脑脊液。在脊髓下端平面以下的蛛网膜下隙扩大，称终池。临床上常在此部进行腰椎穿刺，抽取脑脊液检查。

（3）软脊膜：紧贴脊髓表面，是薄而富血管的结缔组织膜。

脑脊液由侧脑室脉络丛产生，经室间孔流至第三脑室，与第三脑室脉络丛产生的脑脊液一道，经中脑水管流入第四脑室，再汇合第四脑室脉络丛产生的脑脊液经第四脑室正中孔和外侧孔流入蛛网膜下隙，使脑、脊髓和脑神经、脊神经根均被脑脊液浸泡。然后，脑脊液再沿蛛网膜下隙流向大脑背面，经蛛网膜颗粒渗透到硬脑膜窦（主要是上矢状窦）内，回流入血液中。如在脑脊液循环途径中发生阻塞，可导致脑积水和颅内压升高，进而使脑组织受压移位，甚至形成脑疝

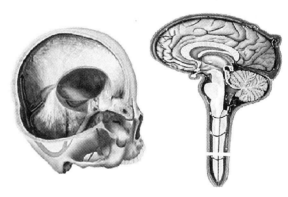

图 1-54 硬脑膜、脑脊液的产生循环

（二）脑和脊髓的血管

1．脑的血管（图 1-55）

脑的血液供应非常丰富，其血流量约占心输出量的 1/6，耗氧量占全身耗氧量的 20%。

脑血流量减少或中断可导致脑神经细胞的缺氧甚至坏死，造成严重的神经精神障碍。

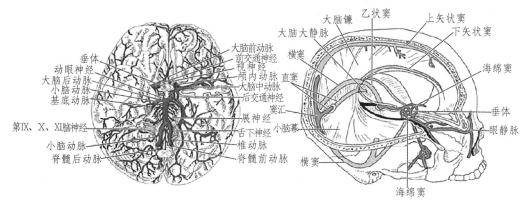

图 1-55　脑的动脉、静脉及血窦

（1）脑的动脉：来自颈内动脉和椎动脉。颈内动脉供应半球前 2/3 和间脑一部分；椎动脉供应半球后 1/3、间脑后部、小脑和脑干。颈内动脉和椎动脉都发出皮质支和中央支，皮质支营养皮质和浅层髓质；中央支营养间脑、基底核和内囊等。

颈内动脉自颈动脉管入颅腔后，分支营养脑和眼球等，主要分支有① 大脑前动脉：发出后进入大脑纵裂，沿胼胝体的背面向后行，分布于顶枕沟以前的大部分皮质。其起始部发出数支细小的中央支，供应豆状核和尾状核的前部及内囊。左、右大脑前动脉之间有前交通动脉。② 大脑中动脉：为颈内动脉主干的延续，进入大脑外侧沟后行，分布于大脑上外侧面的大部分皮质。在起始部发出数支中央支供应豆状核的大部分、尾状核和部分内囊。动脉硬化或高血压的患者，中央支易破裂而导致脑出血。③ 后交通动脉：在视束下面后行，与大脑后动脉吻合。

椎动脉经枕骨大孔入颅后窝，在脑桥的基底部，左、右椎动脉合成一条基底动脉。椎动脉和基底动脉发出分支营养脑和脊髓的相应部位。

大脑动脉环又称 Willis 环，围绕着视交叉、灰结节、乳头体，由前交通动脉、两侧大脑前动脉、两侧颈内动脉、两侧后交通动脉和两侧大脑后动脉互相通连组成。动脉环将两侧颈内动脉和椎动脉相互沟通，以调节左、右大脑半球的血液供应。

（2）脑的静脉：主要收集脑和眼的静脉血，最后汇入颈内静脉。

2．脊髓的血管

（1）动脉：包括从椎动脉分出的脊髓前、后动脉和一些节段性动脉。

（2）静脉：集中于脊髓前、后静脉，再注入硬膜外隙内的静脉丛。

（三）脑脊液及其循环途径

1．脑　室

（1）侧脑室：左右各一，分别位于左、右大脑半球内，经室间孔通第三脑室。

（2）第三脑室：位于背侧丘脑、下丘脑之间的矢状裂隙，借中脑水管通第四脑室。

（3）第四脑室：位于延髓、脑桥与小脑之间，向下通脊髓中央管；向背侧借正中孔和外侧孔与蛛网膜下隙相通。

2. 脑脊液及其循环途径

脑脊液是脑室脉络丛产生的无色透明的液体，充满脑室和蛛网膜下隙，对脑和脊髓有保护和营养作用，并调节颅内压。

脑脊液的循环途径：左、右侧脑室→室间孔→第三脑室→中脑水管→第四脑室→正中孔和左、右外侧孔→蛛网膜下隙→蛛网膜粒→上、下矢状窦→颈内静脉→右心房。

项目二 经络腧穴基础

第一节 腧 穴

一、腧穴的概念

腧穴：脏腑、经络之气输注于体表的特殊部位。

二、腧穴的分类和作用

（一）腧穴的分类（表 2-1）

表 2-1 腧穴的分类

腧穴分类	十四经穴	属于十四经循行路线上的腧穴，共有 361 穴名。其中左右对称的穴位 309 对，单穴 52 个
		特点：有具体穴名和固定的位置，分布在十四经循行路线上，有明确的针灸主治证
	经外奇穴	后世总结有肯定疗效，但尚未归属十四经系统的穴位
		特点：有名称，有固定位置，无经属，对某些病有特殊疗效
	阿是穴	又称天应穴、不定穴、压痛点
		特点：无穴名，无固定位置，无经属，无主治规律，以疼痛反应点为针刺穴

（二）腧穴的主治规律

1. 远治作用

经脉所通，主治所及。经穴不仅能治局部病症，还能治疗本经循行所过远隔部位的病症。

2. 近治作用

全身所有腧穴，均能治疗所在部位及其邻近器官的病症，称为腧穴的近治作用。

3. 特殊作用

有些腧穴具有双向的良性调整作用和相对的特异治疗作用。所谓双向良性调整作用，是指同一腧穴对机体不同的病理状态，可以起到两种相反而有效的治疗作用。如腹泻时针灸天枢穴可止泻，便秘时针灸天枢穴可以通便。

三、特定穴

特定穴是指十四经中具有特殊治疗作用和特定称号的一类腧穴。

根据其不同的分布特点、含义和治疗作用，分为：五腧穴、原穴、络穴、郄穴、背俞穴、募穴、下合穴、八会穴、八脉交会穴和交会穴。

1. 五腧穴

五腧穴即"井、荥、输、经、合"穴，是十二经分布于肘、膝关节以下的五个腧穴，简称"五腧"（表2-2）。

气血在经脉中运行的情况用自然界的水流现象作比喻，对经气流注由小到大，由浅入深，分别用井、荥、输、经、合五个名称，作为说明经气运行过程中每穴所具有的特殊作用。

表 2-2　五腧穴

五腧穴	比　喻	位　置
井	水的源头	经气所出，手足之端
荥	刚出的泉水微流	经气流过之处，掌指或跖趾关节之前
输	水流由浅入深	经气所灌之处，掌指或跖趾关节之后
经	泉水在通畅的河中流过	经气所行经的部位，位于腕踝关节以上
合	经气如百川汇合入海	经气由此深入部位，肘膝关节附近

2. 原　穴

"原"即本原、原气之意。因为脏腑的病变，往往反应于十二原穴，原穴又是人体原气作用汇聚的部位，故称"原"。如心经的原穴——神门。

3. 络　穴

"络"有联络的意思。由于络穴大多分布于表里两经的联络处，故称"络"。如肺经络穴——列缺。

4. 郄　穴

"郄"有空隙的意思，是各经经气深集的部位。"郄"穴多分布于四肢肘、膝关节以下。如肺经郄穴——孔最。

5. 背俞穴

背俞穴是脏腑经气输注于背部的腧穴。如"肾俞"穴。

6. 募　穴

募穴是脏腑经气汇集于胸腹部的腧穴。如肝的募穴——期门。

7. 八脉交会穴

八脉交会穴即任、督、冲、带、阴跷、阳跷、阴维、阳维八脉交会于十二经脉中的八个腧穴。这些腧穴均分布于四肢腕踝关节的上下。如"列缺"穴。

8. 交会穴

交会穴指两经以上的经脉相交或会合处的腧穴，多分布于头面、躯干部，治疗与交会经有关的病证。

四、腧穴的定位法（图2-1）

1. 体表解剖标志定位法

（1）固定标志：人体五官、毛发、爪甲、乳头、脐窝、骨骼等皆有一定的位置，可以作为取穴的标志。

（2）活动标志：各部关节、肌肉、肌腱、皮肤随患者活动而出现的空隙、凹陷、皱纹、尖端等。

2. 骨度分寸定位法

该法是指以骨节为标志，将人体各部分规定一定的尺寸进行取穴的方法。

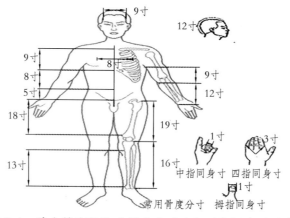

图2-1 腧穴的定位法（骨度分寸法与手指同身寸法）

3. 手指同身寸定位法

该法是指以患者自身手指为度来取穴的方法。

4. 简便定位法

例如，风市：垂手中指端；犊鼻：屈膝，在髌骨下方，髌韧带外侧凹陷中。

五、传统康复理疗常用腧穴

传统康复理疗常用穴名、定位、主治及神经血管分布见表2-3。

表 2-3 传统康复理疗常用腧穴

经络	穴名	定位	主治	皮肤肌肉神经血管分布
手太阴肺经	尺泽	肘关节微屈时,肘横纹中,肱二头肌腱桡侧凹陷处	咳嗽,咯血	皮肤:肌皮神经皮支、C6;肱桡肌:桡神经、C5~6;桡侧副动静脉前支
	少商	拇指桡侧指甲角旁0.1寸	咳嗽,咽痛	皮肤:正中神经 C6;掌侧固有动脉
	列缺	桡骨茎突上方,腕横纹上1.5寸	颈项痛,咽痛,咳嗽	皮肤:皮神经及桡神经浅支、C6;拇长展肌腱、肱桡肌腱:桡神经 C5~7,旋前方肌正中神经 C8~T1;头静脉
手阳明大肠经	合谷	手背,第一、二掌骨之间,约平第二掌骨中点处	齿痛,咽痛,热病,口眼㖞斜(孕妇不宜针)	皮肤:桡神经浅支,C6;第一骨间背侧肌、拇收肌,尺神经,C8~T1;桡动静脉
	曲池	曲肘,当肘横纹外端凹陷中	热病,齿痛,咽痛,腹痛	皮肤:皮神经,C6;桡侧腕长伸肌、桡侧腕短伸肌:桡神经 C6~7,肱桡肌、桡神经 C5~6,肱肌:肌皮神经 C5~6;桡侧副动静脉前支
	肩髃	肩峰端下缘,在肩峰与肱骨大结节之间,三角肌上部中央	肩臂疼痛,上肢不遂	皮肤:锁骨上外侧神经 C4;三角肌:腋神经 C5~6,冈上肌:冈上肌神经 C5
	迎香	鼻翼旁0.5寸,鼻唇沟中	鼻塞,鼻衄,面部美容	皮肤:三叉神经第二支上颌神经分出的眶下神经;提上唇肌:面神经;眶下动静脉
足阳明胃经	地仓	口角旁0.4寸	口眼㖞斜,面部美容	皮肤:三叉神经第二支上颌神经分出的眶下神经及第三支下颌神经分出的颊神经;口轮匝肌、颊肌:面神经;面动静脉
	颊车	下颌角前上方一横指凹陷中,咀嚼时咬肌隆起处	齿痛,口噤不语,面部美容	皮肤:由耳大神经分布 C2~3;咬肌:三叉神经第三支下颌神经分支咬肌神经
	下关	颧弓下缘,下颌骨髁状突之前方凹陷处,闭口取穴	耳聋,耳鸣,口眼㖞斜,三叉神经痛	皮肤:三叉神经第三支下颌神经分布;腮腺(内含面神经丛)、咬肌;上颌动、静脉,脑膜中动脉
	天枢	脐中旁开2寸,腹直肌中	腹胀肠鸣,绕脐痛,便秘	皮肤:第10肋间神经;腹直肌;腹壁浅动静脉
	足三里	犊鼻穴下3寸,胫骨前嵴外一横指处(合穴)	胃痛,腹胀,呕吐,泄泻	皮肤:腓总神经发出的腓肠外侧皮神经分布;胫骨前、后肌(L4~5、S1)
	丰隆	外踝尖上8寸,条口穴外约1寸	头痛,眩晕,咳嗽,哮喘,痰饮,胸痛,便秘,癫狂,下肢痿痹	皮肤:腓总神经发出的腓肠外侧皮神经分布(L5);趾长伸肌、踇长伸肌及胫骨后肌(L4~5、S1)

经络	穴名	定位	主治	皮肤肌肉神经血管分布
足阳明胃经	内庭	足背第二、三趾间缝纹端	齿痛，面痛，口眼㖞斜，咽喉痛，鼻衄，胃痛，吐酸，腹胀，泄泻，痢疾，便秘，足背肿痛，热病	皮肤：足背内侧皮神经分布（L5）；趾长伸肌、踇长伸肌及胫骨后肌（L4~5、S1）
足太阴脾经	隐白	足大趾内侧趾甲角旁0.1寸（井穴）	腹胀，月经过多	皮肤：腓浅神经发出的足背内侧皮神经分布（S1）；足背动、静脉
	三阴交	内踝尖上3寸，胫骨内侧面后缘	腹胀，带下，遗精，不寐	皮肤：小腿内侧皮神经分布（L4）；趾长屈肌、胫骨后肌、踇长屈肌（L5、S1）；大隐静脉
	阴陵泉	胫骨内侧髁下缘凹陷中	腹胀，泄泻，水肿，黄疸，小便不利或失禁	皮肤：小腿内侧皮神经分布（L3）；半腱肌腱坐骨神经（L5、S1）、腓肠肌内侧头胫神经（S1~2）、踇长屈肌（L5、S1）；大隐静脉，深层腘动静脉
手少阴心经	少海	屈肘，肘横纹内端与肱骨内上髁连线之中点	心痛，肘臂挛痛，瘰疬	皮肤：前臂内侧皮神经分布（T1）、旋前圆肌正中神经C6~7、肱肌肌皮神经（C5~6）
	神门	腕横纹尺侧端，尺侧腕屈肌腱桡侧凹陷中（原穴）	心悸，心痛，不寐	皮肤：前臂内侧皮神经分布（T1）、尺神经C8；尺侧腕屈肌腱尺神经（C8、T1）
手太阳小肠经	后溪	握拳，第五指掌关节后尺侧，横纹头赤白肉际	头项强痛，耳鸣，耳聋，咽喉肿痛	皮肤：尺神经分布（C8）；小指展肌、小指、小指短屈肌（C8、T1）
	听宫	耳屏前，下颌骨髁状突的后缘，张口呈凹陷处	耳疾，面部美容	皮肤：三叉神经第三支下颌神经耳颞神经；外耳道软骨；颞浅动静脉
足太阳膀胱经	睛明	目内眦旁0.1寸	目疾，面部美容	皮肤：滑车上神经；眼轮匝肌面神经支配；眶动脉、面动脉
	攒竹	眉头凹陷中	目疾，头痛	皮肤：三叉神经第一支眼神经分支额神经；眼轮匝肌、皱眉肌；眶上动静脉
	肺俞	第三胸椎棘突，旁开1.5寸	咳嗽，气喘，吐血，骨蒸，潮热，盗汗，鼻塞	皮肤：第三胸神经后支的内侧皮支；斜方肌副神经和第三四颈神经支配，菱形肌肩胛背神经支配，上后锯肌腱膜第一、二、三、四肋间神经支配；竖脊肌（骶棘肌）脊神经后支阶段性支配

经络	穴名	定 位	主 治	皮肤肌肉神经血管分布
足太阳膀胱经	脾俞	第十一胸椎棘突下，旁开1.5寸	腹胀，泄泻，痢疾	皮肤：第十一胸神经后支；背阔肌胸背神经支配C6~8；下后锯肌腱膜第九、十、十一肋间神经及肋下神经；竖脊肌（骶棘肌）脊神经后支节段性支配
	肾俞	第二腰椎棘突下，旁开1.5寸	遗尿，遗精，阳痿	皮肤：第二腰神经后支；胸腰筋膜浅层和背阔肌腱膜，相应腰神经后支支配，筋膜劳损是常见腰腿痛的原因；竖脊肌（骶棘肌）脊神经后支节段性支配
	次髎	第二骶骨孔中。第二骶椎棘突下缘旁开1寸	腰痛，疝气，月经不调	皮肤：臀中皮神经；胸腰筋膜浅层、竖脊肌脊神经后支的肌支
	委中	腘横纹中央	腰痛，下肢痿痹，腹痛	皮肤：股后皮神经上S2；腓肠肌内外侧头之间胫神经；腘动、静脉
	承山	腓肠肌两肌腹之间凹陷的顶端	腰痛，腿痛转筋，痔疾，便秘	皮肤：腓肠内侧皮神经；腓肠肌胫神经S1~2；比目鱼肌，腓肠肌深面S1~2；小隐静脉
	昆仑	外踝与跟腱之间凹陷中	头痛，项强，目眩，鼻衄	皮肤：腓肠神经S1；小腿三头肌肌腱，颈神经支配；胫后动静脉、小隐静脉
	至阴	足小趾外侧，趾甲角旁0.1寸许	头痛，鼻衄，目痛，胎位不正，难产	皮肤：趾背神经S1；趾背动、静脉
足少阴肾经	涌泉	足底中，足趾跖屈时呈凹陷处（井穴）	头痛头昏，大便难，小便不利，失音	皮肤：胫神经分支足底内、外侧神经S1；足底腱膜；第二蚓状肌：足底外侧神经S1
	太溪	内踝尖与跟腱之间凹陷中	月经不调，遗精，阳痿，小便频数，便秘，消渴，耳聋，耳鸣，气喘，咳血等	皮肤：小腿内侧皮神经L4；针前胫骨后肌腱、针后跟腱：胫神经S1；踇长屈肌：胫神经L5、S1~2
手厥阴心包经	曲泽	肘横纹中，肱二头肌腱尺侧	心痛，心悸，热病	皮肤：肌皮神经皮质C6；肱桡肌：桡神经C5~6，针下有正中神经干和肱、静脉
	内关	腕横纹上2寸，掌长肌腱与桡侧腕屈肌腱之间（原穴）	心悸，心痛，呕吐，癫狂	皮肤：前臂内、外皮侧神经C7；桡侧腕屈肌腱和掌长肌腱、指浅屈肌、指深屈肌、骨间前神经、旋前方肌：正中神经支配C6~7、T1

经络	穴名	定 位	主 治	皮肤肌肉神经血管分布
手少阳三焦经	外关	腕背横纹上 2 寸，桡骨与尺骨之间	热病，头痛，目赤肿痛，耳鸣，耳聋，落枕，胁痛，肘臂屈伸不利，手颤	皮肤：前臂后皮神经 C7；小指伸肌和指升肌桡神经的分支~骨间后神经 C6~8、拇长伸肌及示指伸肌桡神经的分支~骨间后神经 C6~8
	天井	屈肘，尺骨鹰嘴上 1 寸凹陷中	偏头痛，耳鸣，瘰疬，癫痫	皮肤：臂后皮神经 C6；肱三头肌桡神经 C6~8。有肱深动脉通过
	翳风	耳垂后方，平耳垂后下缘的凹陷中	耳鸣，耳聋，口眼㖞斜	皮肤：耳大神经 C2~3；皮下有腮腺；胸锁乳突肌：副神经脊髓跟及第 C2~3 颈神经前支；头夹肌：第 C2~5 颈神经后支；头最长肌：C1~8 颈神经后支；二腹肌后腹：面神经；前腹：三叉神经
足少阳胆经	风池	胸锁乳突肌与斜方肌之间，平风府穴处	头项强痛	皮肤：枕小神经 C3；斜方肌外侧、头夹肌：C2~5 颈神经后支的外侧支；头半棘肌：胸神经后支
	环跳	股骨大转子与骶管裂孔连线的外 1/3 与内 2/3 交界处	腰腿痛，下肢瘫痪	皮肤：臀上皮神经（L2 后支）；臀大肌：臀下神经（L5、S1~2），坐骨神经（L4~5、S1~3）；股方肌：骶丛分出的股方肌神经（L4~5、S1）
	阳陵泉	腓骨小头前下方凹陷处	半身不遂，下肢痿痹	皮肤：腓肠外侧皮神经（L5）；腓骨长肌：腓浅神经（L4~S1）；趾长伸肌：腓深神经（L4~S1）
	悬钟	外踝上 3 寸，腓骨后缘（髓会）	足胫挛痛	皮肤：腓肠外侧皮神经（L5）；趾长伸肌：腓深神经（L4~S1）。腓动、静脉
足厥阴肝经	太冲	足背，第一、二跖骨底之间凹陷中（原穴）	头痛，目昏，胁痛	皮肤：腓深神经的皮支（L5）；第一骨间背侧肌：足底外侧神经（S1~2）。足背动、静脉
任脉	关元	脐下 3 寸（小肠募穴，强壮保健要穴）	虚劳，遗精，带下，月经不调	皮肤：肋下神经前分支；腹直肌：肋间神经（T6~12）。腹壁浅动、静脉
	气海	脐下 1.5 寸	腹痛，遗尿，癃闭	皮肤：第 11 肋间神经；腹直肌：肋间神经（T6~12）
	中脘	脐上 4 寸（胃的募穴、腑会）	胃痛，呕吐，泄泻	皮肤：第 8 肋间神经；腹直肌：肋间神经
	膻中	前正中线，平第四肋间隙处（心包的募穴，气会）少	气喘，胸痛，乳汁少	皮肤：第 4 肋间神经；胸大肌：胸前内外侧神经（C5~8、T1）

经络	穴名	定位	主治	皮肤肌肉神经血管分布
任脉	承浆	颏唇沟的中点	龈肿，齿痛，面部美容	皮肤：下牙槽神经的终末支颏神经（三叉神经第三支）；口轮匝肌、降下唇肌、颏肌：面神经下颌缘支（面神经：舌前三分之二味蕾，茎乳孔出颅）
督脉	长强	尾骨尖下 0.5 寸。督脉"络穴"	腰脊痛，便秘，脱肛	皮肤：尾神经、肛神经（阴部神经 S2～4）；尾骨肌：S4～5 骶神经，提肛肌：S4 骶神经和阴部神经的肛神经或会阴神经
	腰阳关	第四腰椎棘突下	月经不调，遗精	皮肤：L4 腰神经后支内侧；竖脊肌：L4 脊神经
	命门	第二腰椎棘突下	腰脊痛，阳痿，遗精，带下	皮肤：L2 神经后支；竖脊肌：L2 神经后支
	大椎	第七颈椎棘突下	热病，头项强痛	皮肤：C8 后支；斜方肌：副神经及第 3、4 颈神经前支，棘上韧带：C8 后支
	百会	后发际正中直上 7 寸（耳尖直上，头顶正中）	头痛，目眩，阴挺，脱肛	皮肤：眶上神经、枕大神经和耳颞神经
	人中	人中沟中央近鼻孔处	昏迷，惊风，癫狂，癫痫	皮肤：眶下神经支（三叉神经第二支上颌神经分支）；口轮匝肌：面神经；上唇动静脉
经外奇穴	印堂	两眉头连线的中点	头痛，眩晕，鼻衄	滑车上神经（三叉神经第一支眼神经分支）；降眉间肌：面神经；滑车上动、静脉
	太阳	眉梢与目外眦之间向后约 1 寸处凹陷中	头痛、目疾，面部美容	皮肤：颧面神经（三叉神经第二支上颌神经分支）；眼轮匝肌：面神经，颞肌：颞深神经（三叉神经第三支下颌神经分支）；颞浅动、静脉
	安眠	翳风穴与风池穴连线的中点	失眠，眩晕	皮肤：耳大神经和枕小神经 C2～3；胸锁乳突肌：副神经；枕动、静脉。
	定喘	大椎穴旁开 0.5 寸	咳嗽，哮喘，肩背痛	皮肤：C8 颈神经；斜方肌：副神经及第 3、4 颈神经前支；菱形肌：肩胛背神经 C4～5；竖脊肌：C8 及 T1 脊神经后支
	四缝	第二、三、四、五指掌面，近端指关节横纹中，左右共 8 穴	小儿疳积，百日咳	皮肤：掌侧固有神经（正中神经 C6）；指深屈肌腱：示指、中指（正中神经 C7～8，T1），无名指小指（尺神经 C8、T1）
	十宣	手十指尖端，距指甲约 0.1 寸，左右共 10 穴	高热，昏迷，癫痫	皮肤：拇指 C6、食指 C6 和中指 C7 正中神经；无名指正中神经与尺神经、小指尺神经（C8）

经络	穴名	定　位	主　治	皮肤肌肉神经血管分布
	落枕	手背，第二、三掌骨间，掌指关节后 0.5 寸	落枕	皮肤：桡神经 C6～7；第二骨间背侧肌：尺神经（C8、T1）；手背静脉网
经外奇穴	胆囊穴	在小腿外侧上部，当腓骨小头前下方凹陷处（阳陵泉穴）下 2 寸压痛处	急慢性胆囊炎，胆石症	皮肤：腓总神经发出的腓肠外侧皮神经分布（L5）；腓骨长肌腓浅神经（L4～5、S1）
	阑尾穴	足三里穴下约 2 寸压痛处	急慢性阑尾炎，食积，泄泻	皮肤：腓肠外侧皮神经分布（L5）；胫骨前肌：腓深神经（L4～5、S1）；胫骨后肌：胫神经（L5、S1）

第二节　针刺理疗

一、毫针刺法

1. 进针方法（图 2-2）

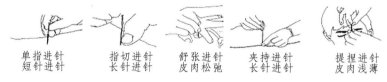

单指进针　　指切进针　　舒张进针　　夹持进针　　提捏进针
短针进针　　长针进针　　皮肉松弛　　长针进针　　皮肉浅薄

图 2-2　各种进针方法

2. 进针的角度（图 2-3）

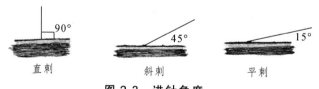

直刺　　　　　斜刺　　　　　平刺

图 2-3　进针角度

3. 进针的深度与行针

进针的深度与行针手法依据受者年龄、体质、病情和部位抉择，见表 2-4、图 2-4。

表 2-4　行针手法

行针手法	基本手法	提插、捻转
	辅助手法	循法、摇法、弹法、搓柄法、震颤法、刮柄法

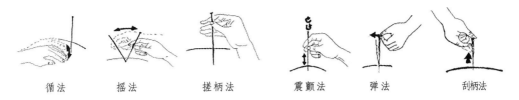

| 循法 | 摇法 | 搓柄法 | 震颤法 | 弹法 | 刮柄法 |

图 2-4 各种行针手法

二、三棱针刺法

三棱针刺法是用三棱针刺破血络或腧穴，放出适量血液，或挤出少量液体，或挑断皮下纤维组织，以治疗疾病的方法。其中放出适量血液以治疗疾病的方法属刺络法或刺血法，又称放血理疗。三棱针刺法有点刺法、散刺法和挑刺法三种，多用于瘀血证、热证、实证和急症以及疼痛等。

三棱针是一种用不锈钢制成，针长约 6 cm 左右，针柄稍粗呈圆柱形，针身呈三棱状，尖端三面有刃，针尖锋利的针具。

1．操作方法（图 2-5）

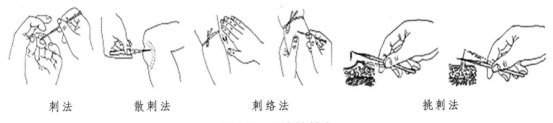

| 刺法 | 散刺法 | 刺络法 | 挑刺法 |

图 2-5 三棱针刺法

2．适应范围

三棱针放血理疗具有通经活络、开窍泻热、消肿止痛等作用。其适应范围较为广泛，凡各种实证、热证、瘀血、疼痛等均可应用。较常用于某些急症和慢性病，如昏厥、高热、中暑、中风闭证、咽喉肿痛、目赤肿痛、顽癣、疔痈初起、扭挫伤、痔证、疮疡、顽痹、头痛、丹毒、指（趾）麻木等。

第三节 灸 法

一、灸法概述

1．定 义

灸，烧灼的意思。灸法是用艾绒或其他灸用材料，点燃熏灼或温熨体表一定部位，施以温热刺激，调整脏腑经络功能，而防治疾病的一种理疗。

2. 灸用材料

艾叶是灸法的最佳材料。艾叶气味芳香，辛温味苦，容易燃烧，且不易爆发火星，热力温和、持久。其他灸用材料有灯芯草、桑枝、桃枝、白芥子、毛茛、斑蝥等。

二、灸法的操作方法（图 2-6）

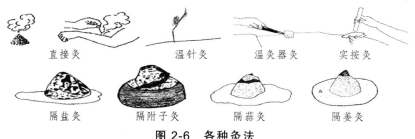

直接灸　　温针灸　　温灸器灸　　实按灸

隔盐灸　　隔附子灸　　隔蒜灸　　隔姜灸

图 2-6　各种灸法

（一）艾炷灸

艾炷灸分为直接灸和间接灸。

1. 直接灸

直接灸是指将艾炷直接放在皮肤上施灸的一种方法。

2. 间接灸

间接灸是指将艾炷与皮肤间垫置某些物品而施灸的一种方法。常用有 4 种：隔姜灸、隔蒜灸、隔盐灸、隔附子饼灸。

（1）隔姜灸：用鲜姜切成直径大约 2～3 cm，厚约 0.3～0.5 cm 的薄片，中间以针刺数孔，将艾炷放在姜片上，置于体表部位点燃施灸。此法有温胃止呕，散寒止痛的作用，常用于呕吐、腹痛以及风寒痹痛等。

（2）隔蒜灸：用鲜大蒜头，同样切成薄片，中间以针刺数孔，置于施灸部位，点燃其上的艾炷施灸。此法有清热解毒，杀虫等作用，多用于治疗肺结核、未溃疮疡等症。

（3）隔盐灸：以食盐填敷于脐部，点燃艾炷置上施灸。此法适用于回阳、救逆、固脱等。

（4）隔附子饼灸：将附子研成粉末，用黄酒调和，做成直径约 3 cm，厚约 0.8 cm 的附子饼，中间以针刺数孔，置于施灸部位，点燃其上的艾炷施灸。此法有温补肾阳等作用，多用于治疗命门火衰而致的阳痿、早泄或疮疡久溃不敛等症。

（二）艾条灸

1. 悬　灸

（1）温和灸：点燃一端距皮肤 2～3 cm 熏烤，一般 10～15 min，至皮肤出现红晕为度。

（2）雀啄灸：将点燃的一端像鸟雀啄食一样，一上一下移动施灸。

（3）回旋灸：将点燃的一端均匀地向左右方向移动或反复旋转施灸。

2．实按灸

（1）太乙针灸

（2）雷火针灸

（三）温针灸

温针灸是针刺与艾灸结合应用的一种方法，适用于既需要留针而又适宜用艾灸的病症。

（四）温灸器灸

（五）其他灸法

1．灯火灸

用灯芯草一根，麻油浸之，燃着后快速对准穴位，猛接触听到"啪"的一声迅速离开，皮肤有黄点，偶起小泡。此法用于治疗小儿腮腺炎、小儿惊风、消化不良、胃痛等。

2．天　灸

天灸又称药物灸、发泡灸，是用对皮肤有刺激性的药物，如白芥子、毛茛、斑蝥等，涂敷于皮肤，使其充血或起泡以刺激腧穴的方法。

三、灸法的适应证、禁忌证及注意事项

（一）灸法的适应证

灸法具有温通经脉、行气活血、祛湿逐寒、消肿散瘀、回阳救逆、防病保健等作用。灸法以治疗虚证、寒证、阴证为主，适用于慢性久病、阳气不足之证。如风寒湿痹、风寒感冒、呕吐、泄泻、腹痛、久泄、久痢、遗尿、阳痿、早泄、痛经、中风脱证、内脏下垂、疮疡初起或溃久不愈等。此外，灸法还用于防病保健。

（二）灸法的禁忌证

热证、实证、阴虚阳亢、邪热内盛者，要慎用灸法。过劳、过饱、过饥、醉酒、大渴、大怒者，也要慎用。

（三）灸法的注意事项

（1）施灸的先后顺序一般先阳后阴、先上后下、先小后大、先少后多。

（2）做瘢痕灸时候，首先必须要征得患者同意。此外对颜面、五官和有大血管的部位以及关节活动部位，不宜采用瘢痕灸。

（3）孕妇的腹部和腰骶部也不宜施灸。

（4）灸后若起小水泡，不宜擦破，应任其吸收；若起大水泡，则用消毒针头刺破，放出水液，涂以龙胆紫等消毒液。

第四节　拔罐理疗

一、拔罐理疗概述

1. 定　义

拔罐法是以罐为工具，利用燃烧、抽气等方法造成罐的负压，使之吸附施术部位通过负压、温热等作用治疗疾病的方法。

特点：无痛无创，使用安全，便于推广应用。

2. 罐的分类

罐的分类见表2-5、图2-7。

表 2-5　罐的分类与优缺点

分　类		优　点	缺　点
玻璃罐	用耐热透明玻璃制成，中央呈球形，罐口厚实平滑	质地透明，能直接观察罐内皮肤充血、瘀血等情况，吸附力大	容易破碎
竹罐	用坚韧成熟的青竹截成，将外形磨制成两端稍小，中间稍大，且平整光滑的腰鼓状罐具	取材容易，制作简便，轻巧价廉，不易摔碎	易燥裂而漏气
陶罐	陶土烧制而成。罐口平滑厚实，大小不一	吸附力大，易于高温消毒	质重易碎
抽气罐	由抽气筒和带有活塞的透明塑料罐组成	可随意调节吸附力，不易破损，不会烫伤	无温热刺激

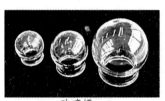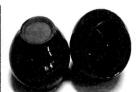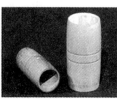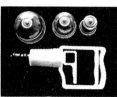

玻璃罐　　　　　　　陶罐　　　　　　　竹罐　　　　　　　抽气罐

图 2-7　罐的分类

二、操作方法

（一）操作要领

拔罐的动作要做到"稳、准、轻、快"。

（二）常用方法

1．闪火法

此法是用镊子挟住 95% 乙醇棉球，点燃后在罐的中下段停留片刻，或绕 1~2 圈抽出，迅速退出后拔在施术部位。闪火法不受体位限制，吸附力大，较为安全，临床最为常用。

2．贴棉法

此法是将 95% 乙醇棉球，贴在罐内壁中段，点燃后迅速将罐扣在施术部位。注意棉球上的乙醇量要适中，以免滴下烫伤皮肤。本法多用于侧面横向拔罐。

3．投火法

此法是用易燃纸片或棉花，点燃后投入罐内，迅速将罐扣在施术部位。本法也多用于身体横向拔罐。

（三）拔罐法的运用

1．闪　　罐

此法是将罐拔上后，立即起下，反复多次，适用于局部皮肤麻木、疼痛或功能减退等疾患。

2．留　　罐

此法是将罐留置于施术部位 10~15 min。此法一般疾病及单罐、多罐皆可应用。

3．走　　罐

此法是先在所拔部位的皮肤或罐口，涂上凡士林等润滑剂，将罐拔住后，往返推动数次，至皮肤潮红为度，适宜于面积较大、肌肉丰厚的部位。

4．针　　罐

针罐即留针拔罐，此法针罐配合，常用于风湿痹痛等病症。

5．刺血拔罐

此法是刺血后拔罐，适用于热病、痛证、瘀血证及丹毒、扭伤、乳痈等病症。

（四）起罐方法

操作者双手配合，一手拿罐，另一手用拇指或食指轻轻按下罐口边缘的皮肤，空气进入罐内后罐即落下。若罐吸附过强时，不可用力猛拔，以免损伤皮肤。

三、拔罐理疗的适应证、禁忌证及注意事项

（一）拔罐的适应证

拔罐的适应范围较为广泛，如风寒湿痹、腰背肩臀腿痛、关节痛、软组织闪挫扭伤、伤风感冒、头痛、咳嗽、哮喘、胃脘痛、呕吐、腹痛、泄泻、痛经以及中风偏瘫等。

拔罐法的临床应用举例见表 2-6。

表 2-6　拔罐法的临床应用举例

罐　　法	拔罐部位	适用病症
留罐、闪罐、刺血拔罐	肺俞、风门、大椎	感冒、咳嗽
留罐	脾俞、胃俞、大肠俞	胃肠疾病
	天枢、气海、足三里	
留罐、刺血拔罐	阿是穴、血海、阳陵泉	急、慢性软组织损伤
留罐、走罐、刺血拔罐	肾俞、大肠俞、腰阳关	腰肌劳损
	委中、阿是穴	
留罐、闪罐、刺血拔罐	太阳、下关、颊车、地仓	面瘫
留罐、走罐	大椎、肩井、风门	落枕

（二）拔罐的禁忌证

（1）重度心脏病、心力衰竭、严重水肿、高热抽搐等患者不宜拔罐。

（2）有出血倾向的患者慎用，更不宜刺络拔罐，以免引起大出血。

（3）皮肤有溃疡、过敏、水肿等不宜拔罐。

（4）孕妇的腹部、腰骶部不宜拔罐。

（5）过饥，醉酒，过饱，过度疲劳者均不宜拔罐。

（三）拔罐的注意事项

（1）拔罐动作要做到"稳、准、轻、快"。

（2）拔罐时要选择适当体位和肌肉丰满的部位。若体位不当、移动、骨骼凸凹不平、毛发较多的部位，火罐容易脱落，均不适用。

（3）用火罐时应注意勿灼伤或烫伤皮肤。若出现皮肤起水泡时，小水泡无需处理；水泡较大时，用消毒针将泡内水液放出，涂以龙胆紫药水等处理，以防感染。

第五节 刮痧理疗

一、刮痧概述

1. 定 义

刮痧是以中医脏腑经络理论为指导，通过用边缘光滑的器具在人体一定部位的皮肤上反复刮摩，致使皮肤出现充血、瘀血，以防治疾病的一种理疗方法。

2. 刮痧常用器具

刮痧可用的工具很多，常用的材质如水牛角、砭石，辅助材料为刮痧油、刮痧乳、清水、食用油、润肤剂等。

二、刮痧理疗的操作方法

（一）持板方法

用手握住刮板，刮板的底边横靠在手掌心部位，大拇指及另外四个手指呈弯曲状，分别放在刮板两侧。

（二）刮拭要领

角度：刮板与刮拭方向保持 45°～90°进行刮痧。

长度：刮痧部位刮拭时应尽量拉长。

力度：力量适中均匀，耐受为度。

速度：适中。

程度：每个部位一般刮拭 20～30 次，不可强求出痧。

（三）刮痧总原则

（1）一般以头部、颈部、背部、胸部、腹部、上肢、下肢为顺序，从上到下，从内到外。

（2）单方向刮拭，有去无回。

三、刮痧理疗的适应证、禁忌证及注意事项

刮痧具有调气行血、活血化瘀、舒筋通络、祛邪排毒等功效。刮痧法过去用于治疗夏秋季节感受秽浊、疫气引起的"痧证"。随着医学的发展，已广泛应用于内、外、妇、儿科等各科疾病。

（一）刮痧的适应证

1. 内、外、妇科疾病

感冒、咳嗽、哮喘、支气管炎、呃逆、呕吐、胃痛、胆囊炎、腹痛、泄泻、便秘、

眩晕、惊悸、肋间神经痛、三叉神经痛、单纯性肥胖、癃闭、遗精、面部黄褐斑、前列腺疾病、发热、颈椎病、落枕、肩周炎、关节扭伤、足跟痛、扁平疣、带状疱疹、痤疮、斑秃、乳腺小叶增生、产后缺乳、痛经、月经不调、闭经、崩漏、带下病、慢性盆腔炎、更年期综合征等。

2. 儿科、五官科疾病

小儿肌性斜颈、小儿麻痹后遗症、疰腮、小儿遗尿、小儿腹泻、小儿发热、近视、耳鸣、耳聋、鼻渊、鼻衄、慢性鼻炎、咽喉肿痛等。

（二）刮痧的禁忌证

（1）凡危重病症，如急性传染病、重症心脏病、结核性关节炎等，禁用本法。

（2）有出血倾向的疾病，如血小板减少症、白血病等，禁用本法。

（3）传染性皮肤病、皮肤过敏、新鲜或未愈合伤口、骨折处，禁用本法。

（4）孕妇的腹部、腰骶部等，禁用本法。

（5）醉酒、过饥、过饱、过度疲劳等，禁用本法。饥饿状态下也不宜刮痧。

（三）刮痧的注意事项

（1）刮痧部位的需要清洁或消毒。

（2）治疗刮痧时应避风并注意保暖。

（3）待痧退后方可进行再次刮拭。

（4）治疗刮痧后饮热水一杯。

（5）刮痧后洗浴的时间：治疗刮痧后，一般约 3 小时左右即可洗浴。

项目三 常用按摩理疗手法介绍

第一节 按摩理疗概述

按摩是一种适应症十分广泛的物理理疗。有正骨按摩、伤科按摩、小儿按摩、经络按摩、脏腑按摩、急救按摩等。按摩又称推拿，是祖国医学宝库中最具特色的一种理疗方法，以其简单易学、便于操作、疗效显著、费用低廉、无毒副反应等特点而备受人们的喜爱。

一、按摩发展简史

按摩作为中国传统医学的一部分，是经过古代劳动人民不断总结和发展起来的一门技艺。

早在三千多年前的殷商是我国第一个有文字表述的历史朝代，甲骨文中已经有"摩面""干沐浴"的自我按摩方法，也出现了使用及制作按摩工具的记载。春秋战国秦两汉时期的积累总结的《黄帝岐伯按摩》奠定了按摩理疗理论基础。隋唐时期宫廷教育设置了按摩科，这一时期的《诸病源候论》和史称三大方书的《肘后方》《千金方》《外台秘要》，集中记载了推拿按摩在这一时期的杰出成就。明代，按摩改称为推拿，太医院将按摩列为医政之一，此时期已形成小儿推拿独特体系。清朝的正骨推拿、一指禅推拿、按摩等都相继取得了一定的成绩。民国时期女中医马玉书著《推拿捷径》一书，用歌赋形式将难解的推拿手法编写出来，曹泽普的《按摩术实用指南》一书将解剖知识融于其中，杨华亭的《华氏按摩术》集古代秘法和现代医学解剖、生理、病理、电磁学等知识于一体。中华人民共和国成立后按摩理疗业得到很大发展，按摩范围涉及心脑血管、神经、内分泌等疑难杂症。随着人们生活水平的提高，按摩理疗作为绿色疗法在服务全人类健康事业中发挥着重要作用。

二、按摩的作用与机理

中医认为，人体是一个有机的整体，整体和局部之间在生理和病理上相互联系、相互影响。根据五行所属，肺主皮毛，主气，为水之上源，用各种按摩手法刺激人体的体表和穴位，能够改善皮毛功能，从而使肺气功能得到改善，有利于气血的运行以及水液代谢；又因脾主肌肉，为后天之本，按摩肌肉可以调整脾的功能，从而达到养生防治疾病的目的。推拿的功效特点主要有以下几个方面：

1. 活血止痛，疏通经络

中医学认为，"不通则痛"，由于各种原因导致的气血运行不畅，经络受阻，都会出现局部的肿胀、疼痛症状。通过按摩手法可以加速气血运行，改善局部血液循环，使受阻的经络得到疏通，从而缓解疼痛；对于外伤引起的伤科疾病，运用正骨手法可以纠正异常的解剖位置。

2. 调整机能，调和阴阳

体表穴位与人体内脏相互关联，通过按摩对体表穴位进行刺激，可以调整脏腑机能，恢复阴阳平衡，达到有病治疗，无病健身的目的。尤其是对足部相应脏腑反射区、各腺体反射区施加刺激，可调整相应脏腑的功能和相应腺体的分泌。人体的足部是足三阴经的起始点，也是足三阳经的终止点，而且足踝以下就有 6 个穴位，足部穴位占人体穴位的十分之一。人体五脏六腑的功能在人的足部都有相应的穴位。例如，对足部的心脏反射区施加适当的刺激，能改善心脏的功能，使心动过速、过缓或心律不齐的患者，恢复较好的功能。对足部垂体反射区施加刺激，可增强垂体的功能，对人体健康，特别是对调整更年期内分泌紊乱可以起到很好的疗效。

3. 消除疲劳，缓解压力

亚健康人群一个很常见的症状就是疲劳，常感浑身无力，通过一些放松手法对身体进行按摩或刺激一些相关穴位可以消除身体和精神两方面的疲劳。例如，对一些用眼过度导致视力疲劳的人，进行自我眼部按摩，对改善视疲劳、提高工作效率都大有裨益。

4. 养生保健，防治疾病

中医讲"正气存内，邪不可干""邪之所凑，其气必虚"，经常对人体进行推拿按摩，可增强抵抗疾病能力，对免疫功能低下或变态反应性疾病有较好的治疗效果，对健康人群或亚健康人群也有很好的养生保健作用。

三、按摩手法补泻

推拿治疗中，其补泻作用是推拿手法刺激机体后引起人体某相应部位以至全身气血津液脏腑功能都产生相应的变化。推拿手法之所以能起到治疗作用，取决于两个要素：一是手法的性质和量；二是被刺激部位或穴位的特异性。因此推拿手法的补泻作用，与手法的轻重、方向、频率、刺激的性质、刺激时间的长短以及施术部位等都有密切的关系。

（一）手法性质和量与补泻

1. 推拿补泻与软组织

对软组织而言，推拿治疗肌张力亢进的部位，要用较深沉的手法刺激才能抑制亢进的状态；对肌张力较低的部位，只要轻浅的手法刺激就可恢复其生理功能。推拿治疗软组织损伤不仅可以加强局部血液循环，改变相应软组织的系统内能，提高该组织的痛觉，起到补的作用；而且同时能促进局部水肿、血肿的吸收，使扭伤、错位等恢复正常，从而消除软组织疾患的致病因素，起到泻的治疗作用。可见推拿手法对软组织的补泻作用是同时存在的，两者相互促进，泻有利于补，补有利于泻，从而起到较好的治疗作用。一般说来，凡是刺激时间长，作用部位较浅，对肌细胞有兴奋作用的手法，偏重于补；凡刺激时间短，作用部位较深，对肌肉组织有抑制作用的手法，偏重于泻。

2. 推拿补泻与脏腑

对于某一脏腑来说，弱刺激能活跃兴奋生理功能，强刺激能抑制生理功能。例如，推拿治疗脾胃虚弱者，则在脾俞、胃俞、中脘、气海等穴用轻柔的一指禅推法进行较长时间的节律性刺激；胃肠痉挛者则选用背部相应背俞穴采用点按等较强刺激的手法作短时间的治疗，即可获效。可见，对脏腑而言，作用时间较短的重刺激谓之泻，作用时间较长的轻刺激谓之补。

（二）手法的频率与补泻

推拿手法的频率在一定范围内的变化，仅是量的变化。但经过一定范围的变化，则可出现从量变到质变的飞跃。如在临床运用中，频率高的"一指禅推"（220～250次/分）常用在治疗痈肿疮疖等外科疾患上，有活血消肿、托毒排脓的作用，是为泻法。高频率的一指禅法，即缠法，作用面积小、压力轻、摆动的振幅小，因此，每一次手法摆动的能量释放相对较小，能量扩散也相应减少，这样每次手法对作用面外的组织影响就显著减少，从而减少病灶扩散的机会，消除了手法对外科痈疖的副作用。一般频率（120～160次/分）的一指禅推法主要用于治疗内妇科疾患，具有醒脑提神、健脾和胃、舒筋通络等作用，是为补法。

（三）手法的方向与补泻

关于手法方向与补泻的关系，文献记载主要集中在小儿推拿中。如明代《小儿按摩经》说："掐脾土，左转为补，直推为泻。"《小儿推拿广意》说："运太阳往耳转为泻，往眼转为补。"《幼科推拿秘书》指出："自龟尾擦上七节骨为补，反之为泄。"目前我国小儿推拿有两大流派影响较大，即以上海、湖南为代表的，采用"旋推为补，向指根方向直推为清"的补泻方法和以山东为代表的，主张"向心推为补，离心推为泻，来回推为肖（平补平泻）"的补泻方法。故小儿推拿手法方向与补泻的关系是顺、上、轻、缓为补，逆、下、重、急为泻。治疗成人时，也常涉及手法方向与补泻的问题。如摩腹，手法操作方向与在治疗部位移动的方向均为顺时针时，起明显的通便泻下作用；若手法操作方向为逆时针，而在治疗部位移动方向为顺时针，则可使胃肠消化功能明显增强，起到健脾和胃的作用。故前者为泻，后者为补。笔者临证还将针灸之迎随补泻法用于推拿治疗中，即手法操作运动方向与经络走向一致为补；与经络走向相反为泻。这样大大提高了疗效，对内科、妇科病证尤为有效。

（四）按摩者部位或穴位与补泻

按摩者部位或穴位的特异性是影响推拿补泻的一个不容忽视的因素。推拿辨证选穴尤其要注意病变部位与体表的联系，结合经络和神经节段理论，提高用穴的针对性。同样的推拿手法作用于不同的穴位或部位，补泻作用也就不同。经络具有运行气血、沟通表里内外的作用，是联络脏腑组织器官的纽带。正确应用经络理论，可大大提高推拿疗效。穴位是机体在体表的反应点，具有从内向外反映病痛和从外向内传递刺激信号的双向作用。不同的穴位，其作用多不同。而一个穴位治疗不同的疾病所产生的治疗作用也可能不一样。例如，足三里在肠胃功能亢进时，具有抑制作用；反之，则具有兴奋作用。因此在治疗脏腑病证时，选择穴位要特别注意穴位的性能。推拿临床常选用一些特定穴，如五腧穴、原络穴、郄穴、俞募穴、八会穴及八脉交会穴等，这些穴位具有特殊的功效，配以适当的手法，从而可对脏腑起到补虚泻实的作用。

人体经脉的长度和生理功能各不相同。足经长于手经，阳经长于阴经。故推拿足经、阳经时，手法宜重些；而对于阴经、手经，手法应轻些，这样才能补泻得宜。针对患者不同的体质，即身体状况，推拿治疗也应当辨证用法。对于体弱患者，推拿时应多用轻揉之法，缓缓求效，以防耗气伤精、损其筋脉；对于体壮者，推拿用力宜稍重，以求速效。从体形上看，瘦人气滑，多用补法；肥人气涩，多用泻法。从性格上看，性格好动，性格急躁者，宜泻法；性格沉静，性静舒缓者，宜补法。病情也是一个不容忽视的因素。病程短，病情急者，多用泻法；病程长，病情缓者，多用补法。此外，性别、年龄、民族、籍贯、嗜好等也是应该考虑的因素。推拿治疗，应有一个较安静的环境，有条件则放以缓慢柔和的背景音乐，医生可用语言、手法使患者安静下来，并对患者得气感加以暗示诱导，这样可提高推拿补泻的效果。

四、按摩操作适应症、禁忌症和注意事项

（一）适应症

按摩的适应症很广泛，涉及内、外、妇、儿，骨伤、五官等科疾病，除了健康人群的保健外，还适用于亚健康人群的多种症状，广泛用于养生、美容、美体、减肥、戒烟等方面。

1. 伤科疾病

各种扭挫伤、关节脱位、颈椎病、落枕、急性腰扭伤、慢性腰肌劳损、胸胁岔气、椎间盘突出症、踝关节扭伤、风湿性关节炎、肩周炎及骨折后遗症等。

2. 内科疾病

感冒、头痛、胃脘痛、便秘、腹泻、高血压、中风后遗症、眩晕、失眠、冠心病与糖尿病等。

3. 妇科疾病

月经不调、痛经、闭经、慢性盆腔炎、乳腺小叶增生及妇女绝经期综合征等。

4. 儿科疾病

脑性瘫痪、小儿麻痹后遗症、小儿肌性斜颈、发热、惊风、咳嗽、百日咳、腹泻、呕吐及消化不良等。

5. 五官科疾病

近视、视神经萎缩、慢性鼻炎、慢性咽炎、咽喉痛、耳鸣、耳聋等。

6. 外科疾病

乳痈初期、褥疮及术后肠粘连等。

（二）推拿按摩的禁忌症

（1）严重皮肤病、烧伤、烫伤或皮肤破溃的患者。
（2）年老体虚、极度衰弱，经不起轻微手法作用者。
（3）骨折或怀疑骨折患者。
（4）某些严重疾病，如心脏病、恶性肿瘤、脓毒血症等。
（5）妇女妊娠期和月经期均不宜在腹部、腰骶部及臀部按摩。
（6）某些急性传染病、精神病、极度疲劳、醉酒后神志不清以及发烧者。
（7）某些感染性疾病，如骨髓炎、化脓性关节炎、脑脓肿等。
（8）各种出血症，如外伤出血、便血、尿血等。
（9）某些急性损伤，如脑或中枢神经的急性损伤、急性脊柱损伤、骨折早期、截瘫初期、皮肤破裂等。

（三）推拿按摩注意事项

（1）操作者要经常修剪指甲，不戴饰品，以免操作时伤及患者皮肤。
（2）治疗室要光线充足，通风保暖。
（3）除少数直接接触皮肤的手法（如擦法、推法、美容美体等）外，治疗时要用推拿巾覆盖治疗部位。小儿推拿要使用介质，以保护皮肤。
（4）对于过饥、过饱、酒后、暴怒后及剧烈运动后的人，一般不可立即施以推拿治疗。
（5）推拿的一个疗程以 10~15 次为宜，隔日或每日 1 次，疗程间宜休息 3~5 日。
（6）注意手法持久、柔和、有力、均匀、深透、渗透的基本要求。
治疗过程中，应随时观察患者对手法治疗的反应，若有不适，应及时进行调整，以防发生意外事故。

第二节　作用于人体骨关节类手法

一、关节屈伸类手法

（一）定　义

屈伸法是指使关节被动屈伸的运动方法。

（二）操作要领

（1）操作缓慢，力量均衡、持续，不使用猛力、蛮劲。

（2）伸屈应在正常生理活动范围内进行。

（三）分　类

1. 颈部屈伸法

一手扶于患者前额部，另一手扶于其枕部，做颈部前屈后伸活动（图3-1）。

2. 颈部侧屈法

双手掌分别置于患者头的两侧，进行左右侧屈活动（图3-2）。

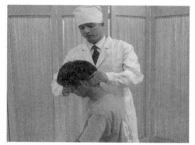 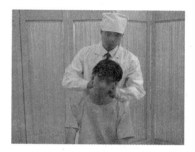

图 3-1　颈部屈伸法　　　　　　　　图 3-2　颈部侧屈法

3. 肩关节屈伸法

一手扶于患者肩部，另一手握其腕部，做肩关节前屈后伸活动（图3-3）。

4. 屈肘过度后伸肩关节法

以右侧为例，患者肘关节屈曲，肩关节后伸。按摩者左臂肘窝抵住患者肘下部，左右手十指交叉置于其肩上部，继而用力向上抬其肘使肩关节过度后伸。操作时，应使患者肩关节尽量内收，以防损伤肩周软组织（图3-4）。

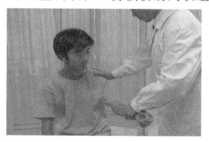 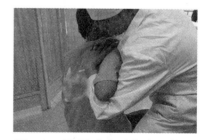

图 3-3　肩关节屈伸法　　　　　　图 3-4　屈肘过度后伸肩关节法

5. 肘关节屈伸法

一手握患者肘部，另一手握其腕部，做肘关节的屈伸活动（图3-5）。

6. 腕关节屈伸法

一手握患者腕部，另一手握住四指，做腕关节的屈伸活动（图3-6）。

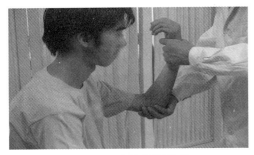
图 3-5　肘关节屈伸法

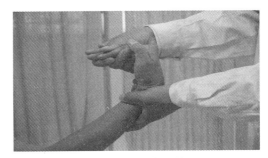
图 3-6　腕关节屈伸法

7. 腰部屈伸法

患者仰卧，双腿自然伸直。按摩者立于患者足侧，并用大腿前侧分别顶住患者的足底部。然后，用双手分别握其腕部，用力牵引，使其坐起。稍停顿，在患者主动后仰的同时，按摩者随之前倾伸臂，使患者恢复卧位。如此反复做腰部屈伸活动（图 3-7）。

8. 髋、膝关节屈伸法

患者仰卧，按摩者站于患者一侧，一手按住其膝部，另一手握其足底部，使髋、膝、踝关节同时屈曲，随即伸直（图 3-8）。

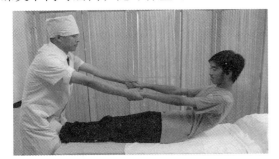
图 3-7　腰部屈伸法

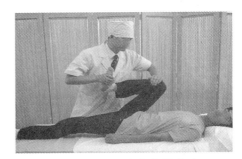
图 3-8　髋、膝关节屈伸法

9. 膝关节屈伸法

患者俯或仰卧，按摩者立于患者一侧，一手扶其腘窝上部，另一手握其踝部，做膝关节屈伸活动（图 3-9）。

10. 踝关节屈伸法

患者俯或仰卧，按摩者一手托患者踝部，另一手握其足掌部，做踝关节屈伸活动（图 3-10）。

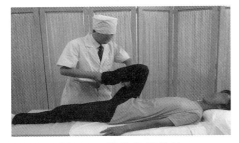
图 3-9　膝关节屈伸法

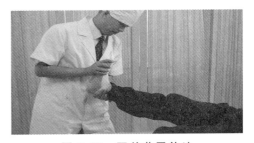
图 3-10　踝关节屈伸法

（四）功能和应用

屈伸法具有滑利关节、理筋整复、松解粘连的作用，主要用于颈、腰及四肢关节。

（五）注意事项

（1）操作时取舒适体位，操作前检查其能动幅度。

（2）手法用力适当，恰到好处，手法由轻到重，注意保护各关节、韧带，不强力扭转。

（3）在屈伸关节时稍稍结合拔伸或按压力，每次活动的次数可逐步增加。

二、关节拔伸类手法

（一）定　义

应用对抗力量对关节或肢体进行牵拉，使关节伸展，称为拔伸法。

（二）操作要领

（1）操作时，动作要平稳而柔和。

（2）用力要均匀而持续，力量应由小到大，逐渐增力，再由大到小，不可用突发性的猛力牵拉。

（3）要根据不同的部位，适当控制拔伸力量和方向。

（三）分　类

1. 头颈部拔伸法

（1）患者取坐位，按摩者站于患者后，用双手拇指顶按枕骨下方，掌根分别夹住下颌部助力，然后两手同时用力向上拔伸[图3-11（a）]。

（2）患者取坐位，按摩者一手扶住患者枕后部，另一手用肘窝部托住其下颌，手掌扶住对侧颞部，两手同时用力向上拔伸[图3-11（b）]。

（3）患者仰卧，头颈部在床沿之外，按摩者坐于患者头前方，用一侧肘窝部微抱其下颌部，另一手掌置于其枕部，两手协同用力，做颈部拔伸法。做颈部拔伸法过程中，应使患者头部保持中正位或稍前屈位，在拔伸颈椎的同时，还可结合做颈部缓慢的环转运动[图3-11（c）]。

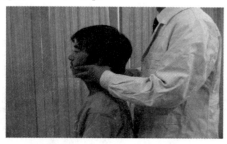

（a）

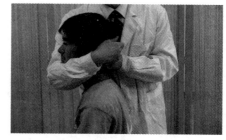

（b）

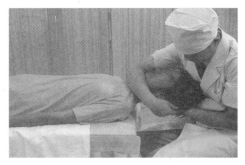

（c）

图 3-11　头颈部拔伸法

2. 肩关节拔伸法

（1）患者坐于低凳上，上肢放松。按摩者站于患者后外侧，用双手握住其腕部和肘部，逐渐向上用力拔伸，嘱患者身体向另一侧倾斜或有一助手协助固定其身体，以牵拉之力相对抗。患者取坐位，按摩者用一侧膝部顶于其同侧腋窝部，双手握其腕部，用力向下拔伸[图 3-12（a）]。

（2）患者仰卧。按摩者臀部半坐于一侧床边将一足跟置于患者腋下，双手握住其同侧腕部做徐徐拔伸，并同时用足跟顶住腋窝与之对抗。稍顿，再逐渐使其肩部内收、内旋[图 3-12（b）]。

（3）患者取直立位或坐位。按摩者站立一侧，双手握患者腕部，先轻轻前后摆动上肢，待肩关节放松后，按摩者猛然上提其上肢，做肩关节拔伸运动[图 3-12（c）]。

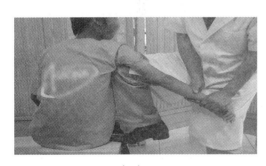

（a）

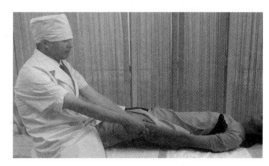

（b）

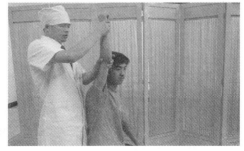

（c）

图 3-12　肩关节拔伸法

3. 肘关节拔伸法

一手握患者上臂下端，另一手握其腕部，两手相对用力做肘关节拔伸运动（图 3-13）。

4. 腕关节拔伸法

一手握患者前臂下端，另一手握其手部，两手相对用力做腕关节拔伸活动（图 3-14）。

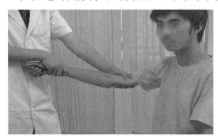

图 3-13　肘关节拔伸法

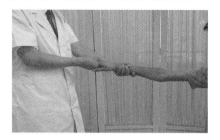

图 3-14　腕关节拔伸法

5. 指（趾）关节拔伸法

按摩者一手握住被拔伸关节近侧端，另一手捏住远侧端，两手相对用力做指（趾）关节拔伸法（图 3-15）。

6. 腰部拔伸法

患者俯卧，双手用力抓住床头；或患者仰卧，由助手抓住患者腋部以固定其身体。按摩者两手分别握住其两踝关节上端，然后，逐渐用力做腰部拔伸牵拉活动（图 3-16）。

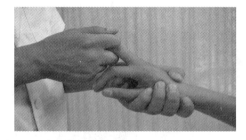

图 3-15　指（趾）关节拔伸法

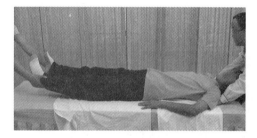

图 3-16　腰部拔伸法

7. 髋关节拔伸法

患者仰卧。按摩者立其足侧，双手握其足踝部，使其髋膝关节屈曲，然后快速将其下肢向下牵拉。本法可双侧同时操作（图 3-17）。

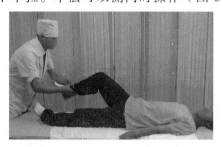

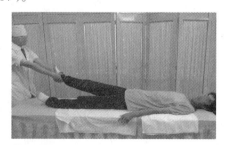

图 3-17　髋关节拔伸法

8. 踝关节拔伸法

患者仰卧或坐于床上，按摩者用一手握住其小腿下端，另一手握住其足掌部，两手协同做相反方向的用力拉伸（图3-18）。

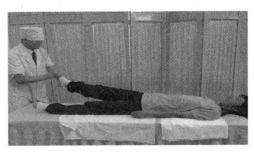

图 3-18　踝关节拔伸法

（四）功能和应用

拔伸法具有舒展关节、疏通经络、整复错位、分解粘连等作用，适用于各该关节部的按摩。

（五）注意事项

（1）动作平稳、用力均匀，掌握好拔伸的方向和角度。

（2）在拔伸的开始阶段，用力要由小到大，逐渐加力。当拔伸到一定程度后，则需要一个稳定的持续牵引力，再用力由大到小。

（3）不可以暴力进行拔伸，以免造成牵拉损伤。

三、关节摇动类手法

（一）定　义

使关节做被动的环转活动，称为摇法。

（二）操作要领

（1）摇转的幅度要由小到大，逐渐增大，并在正常关节生理许可范围之内，或在患者忍受范围内进行。

（2）操作时动作要缓和，用力要平稳，摇动速度宜缓慢，不宜急速。

（三）分　类

1. 颈项部摇法

按摩者用一手扶住患者头顶后部，另一手托住其下颌，双手协同做相反方向的左右环转摇动（图3-19）。

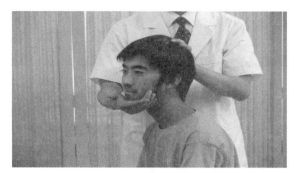

图 3-19 颈项部摇法

2. 肩关节摇法

按摩者用一手扶住患者肩部，另一手握住腕部或托住肘部，做环转摇动（图 3-20）。

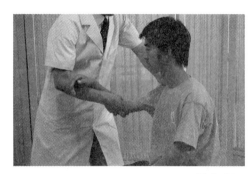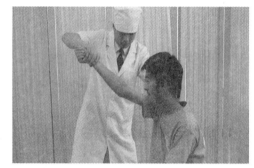

图 3-20 肩关节摇法

3. 肘关节摇法

按摩者一手握患者肘部，另一手握腕部，肘关节屈曲位做环转摇动（图 3-21）。

4. 腕关节摇法

按摩者一手握患者腕部，另一手握四指，做腕关节环转摇动（图 3-22）。

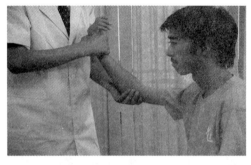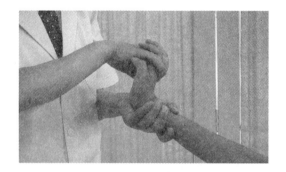

图 3-21 肘关节摇法　　　　　　　　　图 3-22 腕关节摇法

5. 掌指关节或指尖关节摇法

按摩者一手握患者掌或指的近端，另一手捏住手指远端，在稍用力拔伸的同时作掌指关节或指尖关节的环转摇动（图 3-23）。

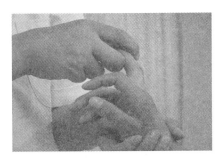

图 3-23　掌指关节或指尖关节摇法

6．腰部摇法

第一式：患者端坐，按摩者用一手搂压住患者一侧肩部，另一手抱于其同侧腰部，然后做腰部逆时针方向的摇动（图 3-24）。第二式：患者取站位，双手高举握杠，放松腰部；按摩者双手握患者腰部，做顺时针摆动。

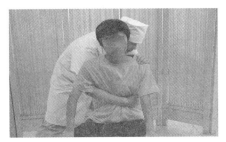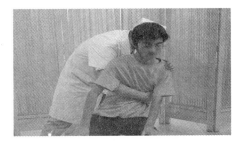

图 3-24　腰部摇法

7．髋关节摇法

患者仰卧，髋、膝屈曲。按摩者一手托住患者足跟，另一手扶住膝部，做髋关节环转摇动（图 3-25）。

8．膝关节摇法

患者俯（仰）卧，按摩者立于一侧，一手按患者腘窝上部，另一手握其踝部，在关节屈曲 90°的基础上做环转摇动（图 3-26）。

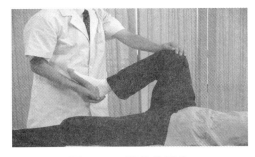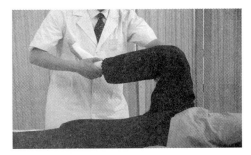

图 3-25　髋关节摇法　　　　　　　图 3-26　膝关节摇法

9．踝关节摇法

患者仰卧，下肢伸直。按摩者一手托患者足跟，另一手握其足掌部，在稍用力拔伸的同时做踝关节环转摇动（图 3-27）。

10．跖趾关节摇法

按摩者一手握患者足掌，一手握其趾，在稍用力的情况下，做趾关节环转摇动（图 3-28）。

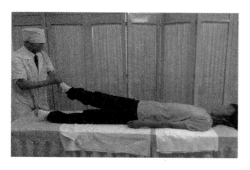

图 3-27　踝关节摇法

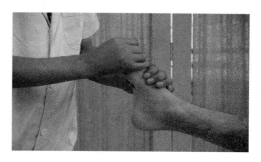

图 3-28　跖趾关节摇法

（四）功能和应用

摇法具有滑利关节、松解粘连、整复错位、恢复体力等作，适用于颈项、腰部及四肢关节。

（五）注意事项

（1）以关节为轴心，做肢体顺势轻巧的缓慢回旋运动。

（2）患者体位合适，摇动的动作缓和稳妥，速度要慢，幅度应由小到大，再由大到小并适可而止。

（3）注意运动关节的正常生理活动范围。

四、关节扳动类手法

（一）定　义

扳法是指用两手分别固定于脊柱或肢体的一定部位，做同一方向或相反方向扳动，使关节瞬间突然受力，做被动的旋转或屈伸、展收等运动。

（二）操作要领

（1）运用扳法时，快速且用力平稳；两手动作协调一致，扳动幅度不超过各关节的生理活动范围。

（2）操作手法要求做到轻巧、准确，不强求关节弹响。

（三）分　类

1．颈部扳法

包括颈部斜扳法、颈椎旋转定位扳法和寰枢关节旋转扳法。

（1）颈部斜扳法：患者坐位，颈项部放松，头略前倾或中立位，按摩者立于其侧后方。以一手扶按其头顶部。另一手扶托下颌部，两手协同施力，使其头部向一侧旋转，当旋转至有阻力时，略停顿片刻，随即做一突发性的快速扳动，常可听到"喀"的弹响声。本法亦可在仰卧位情况下施用，即以一手托于下颌部，另一手置于枕后部，两手协调施力，先缓慢地将颈椎向头端方向牵引，在牵引的基础上将头转向一侧，当遇到阻力时略停片刻，然后快速扳动[图 3-29（a）]。

（2）颈椎旋转定位扳法：患者坐位，颈项部放松，按摩者站于其侧后方。以一手拇指顶按住病变颈椎棘突旁，另一手托住对侧下颌部，令其低头，屈颈至拇指下感到棘突活动、关节间隙张开时，即保持这一前屈幅度，再使其向患侧屈至最大限度。然后将头部慢慢旋转，当旋转到有阻力时略停顿一下，即用一个有控制的增大幅度的快速扳动，常可听到"喀"的弹响声，同时拇指下亦有棘突弹跳感[图 3-29（b）]。

（3）寰枢关节旋转扳法：患者坐于低凳，颈略屈，按摩者立于其侧后方。以一手拇指顶住第二颈椎棘突，另一手扶于对侧头部，肘弯套住其下颌部。肘臂部协调用力，缓慢地将颈椎向上拔伸，在拔伸的基础上同时使颈椎向患侧旋转，当旋转到阻力位时略停，即做一突发的、稍增大幅度的快速扳动，而顶住棘突一手的拇指亦同时进行拨动，常可听到"喀"的弹响声，拇指下亦有棘突跳动感[图 3-29（c）]。

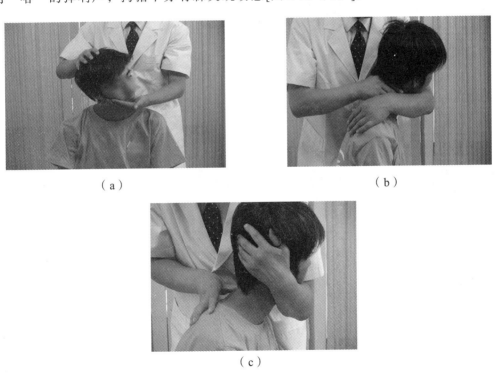

（a）　　　　　　　　　　　　　　　　（b）

（c）

图 3-29　颈部扳法

2. 胸背部扳法

包括扩胸牵引扳法、胸椎对抗复位法和扳肩式胸椎扳法。

（1）扩胸牵引扳法：患者坐位，两手十指交叉扣住并抱于枕后部，按摩者立于其后方。以一侧膝部抵住其背部，两手分别握扶住两肘部。先嘱其做前俯后仰运动。如此活动数遍后，待身体后仰至最大限度时，将两肘部向后方突然拉动，同时膝部突然向前顶抵[图1-30（a）]。

（2）胸椎对抗扳法：患者坐位，两手抱于枕后部并交叉扣住，按摩者立其后方。两手臂自其腋下伸入并握住其两前臂下段，一侧膝部抵住胸椎棘突。然后握住前臂的两手用力下压，两前臂则用力上抬，使颈椎前屈并将其脊柱向上向后牵引，而抵顶胸椎的膝部也同时向前向下用力，与前臂的上抬形成对抗牵引。持续牵引片刻后，快速扳动[图3-30（b）]。

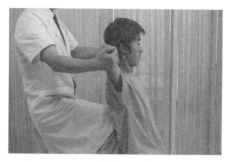

（a）

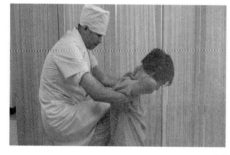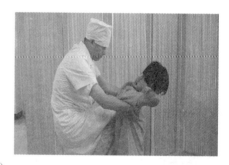

（b）

图3-30　胸背部扳法

（3）扳肩式胸椎扳法：患者俯卧位，全身放松，按摩者立于其一侧。一手以掌根抵住胸椎的棘突旁，另一手扳住对侧肩前上部，将其肩部扳向后上方，两手协调，作相对抗用力，当遇到阻力时，略停片刻，随即做一快速的有控制的扳动，常可听到"喀"的弹响声（图3-31）。

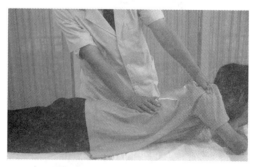

图3-31　扳肩式胸推扳法

3．腰部扳法

包括腰部斜扳法、旋转扳法和后伸扳法。

（1）腰部斜扳法：患者侧卧位，在上一侧的下肢屈髋屈膝，在下一侧的下肢自然伸直。按摩者以一肘或手抵住其肩前部，另一肘或手抵于臀部。两肘或两手协调施力，先做数次腰部小幅度的扭转活动。即按于肩部的肘或手同按于臀部的另一肘或手同时施用较小的力使肩部向前下方、臀部向后下方按压，压后即松，使腰部形成连续的小幅度扭转而放松。待腰部完全放松后，再使腰部扭转至有明显阻力位时，略停片刻，做一个突发的、增大幅度的快速扳动，常可听到"喀"的弹响声[图3-32（a）]。

（2）腰椎旋转扳法：患者坐位，腰部放松，两臂自然下垂。其中一位按摩者位于其一侧前方，用两下肢夹住其小腿部，两手按压于下肢股部以固定，一位按摩者半蹲于其后侧一侧，一手顶住棘突侧方，另一手臂从其腋下穿过并以手掌按于颈后项部。手掌缓慢下压，并嘱其做腰部前屈配合，患者腰椎前屈活动停止并保持一定前屈幅度。然后按压手臂缓缓地施力，以拇指所顶住腰椎棘突为支点，使其腰部向一侧前屈至一定幅度后，再使其向同侧旋转至最大限度，略停片刻后，手掌下压其项部，肘部上抬，一手拇指则同时用力向对侧顶推棘突，两手协调用力，做一增大幅度的快速扳动，常可听到"喀"的弹响声[图1-32（b）]。

（3）腰部后伸扳法：患者俯卧位，两下肢并拢。按摩者一手按压于其腰部，另一手臂托抱于两下肢膝关节稍上方并缓缓上抬，使其腰部后伸。当后伸至最大限度时，两手协调用力，做一增大幅度的下按腰部与上抬下肢的相反方向施力的快速扳动。腰部后伸扳法，另有单扳一侧下肢的操作方法，即患者俯卧位，按摩者一手按压其腰部，另一手臂托抱住一侧下肢的股前下部。两手协调施力，先缓缓摇运数次，待腰部放松后，下压腰部与上抬下肢并举，至下肢上抬到最大限度时，如上要领进行扳动[图1-32（c）]。

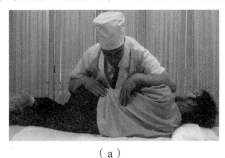
（a）

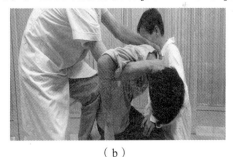
（b）

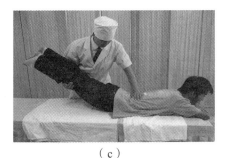
（c）

图 3-32　腰部扳法

4. 肩关节扳法

包括肩关节外展扳法、内收扳法、旋内扳法和上举扳法。

（1）肩关节外展扳法：患者坐位，按摩者半蹲于其侧，将其手臂外展45°左右，肘关节稍上方置于一侧肩上，以两手从前后方将其肩部扣住锁紧。然后按摩者缓缓立起，使其肩关节外展，至有阻力时，略停片刻，双手与身体及肩部协同施力，做一肩关节外展位增大幅度的快速扳动[图3-33（a）]。

（2）肩关节内收扳法：患者坐位，一侧手臂屈肘置于胸前，手搭扶于对侧肩部，按摩者立于其身体后侧。以一手扶按于其肩部以固定，另一手托握于肘部并缓慢地向对侧胸前上托，至有阻力时，做一增大幅度的内收位的快速扳动[图3-33（b）]。

（3）肩关节旋内扳法：患者坐位，一侧上肢的手与前臂屈肘置于腰部后侧，按摩者立于其侧后方。以一手扶按其肩部以固定，另一手握住其腕部将其小臂沿其腰背部缓缓上抬，以使其肩关节逐渐内旋，至有阻力时，做一快速的、有控制的上抬其小臂动作，以使其肩关节产生极度内旋位的扳动[图3-33（c）]。

（4）肩关节上举扳法：患者坐位，两臂自然下垂，按摩者立于其后方。以一手握住其一侧上肢的前臂下段并自前屈位或外展位缓缓向上抬起，至120°～140°时，以另一手握住其前臂近腕关节处。两手协调施力，向上逐渐拔伸牵引，至有阻力时，做一较快速的、有控制的拉扳[图3-33（d）]。

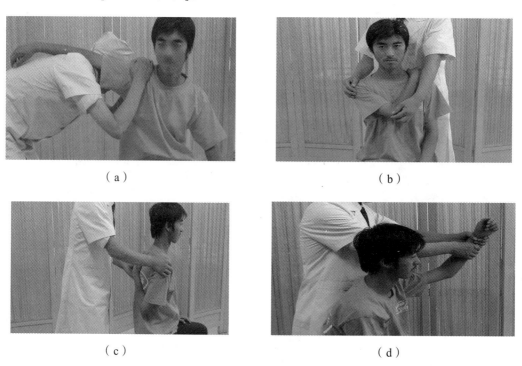

（a） （b）

（c） （d）

图3-33　肩关节扳法

5. 肘关节扳法

患者坐位或仰卧位，按摩者扶住一侧肘部或放于床面，站立或坐于其侧。以一手托握其肘关节，另一手握住前臂远端，反复使肘关节做缓慢的旋转、屈伸活动（图3-34）。

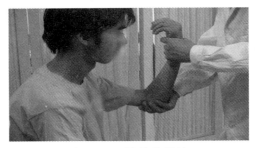

图3-34　肘关节扳法

6. 腕关节扳法

主要分为背伸扳法和掌屈扳法。

（1）背伸扳法：患者坐位，按摩者立于其对面。以一手握住其前臂下端以固定，另一手握住其指掌部，先反复做腕关节的屈伸活动，然后做一突发的、稍增大幅度的扳动[图3-35（a）]。

（2）掌屈扳法：按摩者坐位，按摩者立其对面。以两手握住其指掌部，两拇指按于其腕关节背侧，先做拔伸摇转数次，然后将腕关节置于背伸位，不断加压背伸，至有阻力时，做一稍增大幅度的扳动[图3-35（b）]。

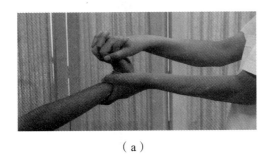

（a）　　　　　　　　　　　　　　　　（b）

图3-35　腕关节扳法

7. 髋关节扳法

分为屈髋屈膝扳法、后伸扳法、"4"字扳法、外展扳法和直腿抬高扳法。

（1）屈髋屈膝扳法：患者仰卧位，一侧下肢屈髋屈膝，另一侧下肢自然伸直，按摩者站立一侧。以一手按压其伸直侧下肢的膝部以固定，另一手扶按其屈曲侧的膝部，前胸部贴近其小腿部以助力。两手臂与身体相协调，将屈曲侧下肢向前下方施压，使其股前侧靠近胸腹部，至最大限度时，可略停片刻，然后做一稍增大幅度的加压扳动[图3-36（a）]。

（2）髋关节后伸扳法：患者俯卧位，按摩者立于其侧。以一手按于其一侧臀部以固定，另一手托住其同侧下肢的膝上部，两手协调用力，使其髋关节尽力过伸，至最大阻力位时，做一增大幅度的快速过伸扳动[图1-36（b）]。

（3）"4"字扳法：患者仰卧位，按摩者将其一侧下肢屈膝，外踝稍上方的小腿下段置于对侧下肢的股前部，摆成"4"字形，按摩者立其侧。以一手按于屈曲侧的膝部，另一手按于对侧的髂前上棘处，两手协调用力，缓慢下压，至有明显阻力时，做一稍增大幅度的快速的下压扳动[图 3-36（c）]。

（4）髋关节外展扳法：患者仰卧位，按摩者立于其侧。以一手按于其一侧下肢的膝部以固定，另一手握住其另一侧下肢的小腿部或足踝部，两手及身体协调用力，使其下肢外展，至有明显阻力时，做一稍增大幅度的快速扳动[图 3-36（d）]。

（5）直腿抬高扳法：患者仰卧位，双下肢伸直，按摩者立于其侧。另一按摩者以双手按于其一侧膝部以固定。将其另一侧下肢缓缓抬起，小腿部置于按摩者肩上，两手将其膝关节部锁紧、扣住。肩部与两手臂协调用力，将其逐渐上抬，使其在膝关节伸直位的状态下屈髋，当遇到明显阻力时，略停片刻，做一稍增大幅度的快速扳动。或以一手握足掌前部，突然向下拉扳，使其踝关节尽量背伸[图 3-36（e）]。

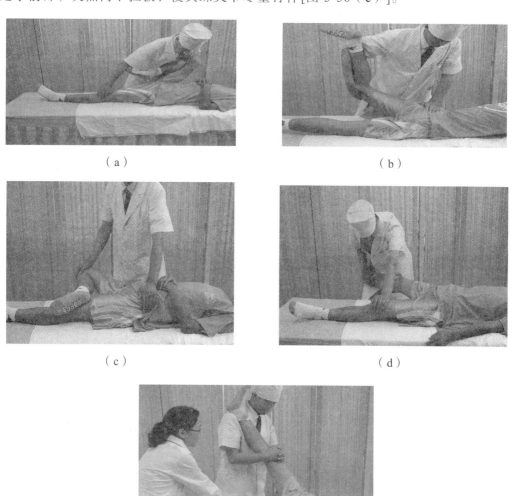

（a）

（b）

（c）

（d）

（e）髋关节扳法

图 3-36　髋关节扳法

8. 膝关节扳法

主要分为伸膝扳法和屈膝扳法。

（1）膝关节伸膝扳法：患者仰卧位，按摩者立于其侧方。以一手按于其一侧下肢膝部，一手置于其小腿下端后侧，两手相对协调用力，至有阻力时，做一稍增大幅度的下压扳动[图3-37（a）]。

（2）膝关节屈膝扳法：患者俯卧位，按摩者立于其侧方。以一手扶于其股后部以固定，另一手握住其足踝部，使其膝关节屈曲，至阻力位时，做一增大幅度的快速扳动。膝关节扳法亦可一手抵按膝关节内侧或外侧，另一手拉足踝部，向其内侧或外侧进行扳动[图3-37（b）]。

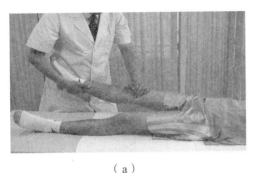 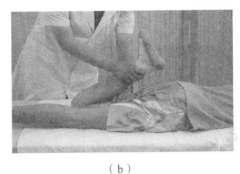

（a）　　　　　　　　　　　（b）

图 3-37　膝关节扳法

9. 踝关节扳法

主要分为背屈扳法和跖屈扳法。

（1）踝关节背屈扳法：患者俯卧位，两下肢伸直，按摩者置方凳坐于其足端。以一手托住其足跟部，另一手握住其跖趾部，两手协调用力，尽量使踝关节背屈，至有明显阻力时，做一增大幅度的背屈扳动[图3-38（a）]。

（2）踝关节跖屈扳法：患者俯卧位，两下肢伸直，按摩者置方凳坐于其足端。以一手托其足跟部，另一手握住其跖趾部，两手协调用力，尽量使踝关节跖屈，至有明显阻力时，做一增大幅度的跖屈扳动[图3-38（b）]。

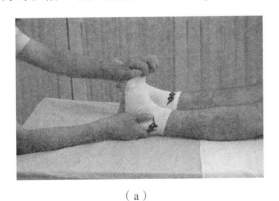 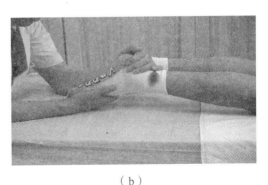

（a）　　　　　　　　　　　（b）

图 3-38　踝关节扳法

（四）功能和应用

扳法是以杠杆力或旋转力、压力、拉力等力作用于关节，通过整复小关节错位、松解粘连及滑利关节，使人筋骨舒展、经络通畅、身心放松，从而具有缓解工作压力、消除疲劳等作用。

（五）注意事项

（1）要顺应、符合各关节的生理功能。

（2）扳法操作时宜分阶段进行。先做关节小范围的活动或摇动，使其放松、松弛，再将关节极度伸展或屈曲、旋转，使其达到明显的阻力位，略停片刻后，最后应用扳法。

（3）扳法以舒适为度，不可逾越关节运动的生理活动范围，以免肌肉、韧带等软组织损伤。

（4）不使用猛力和蛮劲，或强求关节弹响。

（5）老年患者及体质虚弱的患者慎重使用扳法，有骨关节畸形的患者不用扳法。

五、背　法

（一）定　义

背法是指将患者反背起，双足离地，使腰部脊椎得以牵伸、舒展的方法。

（二）操作要领

（1）操作时，用力要平稳而柔和，所有动作待患者放松后进行。

（2）抖动或垫摩要均匀而持续，幅度应一致。

（3）要根据患者的体质，适当增加或改变抖动或垫摩的力量和方向。

（三）分　类

站立后背法：按摩者与患者背靠背紧贴站立，以两肘屈曲与患者相互反扣，两肘套紧后屈膝、弯腰、提臀，将患者用力反背起，使两脚离地，患者腰部放松后，做快速伸膝提臀动作，同时用臀部颤动或摇动患者的腰部，如此反复数次（图3-39）。

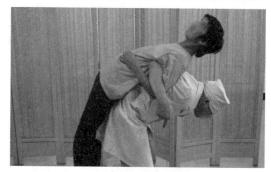

图 3-39　站立后背法

（四）功能和应用

本法可使腰段脊柱及其两侧伸肌利用自身重力被动过伸及拉宽腰椎间隙，用于舒通经络、消除疲劳。

（五）注意事项

（1）站立后背操作时臀部的晃动要和两膝的屈伸及下颠动作协调一致。

（2）仰卧前背时可用背部适当上颠几次，直至达到理想效果。

（3）酗酒患者慎用背法。

第三节　作用于人体软组织振动类手法

一、抖　法

（一）定　义

用双手或单手握住患者肢体远端，微微用力做小幅度的上下连续抖动，使其肢体关节、肌肉有松动感，称为抖法。

（二）操作要领

操作肢体抖动法时，用双手或单手握住患者肢体远端，微用力做连续小幅度的上下快速抖动；操作肌肉抖动法时，用手轻轻抓住肌肉，进行短时间的左右快速抖动。抖动时用力要自然，抖动幅度要小，但频率要快，一般抖动幅度在 3~5 cm；上肢抖法频率一般在每分钟 200 次左右；下肢抖法频率一般在每分钟 100 次左右。

（三）分　类

抖法可分为抖上肢和抖下肢（图 3-40，3-41）。

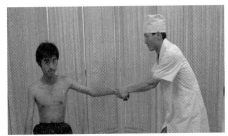
图 3-40　抖上肢

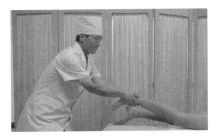
图 3-41　抖下肢

（四）功能和应用

抖法具有舒筋通络、放松肌肉、滑润关节的作用，多用于肌肉肥厚的部位和四肢关节，常用于消除运动后肌肉疲劳，是一种按摩结束阶段的手法。

（五）注意事项

动作要连续、均匀，频率由慢到快，再由快到慢；抖动的幅度要小，频率一般较快，用力不要过大。

二、振　法

（一）定　义

以掌指着力于按摩部位，做上下快速振颤动作的手法，称振法。

（二）操作要领

患者坐位或卧位。按摩者以单手或双手掌或指掌平贴于患者部位或穴位上，手部肌肉及臂部肌肉绷紧，协同为一体，将力集中在手的指掌部做上下、快速的振动动作。使着力点产生振动，传动到机体，在患者部位产生温热、舒适、轻松感。

（三）分　类

振法有掌振法和指振法两种（图3-42、图3-43）。

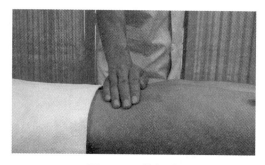

图 3-42　掌振法

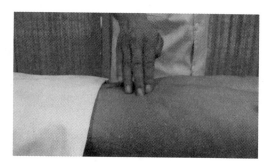

图 3-43　指振法

（四）功能和应用

振法具有镇静安神、温中理气、消积导滞、调节肠胃蠕动等功能，适用于头面与胸腹部，对失眠健忘、焦虑、自主神经功能失调、运动员赛前紧张等有显著效果。

（五）注意事项

（1）指掌着力处，不能向下用力掀压，按摩者手亦不能离开体表。

（2）按摩者手及前臂静止用力外，身体其他部位均应放松，自然呼吸，切忌屏气。

（3）动作要连贯，使振动持续不断地传递到机体；幅度要小，频率要快，每分钟约600次左右。每次振法操作连续约1~2分钟。

第四节　作用于人体软组织叩击类手法

一、拍　法

（一）定　义

用五指自然并拢，掌指关节微屈，使掌心空虚，然后以虚掌作节律地拍击治疗部位，称为拍法。

（二）操作要领

（1）拍击时动作要平稳而有节奏，要使整个手掌边缘同时接触体表，患者感觉刺激量深透而无局部皮肤刺痛感。

（2）腕部放松，抬起时腕关节掌屈蓄势，下落过程逐渐变为背伸。

（3）轻拍以皮肤轻度发红、发热为度，拍动频率较快；中重度拍法操作稳定，一般不超过 10 次（图 3-44）。

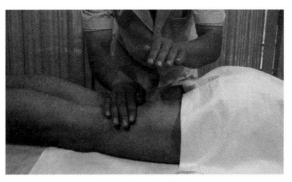

图 3-44　掌拍法

（三）功能和应用

拍法主要用在按摩结束时，具有调理气血，疏通经络、行气活血等作用。

（四）注意事项

拍法主要用在肌肉丰厚或避开内脏的部位，手法轻重适度，以患者能接受为度。

二、叩　法

（一）定　义

按摩者用指端着力或握空拳状，以小指尺侧部分着力，在一定部位或穴位上，进行叩击动作，称为叩法。

（二）操作要领

（1）按摩者肩、肘、腕放松，以腕发力，以指端或小指尺侧部分着力。

（2）叩击时用力要稳，轻巧而有弹性，动作要协调灵活。

（3）叩击要有节律，可虚实交替，力度轻重交替，节律刺激，每分钟 100 次左右。

（三）分　类

叩法可分为中指叩法、五指叩法及拳叩法（图 3-45、图 3-46、图 3-47）。

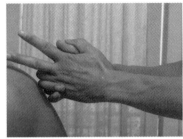 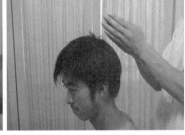 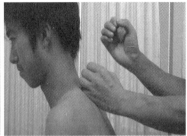

图 3-45　中指叩法　　　　　图 3-46　五指叩法　　　　　图 3-47　拳叩法

（四）功能和应用

叩法具有疏通经脉，通络止痛，开窍醒脑，消除疲劳的功效。适用于全身各部位，常用于头、肩背、胸及上、下肢。

（五）注意事项

动作要轻柔，不可重力叩击，以免损伤皮肤组织。

三、击　法

（一）定　义

按摩者用拳、指尖、手掌侧面、掌根或桑枝棒击打一定部位或穴位，称为击法。

（二）操作要领

（1）拳击法：手握空拳，腕伸直，用拳背叩击体表。

（2）掌击法：手指自然松开，腕伸直，用掌根部叩击体表。

（3）侧击法（又称小鱼际击）：手指自然伸直，腕略背屈，用单手或双手小鱼际击打体表。

（4）指尖击法：用指端轻轻打击体表，如雨点下落。

（三）分　类

击法可分为拳击法、掌根击法、侧击法、指尖击法等（图 3-48、图 3-49、图 3-50、图 3-51）。

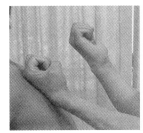
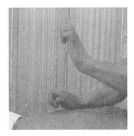
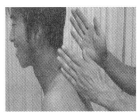
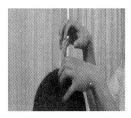

图 3-48　拳击法　　　图 3-49　掌根击法　　　图 3-50　侧击法　　　图 3-51　指尖击法

（四）功能和应用

击法具有舒筋通络、缓解痉挛、消瘀止痛的作用，适用全身各部，对运动后身心疲劳、肌肉紧张、肢体酸痛无力等证有明显缓解作用。

（五）注意事项

动作要连续、均匀，频率由慢到快，再由快到慢，频率一般较快，用力不要过大。

四、啄　法

（一）定　义

五指自然微屈、分开呈休息位状，以腕关节的屈伸为动力，以诸指指端为着力点，轻快而有节律地击打按摩部位，如鸡啄米状，称为啄法。

（二）操作要领

（1）腕、指均需放松，以腕力为主，叩击力方向与按摩面垂直。
（2）手法要轻快灵活，有节律性，双手配合自如，频率 200～260 次/分（图 3-52）。

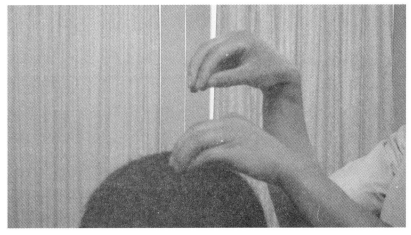

图 3-52　啄法

（三）功能和应用

啄法具有安神醒脑、疏通气血、振奋阳气等作用，能缓解头痛、失眠、健忘、精神萎靡等。

（四）注意事项

动作轻重适度，富有节律，不可用力过大而使患者产生不适。

第五节　作用于人体软组织挤压类手法

一、按　法

（一）定　义

用指、掌或肘深压于体表一定部位或穴位，称为按法。

（二）操作要领

用指、掌、肘或肢体的其他部分着力，由轻到重地逐渐用力按压在被按摩的部位或穴位上，停留一段时间。

（三）分　类

1. 指按法

拇指伸直，用拇指指面着力于经络穴位上，垂直向下按压，其余四指握紧起支持作用并协同助力（图 3-53）。

2. 掌按法

腕关节背伸，用掌面或掌根着力进行按压。若欲增加按压力量，可将双掌重叠进行按压，或将肘关节伸直，并使身体略前倾，以借助上身体重来增加按压力量（图 3-54）。

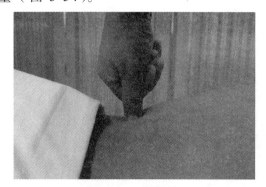

图 3-53　指按法

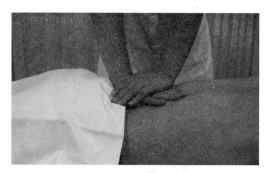

图 3-54　掌按法

3. 肘按法

肘关节屈曲，用肘尖（即尺骨鹰嘴突起部）着力进行按压（图 3-55）。

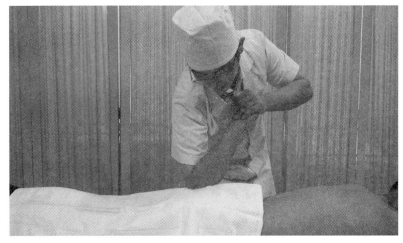

图 3-55　肘按法

（四）功能和应用

按法具有通经活络、安神等作用。指按法适用于全身各部，尤以经络、穴位常用；掌按法适用于背部、腰部、下肢后侧及胸部；肘按法适用于肌肉丰厚部位。

（五）注意事项

（1）指按法接触面积较小，刺激较强，常在按后施以揉法。

（2）不可突施猛力，无论指按法还是掌按法以患者舒适为度。

二、点　法

（一）定　义

用指端、肘尖或屈曲的指关节突起部分着力，点压一定部位，称为点法。

（二）操作要领

有拇指点和屈指点两种。拇指点是用拇指端点压体表；屈指点可屈拇指指间关节桡侧点压体表；或屈示指，用示指近侧指间关节点压体表。

（三）分　类

1. 拇指指端点法

手握空拳，拇指伸直并紧靠于食指中节，用拇指端点压一定部位（图 3-56）。

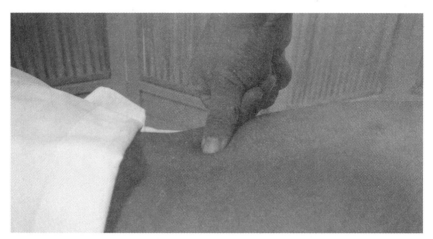

图 3-56　拇指指端点法

2. 屈拇指点法

拇指屈曲，用拇指指间关节桡侧点压一定部位，操作时可用拇指端抵在食指中节外缘（图 3-57）。

3. 屈示指点法

示指屈曲，其他手指相握，用示指第一指间关节突起部分点压一定部位（图 3-58）。

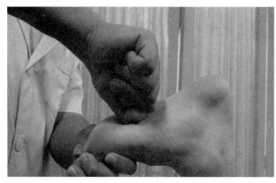

图 3-57　拇指指端点法

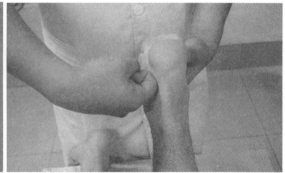

图 3-58　屈示指点法

（四）功能和应用

点法具有舒筋通络，调理气血作用，主要用于消除疲劳，恢复体力。点法适用范围同掌按法，主要适用于背部、腰部、下肢后侧及胸部。

（五）注意事项

点法在操作结束时，要逐渐减力，注意不可突然终止压力。

三、拨　法

（一）定　义

用指端、掌根或肘尖做与肌纤维、肌腱、韧带呈垂直方向拨动，称为拨法。

（二）操作要领

操作时拇指端要深按于韧带或肌肉、肌腱的一侧，然后做与韧带和肌纤维成垂直方向的拨动，好象弹拨琴弦一样。也可沿筋内的一端依次向另一端移动弹拨，使局部有酸胀感，并能耐受为度。

（三）分　类

1. 拇指拨法

用拇指做与肌纤维、肌腱、韧带呈垂直方向的拨动（图 3-59）。

2. 掌根拨法

对肌肉薄、耐受性差的部位，用掌根做与肌纤维、肌腱、韧带呈垂直方向的拨动（图 3-60）。

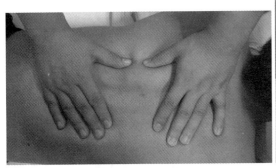

图 3-59　拇指拨法

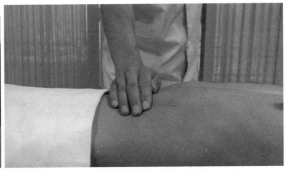

图 3-60　掌根拨法

（四）功能和应用

拨法具有理筋整复、剥离粘连的功效，主要适用于颈、肩、背、腰、臀、四肢等部位的肌肉、肌腱、韧带等部位。

（五）注意事项

（1）拨动频率可快可慢，速度要均匀，用力要由轻到重，再由重到轻，刚中有柔。

（2）力量要适度、柔和，使患者产生愉悦感。

四、捏 法

（一）定 义

用拇指和其他手指用力，将按摩部位的皮肤夹持、捏起，并向前捻搓的一种方法，称为捏法。

（二）操作要领

有三指捏法、五指捏法。用拇指与示、中二指，或用拇指与其余四指捏拿皮肉肌筋，着力部位在手指的不断对合转动下被捏起，再以手的自然转动，使皮肉肌筋自指腹间滑脱出来，如此反复交替捏动。在做相对用力挤压动作时，要循序而下，均匀而有节律性。

（三）分 类

1. 三指捏法
用拇指和示指、中指在一定部位做对称性的挤压（图 3-61）。

2. 五指捏法
用拇指和其余四指在一定部位做对称性的挤压（图 3-62）。

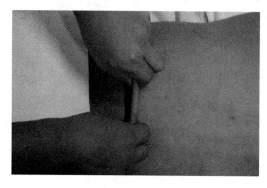

图 3-61　三指捏法

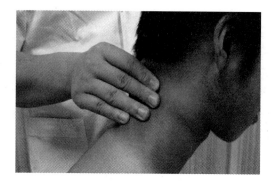

图 3-62　五指捏法

（四）功能和应用

本法具有调和阴阳，增补元气，健脾和胃，疏通经络，行气活血的作用。多适用于脊椎部、背部膀胱经、督脉等处，主要用于缓解颈椎病、肩周炎、四肢酸痛、小儿疳积等。

（五）注意事项

操作时，按摩者肩肘关节放松，着力部吸定，切忌摩擦运动，亦勿出现屈指掐揉。

五、拿　法

（一）定　义

用拇指和其余四指相对用力，提捏一定部位，称为拿法。

（二）操作要领

用拇指和示、中二指，或用拇指和其余四指作相对用力，在一定的部位和腧穴上进行节律性的捏提。操作时，要由轻而重，不可突然用力，动作要缓和而有连续性。

（三）分　类

1. 三指拿法

用拇指和示指、中指相对用力，提捏一定部位（图 3-63）。

2. 五指拿法

用拇指和示指、中指、无名指、小指相对用力，提捏一定部位（图 3-64）。

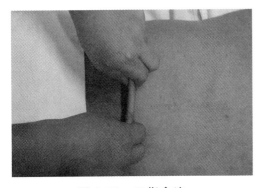

图 3-63　三指拿法

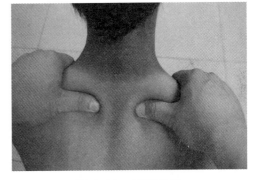

图 3-64　五指拿法

（四）功能和应用

本法具有行气活血，疏经通络、祛风散寒、解痉止痛等功效，适用于颈项部、肩部、四肢和头部等部位，对颈椎病、落枕、软组织损伤、肩周炎有缓解作用。

（五）注意事项

（1）拿法应注意动作的协调柔和。

（2）拿法在操作结束时，要逐渐减力，注意不可突然终止压力。

第六节　作用于人体软组织摩擦类手法

一、推　法

（一）定　义

推法是指以手掌附着于人体的某一部位，在其上做直线移动。推法多用于腹部，也可用于身体各部位，具有缓解疲劳、调和气血、和中理气、消积导滞的功效。

（二）操作要领

（1）轻快柔和地单向推动。

（2）操作时动作要连续不断。

（3）当手返回推出起点时，不能在体表上摩擦，其意是推动气血行进，不强求局部发热。

（三）分　类

1. 推正顶法

患者坐位，按摩者站于体侧。以拇指腹自素髎穴起，沿头正中线经印堂、神庭、百会、强间推按到哑门穴数次（图3-65）。

2. 推上腹法

患者仰卧位，按摩者站其头前。以两拇指对置鸠尾穴处经上脘、中脘、下脘直推到水分穴上，反复直推数次（图3-66）。

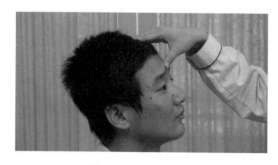

图 3-65　推正顶法

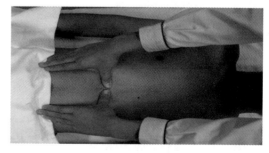

图 3-66　推上腹法

3. 推背法

患者俯卧位，两手握拳置锁骨下方。按摩者站其头前，以两拇指掌侧对置在大杼穴的高度，自上向下沿脊柱两侧推动到大肠俞，反复操作数次（图3-67）。

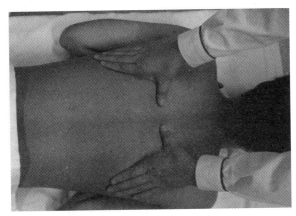

图 3-67　推背法

（四）功能和应用

推法的通经活络作用较强，适用于全身各部位。可用于头痛失眠、腰腿痛等。

（五）注意事项

（1）着力部位要紧贴体表，推进的速度宜缓慢均匀，压力平稳适中，要单方向直线推进。

（2）不可以推破皮肤。为防止推破皮肤，可采用间歇操作的方法。

二、抹　法

（一）定　义

以单手或双手的掌心或拇指指腹，着力于按摩部位做左右或上下往返移动的方法，称抹法。

（二）操作要领

拇指抹法以单手或双手拇指罗纹面置于按摩部位上，余指置于相应的位置以固定助力。以拇指的掌指关节为支点，拇指主动运动，做上下或左右，直线往返或弧形曲线的抹动，即或做拇指平推然后拉回，或做分推、旋推及合推，可根据按摩部位的不同而灵活运用。

掌抹法以单手或双手掌面置于按摩部位上，以肘关节和肩关节为双重支点，前臂与上臂部协调用力，腕关节适度放松，做上下或左右直线往返或弧形曲线的抹动。

（三）分　类

1. 掌抹法

患者坐位或卧位。按摩者一手或两手掌心大鱼际和小鱼际部贴于施术部位，着力做轻而不浮、重而不滞、轻巧灵活的往返移动或移抹。多双手对称施术，用于额、颈、胸、肋等处。

2. 拇指抹法

患者坐位。按摩者以两手四指扶其头部，以拇指自印堂穴交替向上抹到神庭穴，往返数次。随后向左右沿前额抹到太阳穴，并在太阳穴作运转活动数次，仍向中间合拢，如此往返数次。再分别沿眼眶周围反复抹动，然后沿颧骨下缘抹到两耳前的听宫穴，再作数次往返，最后仍还原回到印堂。以上动作连续不断，一气呵成（见图3-68）。

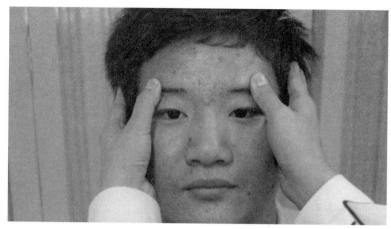

图 3-68　拇指抹法

（四）功能和应用

抹法所按摩部位和穴位不同，其作用亦不同：抹印堂、前额、膀胱经（项部）均有活血通络之功；抹印堂和前额还有平肝降火，开窍醒脑之功；抹眼眶能明目醒脑，宁心安神；抹人迎能降压；抹胸部宽胸理气；抹法在手部应用有舒筋通络，行气活血的作用。

（五）注意事项

（1）操作时手指罗纹面或掌面要贴于按摩部位的皮肤，用力要控制均匀，动作要和缓灵活。抹动时，不宜带动深部组织。

（2）注意抹法同推法的区别。推法是指平推法，其运动特点是单向、直线，有去无回。抹法则是或上或下，或左或右，或直线往来，或曲线运转，可根据不同的部位灵活变化运用。

三、摩　法

（一）定　义

用指或以掌在体表作环形或直线往返摩动，称为摩法。其中以指面摩动的称指摩法，用掌面摩动的称掌摩法。

（二）操作要领

手法轻柔，压力均匀。指摩法宜稍轻快，每分钟摩动约 120 次左右；掌摩宜稍重缓，每分钟摩动约 80～100 次左右。摩法的动作与揉法有相似之处，但摩法用力更轻，仅在体表抚摩；而揉法用力略沉，手法时要带动皮下组织。

（三）分　类

1. 指摩法

腕微屈，掌指及诸指间关节自然伸直，以示、中、无名指末节罗纹面附着于按摩部位，用腕和前臂的协调运动带动手指罗纹面在所需按摩部位作顺时针方向或逆时针方向的环旋摩动。

2. 掌摩法

腕关节微背伸，诸手指自然伸直，将全手掌平放于体表按摩部位上，以前臂和腕的协调运动，带动手掌在所需按摩部位作顺时针方向或逆时针方向的环旋摩动（图 3-69）。

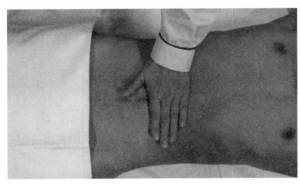

图 3-69　掌摩法

（四）功能和应用

摩法具有理气通络、开郁散结的作用，可用于胸腹、背腰等部。

（五）注意事项

（1）指摩法在操作时腕关节要保持一定的紧张度，而掌摩法则腕部要放松。

（2）摩动的速度、压力宜均匀。指摩法宜稍轻快；掌摩法宜稍重缓，操作时不带动皮下组织。

（3）摩动的速度不宜过快或过慢，压力不宜过轻或过重。

四、搓法

（一）定　义

用两手掌面挟住肢体，或以单手、双手掌面着力于按摩部位，做交替搓动或往返搓动，称为搓法（图 3-70）。

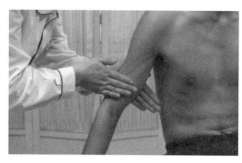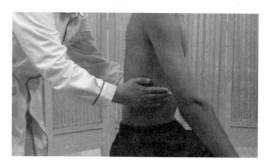

图 3-70 搓法

（二）操作要领

（1）以双手掌面夹住按摩部位，让患者肢体放松。以肘关节和肩关节为支点，前臂与上肢部主动施力，做相反方向的较快速搓动，并同时由上向下移动。

（2）搓动时双手动作幅度要均等，用力要对称。

（3）搓揉时频率可快，但在体表移动要缓慢。不宜逆向移动，如需搓动几遍，在第一遍结束后，第二遍再从起始部位开始。

（三）功能和应用

搓法具有调和气血，疏通经络的作用。用于四肢和胸胁部、背部，尤其以上肢应用较多，常作为按摩的结束手法。

（四）注意事项

施力不可过重。夹搓时如夹得太紧，会造成手法呆滞。

第七节　作用于人体软组织摆动类手法

一、揉　法

（一）定　义

将手掌大、小鱼际、掌根部分或手指罗纹面部分，着力吸定于穴位或一定部位上，做轻柔缓和的环旋转动，称为揉法。

（二）操作要领

（1）操作时，沉肩、垂肘，腕部放松，以肘部为支点，前臂做主动回旋运动，带动腕部做轻柔缓和的揉动。

（2）压力要轻柔，动作要灵活。操作时，既不能有体表摩擦，又不能向掌下用太大的压力，以带动皮下组织为宜。

（3）动作要有节律性，揉动方向以顺时针为主。频率为每分钟 120～160 次，如力道不足，可加身体重心（前倾）变化。

（三）分　类

1. 掌揉法

以大小鱼际或掌根部着力，手腕放松，以腕关节连同前臂做小幅度的回旋活动。压力轻柔，揉动频率一般每分钟 120～150 次（图 3-71、图 3-72）。

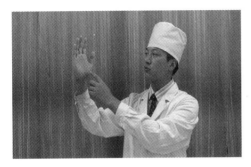

图 3-71　大小鱼际或掌根部

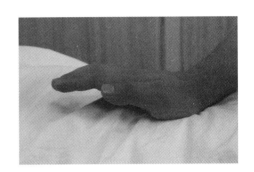

图 3-72　掌揉法

2. 指揉法

以拇指或中指面或示、中、无名指指面着力，（轻）按在穴位上，或一定部位上，做轻柔小幅度的环转活动（图 3-73）。

3. 前臂揉法

肘关节屈曲，用前臂背面尺侧近肘部着力进行揉动。若以鹰嘴部着力为主称为肘揉法（图 3-74、图 3-75）。

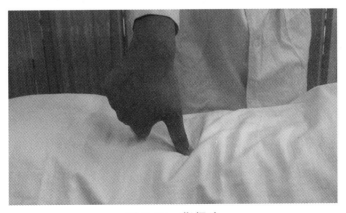

图 3-73　指揉法

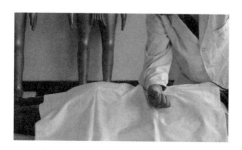
图 3-74 前臂揉

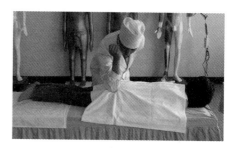
图 3-75 肘揉法

（四）功能和应用

本法刺激轻柔和缓，具有宽胸理气，健脾和胃，活血散瘀，消肿止痛，调节胃肠功能等作用。适用于胸腰部、胁肋部、头面部、腰背部及四肢部，尤其多用于全身穴位，常配合按法，按揉穴位。

（五）注意事项

揉法应吸定于按摩部位，带动皮下组织一起运动，不能在体表有摩擦运动。操作时向下的压力不可太大。

二、滚　法

（一）定　义

用手背近小指侧部分或小指、无名指、中指的掌指关节突起部分着力，附着于一定部位上，通过腕关节屈伸外旋的连续摆动，使产生的功力轻重交替，持续不断地作用于按摩部位上，称为滚法。

（二）操作要领

（1）肩、肘、手腕要放松，滚动时掌背尺侧部要紧贴体表，不可跳动，拖动摩擦。
（2）压力均匀，摆动协调而有节律，不可忽快忽慢，时轻时重，频率每分钟 120～150 次。

（三）分　类

1. 侧掌滚法

用手掌背部近小指侧部分附着于一定部位上，掌指关节处略为屈曲，通过腕关节做主动连续的屈伸运动，带动前臂的外旋和内旋，使掌背部在患者体表一定部位上进行持续不断的来回滚动。本法具有刺激面积大、刺激力量强而柔和的特点（图 3-76）。

2. 握拳滚法

手握空拳，用示、中、无名和小指四指的近侧指间关节突起部分着力，附着于体表一定部位，腕部放松，通过腕关节做均匀的屈伸和前臂的前后往返摆动，使拳做小幅度的来回滚动（滚动幅度应控制在 60°左右）（图 3-77）。

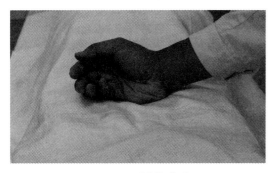

图 3-76　侧掌滚法

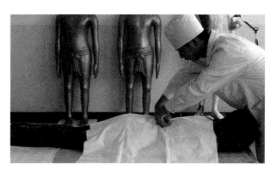

图 3-77　握拳滚法

（四）功能和应用

本法具有舒筋活血，滑利关节，祛瘀止痛，促使血液循环及消除肌肉疲劳等作用。多用于颈项部、肩背部、腰臀部及四肢肌肉较丰厚的部位。

（五）注意事项

在操作时应紧贴于按摩部位上滚动，不宜拖动或手背相对体表而空转。

三、一指禅推法

（一）定　义

用拇指指端、罗纹面或偏峰着力于一定部位或经络穴位上，沉肩垂肘，以腕关节悬屈，运用腕部的摆动带动拇指关节的屈伸活动，使之产生的功力轻重交替，持续不断地作用于经络穴位上，称为一指禅推法。

（二）操作要领

一指禅推法操作时要求按摩者姿势端正，精神内守，肩、肘、腕各部位贯穿一个"松"字，做到蓄力于掌，发力于指，将功力集中于拇指端，才能使手法刚柔相济，形神俱备（图 3-78）。

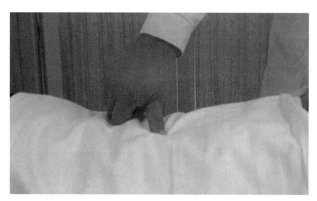

图 3-78　一指禅推法

（1）沉肩：肩关节放松，肩胛骨自然下沉，不要耸肩用力，以腋下空松能容一拳为宜。

（2）垂肘：肘关节自然下垂，略低于腕部。肘部不要向外支起，亦不宜过度夹紧内收。

（3）悬腕：手掌自然垂屈，在保持腕关节放松的基础上，尽可能屈腕至 90°。腕部在外摆时，尺侧要低于桡侧，回摆到最大时，尺、桡侧持平。

（4）指实掌虚：拇指端自然着实吸定于一点，切忌拙力下压，其余四指及掌部要放松，握虚拳。前臂摆动产生的功力通过拇指轻重交替作用于体表，外摆和回摆时着力轻重为 3∶1，即"推三回一"。

（5）紧推慢移：是指一指禅推法在体表移动操作时，前臂维持较快的摆动频率，即每分钟 120~160 次，但拇指罗纹面移动的速度要慢。

（三）功能和应用

本法具有舒筋通络，调和营卫，行气活血，健脾和胃以及调和脏腑功能等作用。适用于全身各部穴位，常用于头面部、颈项部、胸腹部、肩背部、腰骶部及四肢关节处。

（四）注意事项

（1）宜姿势端正，心和神宁。姿势端正，有助于一指禅推法的正确把握；心和神宁，则有利于手法操作时功贯拇指。

（2）操作时要沉肩、垂肘、悬腕、掌虚指实、紧推慢移。

（3）操作时注意力不可分散，不要耸肩用力，肘部不可外翘，拇指端或罗纹面与按摩部位不要形成摩擦移动或滑动。

项目四　人体不同部位按摩理疗操作程序

第一节　概　述

按摩理疗是运用各种手法作用于人体一定部位或穴位上，达到治疗目的的一种传统方法，具有扶正祛邪、健脾和胃、散寒止痛、舒筋活络、消积导滞等功效。

一、目　的

（1）缓解疲劳及各种急慢性疾病的临床症状。

（2）通过推拿及穴位按摩理疗，达到保健强身的目的。

二、各部位相关腧穴

（1）头面部：印堂、太阳、睛明、迎香、巨髎、颧髎、水沟、地仓、颊车、百会、神庭、攒竹，风池、风府。

（2）胸腹部：上脘、中脘、下脘、天枢、气海、关元。

（3）上肢部：曲池、手三里、内关、神门、合谷、劳宫。

（4）下肢部：血海、足三里、三阴交、环跳、承扶、殷门、委中、承山、昆仑、太溪。

（5）颈肩部：肩井、秉风、天宗。

（6）背腰部：足太阳膀胱经、大抒、肾腧、大肠腧、膀胱腧、命门。

三、禁忌症

（1）局部皮肤破损、溃疡、感染、烧伤、烫伤、骨折、结核、肿瘤、出血以及严重的老年性骨质疏松症；

（2）开放性的软组织损伤；

（3）妇女月经期，孕妇的腹部、腰部、髋部；

（4）诊断不明确的急性脊柱损伤或伴有脊髓症状者；

（5）年老体弱、病重、精神病者；

（6）酒后神志不清者；

（7）诊断不明确的疾病。

四、告　知

告知患者在按摩时局部相应穴位会出现酸胀的感觉。

五、物品准备

治疗巾或大浴巾。

六、操作程序

（1）做好解释，取得患者配合，遵医嘱进行推拿按摩。

（2）进行腰腹部按摩时，嘱患者先排空膀胱。

（3）安排合理体位，必要时协助松开衣着，注意保暖。

（4）根据患者的症状、发病部位、年龄及耐受性，选用适宜的手法和刺激强度，进行按摩。

（5）操作过程中观察患者对手法的反应，若有不适，应及时调整手法或停止操作，以防发生意外。

（6）操作后协助患者衣着，安排舒适体位，做好记录并签字。

七、注意事项

（1）操作前应修剪指甲，以防损伤患者皮肤。

（2）操作时用力要均匀、柔和、持久，禁用猛力。

（3）推拿前按摩者要审证求因，明确诊断，全面了解患者的病情，排除推拿禁忌证。

（4）推拿时注意观察患者的全身反应，一旦出现头晕、心慌、胸闷、四肢冷汗、脉细数等现象，应立即停止推拿，采取休息、饮水等对症措施。

（5）急性软组织损伤，局部疼痛肿胀较甚，瘀血甚者，宜选择远端穴位进行操作，当病情缓解后，再进行局部操作。

（6）为了避免推拿时过度刺激施术部位暴露的皮肤，可以选用一些皮肤润滑剂，如爽身粉、推拿按摩膏、凡士林油等，推拿时涂在施术部位的皮肤上，然后进行推拿。

（7）保持一定的室温和清洁肃静的环境，既不可过冷，也不可过热，以防患者感冒和影响推拿的效果。

（8）患者过于饥饿、饱胀、疲劳、精神紧张时，不宜立即进行推拿。

推拿按摩理疗操作流程见图 4-1。

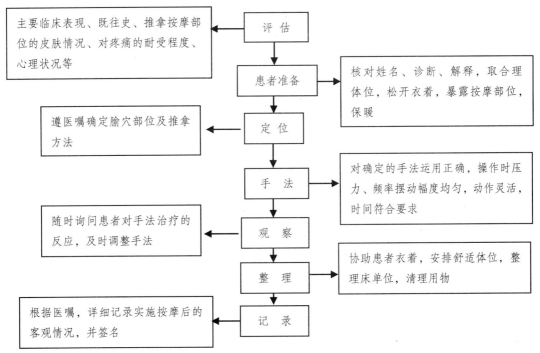

图 4-1 推拿按摩理疗操作流程

第二节 全身不同部位推拿按摩

一、头面部按摩

患者取仰卧位，按摩者坐于患者头前。

（1）分抹印堂至太阳：按摩者用双手拇指指腹由患者印堂穴开始，经前额分别向两侧分抹至太阳穴，力量不宜过重，反复施术 5~10 次，并顺势在太阳穴按揉数次。

（2）轻摩眼眶：按摩者用双手拇指指甲轻掐患者两眼目内眦处睛明穴半分钟，然后再以两拇指指腹面自睛明穴起，由内向外，由下至上轻摩眼眶 3~5 圈。

（3）推摩鼻翼至颧髎：按摩者以两手拇指指腹点按患者迎香穴 30 s，然后自鼻翼、迎香，经巨髎穴推至颧髎穴。

（4）推抹水沟至地仓：按摩者双手拇指指腹自患者水沟穴推抹至地仓穴，反复 3~5 次。

（5）轻摩下颌至颊车：按摩者双手多指指腹轻摩患者下颌至颊车，反复 3~5 次。

（6）轻揉颊车至太阳：按摩者双手食、中、无名三指并拢，以中指指腹为主，自患者颊车穴轻揉至太阳穴，反复 3~5 次。

（7）点揉印堂至百会：按摩者一手拇指指腹自患者印堂穴起，点揉至百会穴，反复 3~5 次。其中可重点点揉印堂、神庭、百会穴各 30 s。双手拇指可交替进行。

（8）点揉攒竹至百会：按摩者双手拇指指腹自患者攒竹穴起点揉至百会穴，反复 3~5 次。其中可重点点揉攒竹、百会各 30 s。

（9）勾压风池、风府穴：按摩者双手中指指端勾压患者风池穴（双穴），单手中指指端勾压风府穴各 1~2 min，压后缓揉数下，反复操作 2~3 遍。

（10）梳理头皮：按摩者双手十指略分开，自然屈曲，以指尖或指腹梳理患者头部（上午用指尖，下午用指腹），并双手交替搓动，如洗头状。反复操作数次，时间 2~3 min。

（11）轻揉耳廓：按摩者两手拇指与食指指腹揉捏患者两侧耳郭 1~2 min，并向下方牵拉耳垂 3~5 次。

二、胸腹部按摩

患者取仰卧位，按摩者站其一侧。

（1）掌根按压双肩：按摩者双手掌根同时按压患者双肩 5~6 次。

（2）分推胸部至两胁：按摩者双手虎口张开，拇指与余四指抱定患者胸廓，自正中线向两侧分推至腋中线，由上至下 3~5 次，对女性患者分推时应避开敏感区。

（3）全掌揉腹部：患者双膝屈曲，腹部放松，按摩者叠掌轻揉患者腹部，先揉脐周，然后顺时针揉全腹，时间 2~3 min。

（4）轻拿腹直肌：患者双膝屈曲，腹部放松，按摩者以双手拇指置于腹肌一侧，余四指置于腹肌另侧，自上而下，提拿腹肌 3~5 次。

（5）点压上脘、中脘、下脘、天枢、气海、关元穴：患者双膝屈曲，腹部放松。按摩者以示、中、无名指指腹沿患者腹正中线由上至下点压上脘、中脘、下脘穴各 1 min，以拇指和示指点压天枢穴（双穴）1 min，再以示、中指指腹点压气海、关元穴，上腹不适以点压上脘、中脘、下脘为主；下腹不适以点按气海、关元为主；两侧不适以点压天枢穴为主。

（6）摩腹：患者双膝屈曲，腹部放松，按摩者以掌心置于患者脐部，以脐为中心，先顺时针后逆时针，各旋转轻摩脐周 30 次。

三、上肢部按摩

患者取仰卧位，按摩者站其一侧。

（1）拿揉上肢：按摩者一手托住患者一侧腕部，另一手拇指与余四指相对，沿经脉（三阴三阳）路线或肌肉轮廓，拿揉上肢肌肉，由肩部至腕部，反复 3~5 遍。

（2）轻揉腕关节：按摩者双手握住患者手的大、小鱼际，用双拇指交替进行轻揉腕关节 1~2 min。

（3）点按曲池、手三里、内关、神门、合谷、劳宫穴：按摩者两手托起患者侧上肢，另一手拇指分别点按曲池、手三里、内关、神门、合谷、劳宫穴各 30 s，点后轻揉，或点揉相结合。

（4）推按手掌并拔伸指关节：按摩者一手托住患者手背或手掌，另一手拇指沿患者掌骨间隙由下至上推摩 3~5 次，然后按摩者以食指与中指依次夹住患者拇指、示指、中指、无名指、小指，拔伸指关节，并急速滑脱，按摩者两指相撞可发出响声。

（5）抖动上肢：按摩者双手同时握住患者一手大、小鱼际部，在稍用力牵拉的基础上，进行上下抖动上肢 1 ~ 2 min。

（6）摇肩关节：按摩者用手扶着患者肘部，另一手握住四指，先顺时针后逆时针，环转摇动肩关节各 3 ~ 5 次。

四、下肢前、内、外侧部按摩

患者取仰卧位，按摩者站其一侧。

（1）直推下肢前、内、外侧：按摩者以手掌紧贴大腿根部，分别自股内侧直推至足弓，自髀关推至足背，自环跳推至足外踝，各 3 ~ 5 次。

（2）拿揉下肢前、内、外侧：按摩者以双手拇指与余四指分别着力于患者下肢前、内、外侧，自上而下，拿揉 3 ~ 5 遍。

（3）按压血海、足三里、三阴交穴：按摩者以拇指分别按压患者血海、足三里、三阴交穴各 1 ~ 2 min。

（4）抱揉膝关节：按摩者双手如抱球状抱住患者膝关节两侧，轻揉 1 ~ 2 min。

（5）拍打下肢前、内、外侧：按摩者以手握空拳或虚掌，有节奏自上而下分别叩击拍打患者下肢前、内、外侧各 3 ~ 5 次。

（6）推摩足背：按摩者一手托患者足底，另一手拇指指腹、鱼际或掌根推摩其足背 10 ~ 20 次。

（7）活动踝关节：按摩者一手托住患者踝关节上方，另一手握住其足掌部，使踝关节背曲、背伸及环转摇动，先顺时针后逆时针，各 5 ~ 8 圈。

五、颈、肩部按摩

患者取侧卧位，按摩者站其一侧或头前。

（1）拿揉颈项部：按摩者一手扶着患者枕部，一手拇指指腹与示、中指指腹或余四指相对。用三指或五指拿揉颈项部肌肉 2 ~ 3 min。

（2）推压棘突两侧：按摩者以双手拇指指端分别置患者项部棘突两侧，自上而下按压 2 ~ 3 遍，按压同时或按压后可行轻揉法。

（3）拿揉肩部：按摩者以双手拇指分别置于患者两侧肩胛冈上窝，余四指放在肩前部，自内向外拿揉肩部 2 ~ 3 min，按摩者也可立于患者头前，双手拇指分别置于患者两侧肩前部，余四指置肩胛冈上窝，自内向外拿揉肩部 2 ~ 3 min。

（4）按压肩井、秉风、天宗穴：按摩者以双手拇指指腹分置于患者两侧秉风、天宗穴上，按揉各 1 ~ 2 min，然后立于患者头前，双手拇指置于患者两侧肩井穴，余四指抱定肩后部，揉压肩井穴 1 ~ 2 min。也可按压后再行揉法。

（5）滚肩部：按摩者立于患者一侧，滚揉肩部 2 ~ 3 min。然后双掌心相对，五指自然屈曲分开，以小指尺侧端有节奏地交替叩击肩部数次。

六、背腰部按摩

患者取俯卧位，按摩者站其一侧。

（1）按揉背腰部：按摩者以双手掌同时按揉患者脊柱两侧第一、二条膀胱经3～5遍。若需要增加力量、增强刺激，可双手重叠进行按揉。

（2）弹拨足太阳膀胱经：按摩者双手拇指指端相对，以双手拇指指腹同时自上而下弹拨患者足太阳膀胱经3～5次，如需增加力量、加大刺激，可用双拇指重叠弹拨，拨后应轻揉2遍。

（3）按压足太阳膀胱经：按摩者以双手重叠置患者背部膀胱经第一、二条线上，自大抒穴起，自上而下，同时或交替按压背俞穴3～5遍。按完一侧再按另一侧。

（4）按脊柱两侧：按摩者沉肩、垂肘、悬腕、手握空拳，侧掌滚或握拳自上而下滚患者脊柱两侧2～3 min。

（5）拍打背腰部：按摩者以双手空拳或虚掌叩击、拍打患者背腰部1～2 min，注意腰部两侧叩击的力度要轻。

（6）按揉肾俞穴：按摩者以两手拇指端（拇指伸直位）置于患者双侧肾俞穴，同时着力按、揉或按揉交替，一般以每个动作连续3次为宜，时间1～2 min。按摩者也可以双手拇指重叠置一侧肾俞穴，双手示、中、无名指并拢重叠置对侧肾俞穴，同时着力拿揉1～2 min。

（7）搓命门：按摩者双手搓热，迅速以一手扶患者，一手放置于命门穴，快速搓擦肾俞、命门至患者腰部感到温热为止，时间1～2 min。搓擦后也可缓揉，以增加热感的渗透力。

（8）直推背腰部：按摩者一手扶持患者肩部，一手以掌根直推脊柱两侧3～5次，或双手掌同时分推患者背腰部3～5次。

七、下肢后侧部按摩

患者取俯卧位，按摩者站其一侧。

（1）拿揉臀部及下肢后侧：按摩者以两手拇指与四指相对，自上而下拿揉患者臀部及下股后侧3～5 min。以臀部、大腿后侧及小腿后侧肌群为重点。

（2）滚臀部及下肢后侧：按摩者沉肩、垂肘、悬腕、手握空拳，以掌指关节滚患者臀部及下肢后侧3～5 min。其中臀部、大腿后侧及小腿后侧肌群应重点滚。

（3）按压环跳、承扶、股门、委中、承山穴：按摩者以拇指分别按压患者环跳、承扶、股门、委中、承山穴各30 s，环跳、承扶、股门等穴必要时可用肘尖按压。压后应缓揉。

（4）拿揉昆仑、太溪：按摩者以拇、食指指腹分置患者下肢两侧昆仑穴与太溪穴上，提拿揉捏1～2 min。

（5）叩击臀部：按摩者以双手空拳有节奏地叩击患者臀部及大腿后侧，力量稍重，时间1～2 min。

（6）抱揉下肢后侧：按摩者双手掌心对置患者下肢后侧肌肉，稍用力抱紧，自大腿上 1/3 处起，自上而下揉下肢后侧 2~3 遍，重点抱揉小腿后侧肌群。

（7）足部五脏反射区的按摩：患者足背下垫一高枕或屈曲膝关节，以暴露足底。按摩者一手托其足背，另一手用拇指推掌法，分轻、中、重三步，由足跟向足趾推按心反射区 3 次；用单示指扣拳法，自足跟向足趾外端压刮肝反射区 3 次；用单示指扣拳法向下按压脾反射区 3 次；用单示指扣拳法自外向内压刮肺、支气管反射区 3 次；用握足扣指法由足趾向足跟方向压刮肾反射区 3~6 次。

（8）拔伸趾关节：患者屈膝，按摩者手托其足背，另一手拇指、示指依次捻揉拇趾至小趾，并拔伸趾关节，在沉缓拔伸的同时，急速滑脱，按摩者两指可发出碰撞的声音。

（9）搓、推、叩足底：按摩者以单手鱼际、掌根或双手拇指推患者足弓、足底各 3~5 遍；最后以空拳有节奏地叩击足跟部 3~5 遍，时间 2~3 min。

项目五　常用物理理疗与康复技术

第一节　运动理疗

运动理疗是根据患者伤、残、病的特点和功能状况，借助治疗器械、手法操作及患者自身的参与，通过合适的功能活动和运动方法训练，以促进患者局部或整体功能康复的一种治疗方法。

一、运动理疗分类

运动理疗的分类方法很多，现介绍两种与临床关系较密切的分类方法：

（一）按肌肉收缩的形式分类

1. 等张运动

等张运动是指肌肉收缩时肌纤维的长度发生改变，张力基本保持不变，可产生关节运动。等张运动可分为两种：① 向心性等张运动或向心性缩短，即肌肉收缩时肌纤维的长度变短，如屈肘时的肱二头肌收缩。② 离心性等张运动或离心性延伸，即肌肉收缩时肌纤维的长度被拉长，如下蹲时的股四头肌收缩等。

2. 等长运动

等长运动是指肌肉收缩时张力明显增高，但肌纤维长度基本不变，不产生关节运动。如腰背痛患者的肌肉力量训练。

3. 等速运动

等速运动是指利用专门设备根据运动过程的肌力大小变化调节外加阻力，使关节依照预先设定的速度运动。与等长运动和等张运动相比，等速运动的最大特点是整个运动过程中速度是恒定的，阻力是变化的，阻力的变化与肌群力量呈正比，即肌肉在运动过程中的任何一点都能产生最大的力量。

（二）按用力程度分类

1. 被动运动

被动运动是指患者完全不用力，肌肉不收缩，肢体处于放松状态，完全靠外力的帮助来完成的运动。如下肢关节手术后早期持续被动运动。

2．助力运动

助力运动是指在外力的辅助下，通过患者主动收缩肌肉来完成的运动。外力可来自器械，也可来自健侧肢体或他人的帮助。如四肢骨折患者用悬吊带托起肢体进行活动。

3．主动运动

主动运动是指完全由患者主动用力收缩肌肉来完成的运动，既不需要助力，也不用克服外来阻力。

4．抗阻运动

抗阻运动是指由患者主动克服外界阻力来完成的运动。阻力可以来自器械、重物，也可由人力施加。如瘫痪后恢复肌肉力量训练。

二、运动理疗的临床应用

（一）适应证

（1）运动系统疾病：骨骼、肌肉、软组织疾病导致的运动障碍。
（2）神经系统疾病：脑血管意外、脑性瘫痪、脊髓灰质炎后遗症等。
（3）内脏器官疾病：慢性支气管炎、冠心病、高血压等。
（4）其他：肥胖、神经官能症、肿瘤术后恢复期等。

（二）禁忌证

严重衰弱、脏器功能失代偿期、感染性疾病、发热、剧烈疼痛、大出血倾向、运动中可能发生严重并发症者。

三、常用的运动理疗

（一）促进肌力的训练

肌力训练在康复治疗中具有非常重要的作用，它不仅能促进运动功能尽快恢复，而且强有力的肌力可保护关节、支撑脊柱、防止发生继发性损伤。肌力训练常用于各种原因引起的肌萎缩、瘫痪，或需矫治的某些疾病如脊柱畸形、慢性腰痛等。康复训练中常用方法如下：

1．被动运动

当肌力为 0~1 级时，可由人力或器械进行肌肉的刺激。如推、揉、捏或肌肉电刺激等。

2．主动助力运动

当肌力为 1~2 级时，可行徒手助力和悬吊助力运动。应强调主观用力，只给予最低限度的助力。

3. 主动运动

当肌力达 3 级时，即可进行对抗肢体重力的主动运动。

4. 抗阻力运动

当肌力已达 3 级或以上时，由主动运动逐渐发展到抗阻运动。① 渐进抗阻练习：训练前先测定拟训肌群对抗最大阻力完成 10 次动作的重量，这个量称为 10RM。练习时分 3 组，各取 1/2、3/4 及全量，每组重复练习 10 次，各组间休息 1 min（其中前 2 组作为最后 1 组的准备活动），每日练习 1 次，每周重新测定 1 次 10RM 量，作为下周训练的基准，使其随肌力的增加而增加。② 短暂最大负荷练习：等张练习与等长练习联合应用的肌力训练方法，即在最大负荷下等张收缩完成关节运动后，维持等长收缩 5 ~ 10 s，重复 5 次，每日练习 1 次，不必重复多次，负荷可逐渐增大至能维持为宜。③ 等速练习：一种保持恒定运动速度的肌力抗阻训练方法。由专门的等速练习器预先设定和控制速度，使肌肉运动始终在适宜的速度下进行，阻力可随运动过程中每一点肌力的强弱而变化，肌肉收缩兼有等张与等长收缩的特点，使肌肉得到有效的训练。

进行肌力训练时应注意：正确选择训练的方法，科学地调节运动量和训练频度；促使患者积极参与，坚持练习；要防止损伤，避免疼痛及心血管不良反应。

（二）关节活动功能训练

关节活动功能训练可改善和维持关节活动范围。常用于关节内外纤维组织挛缩或瘢痕粘连所引起的关节活动范围障碍。其基本方法有：

1. 主动运动

根据患者关节活动受限的方向和程度，做针对性的动作训练。常用的是各种医疗体操，可个人练习或相同患者分组集体练习。

2. 主动助力运动

常用的有：① 器械练习，如肩关节练习器、肘关节练习器、踝关节练习器；② 悬吊练习，如利用挂钩、绳索和吊带组合将肢体悬吊起来，进行钟摆样运动；③ 滑轮练习，利用滑轮装置和绳索，通过健侧肢体帮助患侧肢体运动等。

3. 被动运动

常用的有以下几种。① 关节可动范围的活动：操作者根据关节运动学原理完成的关节各个方向的被动活动，如肘关节的屈曲和伸展、旋前和旋后。② 关节松动术：操作者在患者关节活动范围内进行的一种针对性很强的手法操作技术。应用时常选关节的生理运动和附属运动。常用手法有摆动、牵引、挤压、滚动和滑动等。③ 持续性被动活动：由加拿大著名骨科医生 Albert Robert 提出，利用机械或电动活动装置，使手术肢体在术后能进行早期、持续性、无痛范围内的被动活动。可缓解疼痛，改善关节活动范围，防止关节挛缩和粘连。④ 关节牵引术：应用力学原理，通过机械装置，使关节和软组织得到持续的牵伸，从而解除肌肉痉挛和改善关节挛缩，以恢复关节功能。

进行关节活动度训练时应注意：训练应早期多次反复地进行或持续较长的时间，避免牵拉已过度活动的关节，注意患者的疼痛反应。

（三）增强耐力的训练

耐力的训练是全身大肌群参与的以发展体力为主的持续性周期性运动，可增强心血管和呼吸功能，改善机体的新陈代谢。主要方法介绍如下：

1. 散　步

散步宜在优美环境下进行。全身放松，以缓慢的速度步行，每次持续 10 ~ 30 min，运动强度小。适用于高血压、溃疡病、神经衰弱及其他慢性病患者。

2. 医疗步行

医疗步行是指在平地或适当的坡道上做定距离、定速度的步行，中途做必要的休息，按计划逐渐延长距离，中间可加插爬坡或登台阶，每日或隔日进行一次，运动强度中等。适用于冠心病、慢性支气管炎、肺气肿、糖尿病、肥胖等患者。

3. 慢　跑

慢跑又称健身跑，跑步时全身肌肉放松、稍挺胸、两臂自然摆动、膝关节稍弯曲、全脚掌着地，当心率增快至需要高度时，再维持一定时间。开始练习健身跑的患者可进行间歇跑或短程健身跑，以后逐渐改为常规健身跑。慢跑运动强度较大，适用于年龄不太大，心血管功能较好，有一定锻炼基础的患者。

4. 其　他

如骑自行车、跳绳、游泳、划船、登山等。

进行耐力训练时应注意：训练前要进行必要的体格检查，特别是心血管系统和运动器官的检查，以免发生意外或损伤；训练要循序渐进，切忌急于求成，超量训练；跑前做好准备活动，跑后做适当放松运动，避免突然开始或突然停止。

（四）平衡训练

平衡训练常用于神经系统疾病、前庭功能损害、肌肉骨关节系统等疾病所造成的平衡能力减弱的患者。平衡训练分为动态平衡训练和静态平衡训练，也可分为坐位平衡训练、立位平衡训练、平衡板上的训练等。训练时由易到难，从最稳定的体位逐步进展至最不稳定的体位，从静态平衡至动态平衡。应注意监护患者，避免摔伤。

（五）协调训练

协调训练主要用于深部感觉障碍，小脑性、前庭迷路性和大脑性运动失调以及因震颤等不随意运动的协调运动障碍。训练的种类分为上肢协调性训练、下肢协调性训练和躯干协调性训练，包括卧位的训练、坐位的训练、立位的训练、步行时的训练和附加重量的步行训练。训练时从简到繁，有系统有顺序地进行；反复练习，达到动作的自动化；切忌过分用力，以免兴奋扩散而加重不协调。

（六）其　他

其他训练如呼吸训练、牵张训练、医疗体操锻炼等，可根据患者的实际情况合理选择应用。

四、运动处方

在患者进行治疗前，由专科医生通过必要的临床检查和功能评定，按其健康状况安排合适的运动治疗项目，规定适当的运动量，并注明运动中的注意事项，即为运动处方。运动处方主要包括如下内容：

（一）治疗项目

1. 耐力性项目

以改善和提高心、肺及代谢功能，防治冠心病、肥胖、糖尿病等为目的。如步行、健身跑、骑自行车、游泳、爬山、上下楼梯等。

2. 力量性项目

以增强肌肉力量和消除局部脂肪为目的。如持实心球、沙袋、哑铃、拉力器等。

3. 放松性项目

以调节神经、放松精神、消除疲劳为目的。如太极拳、散步、按摩等。

4. 矫正性项目

以治疗某些疾病为目的。如治疗肺气肿的呼吸体操、治疗内脏下垂的腹肌锻炼体操、扁平足的矫正体操、骨折后的功能锻炼等。

（二）治疗剂量

治疗剂量是指运动治疗中的总负荷量。运动剂量的大小取决于运动治疗的强度、持续时间和频度三个要素。

1. 运动强度

常用的生理指标有运动时心率、运动时吸氧量占最大吸氧量的百分数和代谢当量。临床应用中，因心率与运动强度之间存在着线性关系，且心率最容易检测，故常用心率作为标准。通常把运动中允许达到的心率作为靶心率，它是通过运动试验取得最高安全心率的 70%～85%，相当于最大耗氧量的 60%～80%，按此值运动，一般较为安全有效。

2. 持续时间

运动时间可与运动强度相互调节，运动强度小，则持续时间较长；运动强度大，则持续时间应较短。除准备运动和放松运动外，一般运动持续时间开始可在 15～30 min，以后可逐渐增加至 30～60 min。

3. 治疗频度

一般小运动治疗量每日一次，大运动治疗量可隔日一次，间隔的时间超过 3 天，运动治疗效果就会减弱或消失。

（三）注意事项

运动治疗过程应循序渐进，使患者逐渐适应；持之以恒，切忌操之过急或中途停止；治疗方案应因人而异，因病而异，适时调整，以达到理想的治疗效果。

第二节　物理因子理疗

物理因子理疗是利用各种物理因子的作用促进机体功能康复的一种康复治疗方法。物理因子理疗包含的内容很多，如按摩、传统针灸、电理疗、光理疗、激光理疗、超声波理疗、磁理疗、水理疗、冷理疗、蜡理疗、超氧理疗、浮针理疗等，本节介绍几种常见的物理因子理疗。

一、电理疗

利用电能作用于人体，以防治疾病的方法称为电理疗。常用的电理疗有直流电理疗、低频电理疗、中频电理疗、高频电理疗。

（一）直流电药物离子导入理疗

用直流电将药物离子导入人体以治疗疾病的方法称为直流电药物离子导入理疗。该理疗兼有直流电和药物的综合作用。治疗方法有衬垫法、电水浴法、穴位导入法等。该理疗用于治疗神经炎、慢性关节炎、高血压、溃疡病、慢性盆腔炎、角膜炎等，适应范围广，疗效持久，很少出现不良反应。禁用于急性湿疹、心衰、出血倾向等。

（二）低频脉冲电理疗

应用频率低于 1 000 Hz 的脉冲电流治疗疾病的方法称为低频脉冲电理疗。

1. 经皮神经电刺激理疗

通过皮肤将特定的低频脉冲电流输入人体刺激神经以达到镇痛作用的一种电疗方法，称为经皮神经电刺激理疗。频率低限 0.5 ~ 25 Hz，高限 90 ~ 500 Hz，波宽 50 ~ 500 ms，治疗时间 20 ~ 30 min，波形有方波、双相脉冲波，频率可根据情况调节。其主要作用是镇痛，适用于各种急慢性疼痛，如头痛、偏头痛、颈肩背腰腿痛、术后伤口痛等。禁用于装有人工心脏起搏器者、皮肤病、妊娠等。颈动脉部慎用。

2. 功能性电刺激理疗

用低频电流刺激丧失功能的肢体或器官，用产生的即时效应来代替或矫正这些肢体或器官功能的方法，称为功能性电刺激理疗。常用的有大型多通道仪器和便携式仪器两种，电极为皮肤表面电极或植入电极，电流参数为波宽 0.3 ~ 0.6 ms，频率 3 ~ 100 Hz。

国内常用足下垂矫正器和痉挛肌电刺激治疗机。适用于中枢性瘫痪，如偏瘫、脑瘫、截瘫时的下肢运动障碍，马尾或脊髓损伤后的排尿功能障碍等。禁用于安放有心脏起搏器者。对刺激反应不灵敏者慎用。

3. 神经肌肉电刺激理疗

应用低频脉冲电流刺激失神经支配的肌肉以恢复其功能的方法，称为神经肌肉电刺激理疗（NMES）。当运动神经受损，肌肉失去了神经的营养作用，出现失神经性和失用性肌萎缩，应用 NMES 可使肌肉产生节律性收缩，改善血液循环和营养代谢，以促进神经再生，恢复神经传导功能。常采用三角波或方波的低频脉冲诊疗仪，刺激波宽根据失神经的轻重情况而定，轻度失神经波宽 10 ~ 50 ms，中度失神经波宽 50 ~ 150 ms，重度失神经波宽 150 ~ 300 ms。治疗时一般有运动点刺激法，用点状电极阴极刺激小肌肉的运动点；运动点双极刺激法，用于较大的肌肉，阴极一般放置于被刺激肌的远端。NMES 适用于各类周围神经麻痹、失用性肌萎缩，禁用于急性化脓性炎症、肿瘤、出血性疾病。

4. 感应电理疗

用电磁感应原理产生一种低频脉冲电流进行治疗疾病的方法，称为感应电理疗。感应电与许多低频电一样，具有兴奋神经肌肉的能力，可引起肌肉强直性收缩，使局部血液循环和营养得到改善。一般采用电压 100 ~ 150 V，频率 50 ~ 100 Hz，波宽 1 ms 的锯齿波。该理疗适用于治疗癔症性瘫痪、软组织损伤、失用性肌萎缩等，禁用于痉挛性麻痹、严重心衰、心脏安放起搏器者。

（三）中频脉冲电理疗

应用频率为 1 ~ 100 kHz 的电流治疗疾病的方法称为中频脉冲电理疗。因采用交流电治疗，无电解作用，对皮肤无刺激，使用安全。中频电流比低频电流更容易作用于深部组织，具有兴奋神经肌肉组织、镇痛和改善血液循环等作用。常用的有以下几种。① 音频电理疗：适用于瘢痕疙瘩、粘连、挛缩、关节炎、肠粘连等；② 正弦调制中频电理疗：适用于关节周围组织的劳损、挫伤、神经痛，如颈椎病、腰椎间盘突出、关节炎等；③ 干扰电理疗：适用于周围神经麻痹、肌肉萎缩、关节和软组织损伤、闭塞性动脉内膜炎、雷诺病、胃下垂、习惯性便秘等。中频脉冲电理疗禁用于急性感染性疾病、出血性疾病、局部埋有金属、严重心脏病者。

（四）高频电理疗

应用频率高于 100 kHz 的电磁振荡电流治疗疾病的方法称为高频电理疗。根据波长将高频电流分为长波、中波、短波、超短波、微波 5 个波段。临床常用超短波理疗和微波理疗。高频电作用人体时主要产生热效应与非热效应。热效应有镇痛消炎、改善周围血液循环和治癌作用。非热效应有消炎再生作用。超短波理疗适用于皮肤软组织、关节、胸腔、腹腔及内脏器官的急慢性炎症。微波理疗其小剂量微波可用于急性炎症、感染、损伤；中剂量微波用于慢性疼痛、软组织劳损；大剂量微波用于恶性肿瘤的治疗。高频电理疗禁用于妊娠、出血倾向、心肺功能衰竭、恶性肿瘤（小剂量时）、带有心脏起搏器及带有金属异物者。

二、光理疗

光具有电磁波和粒子流的特点。光波是电磁波谱中的一部分。光波的波长短于无线电波，波长为 400 ~ 760 nm。按波长排列，光波依次分为红外线、可见光、紫外线三部分。

应用人工光源或日光辐射治疗疾病的方法称为光理疗。光理疗在伤病的康复治疗中应用广泛。

（一）红外线理疗

应用红外线治疗疾病的方法，称为红外线理疗。红外线是位于红光之外的不可见光线，故称为红外线，波长为 0.76 ~ 400 nm。主要生物学效应是热作用，适用于软组织损伤（24 h 后）、关节炎慢性期、神经炎、神经痛、炎症浸润吸收期、冻疮、注射后硬节等，禁用于高热、恶性肿瘤、活动性肺结核、有出血倾向者。治疗时将红外线灯头对准治疗部位，距离 30 ~ 50 cm，患者感觉温热舒适为宜，每次 20 ~ 30 min，每日 1 次，15 ~ 20 次为 1 疗程。

（二）蓝紫光理疗

可见光在光谱中位于红外线与紫外线之间，分为红、橙、黄、绿、青、蓝、紫七色光。蓝紫光是可见光中波长最短的部分。以蓝紫光治疗疾病的方法称为蓝紫光理疗，可用于治疗新生儿高胆红素血症。

蓝紫光照射于人体后皮肤浅层血管扩张，血液中的胆红素吸收蓝紫光后，在光和氧的作用下经过一系列光化学变化，转变为水溶性的、低分子量的、易于排泄的无毒胆绿素，经胆汁、再由尿和粪便排出体外，使血液中过高的胆红素浓度下降。

采用 6 ~ 10 支 20 W 蓝光荧光灯或白光荧光灯，设置于光浴箱内，距床面 70 cm，患儿裸露全身，戴防护眼镜接受照射，在 1 ~ 3 d 内连续照射或间断照射（每次照 6 ~ 12 h，停照 2 ~ 4 h），蓝紫光总照射时间为 24 ~ 48 h，白光总照射时间 24 ~ 72 h。照射过程中每小时给患儿翻身 1 次，使其身体前后面交替照射，注意观察患儿体温、肤色、尿粪颜色，检查血胆红素。如患儿黄疸不退或血胆红素不下降，则应考虑改用其他理疗。此法适用于新生儿高胆红素血症。

（三）紫外线理疗

利用紫外线防止疾病的方法，称为紫外线理疗。紫外线是紫光之外的不可见光线，故有紫外线之称，波长为 275 ~ 297 nm。紫外线理疗有杀菌、消炎、镇痛、改善局部血液循环、促进伤口愈合、提高免疫力等作用，适用于皮肤皮下急性化脓性感染、急性关节炎、感染或不愈合的伤口、佝偻病（维生素 D 缺乏症）、银屑病、变态反应性疾病等。禁用于全身皮肤炎症、红斑狼疮、光敏性皮炎、肝肾功能不全等。治疗时测定患者的生物剂量，在病灶局部照射，灯管垂直对准病灶中心，距离 50 cm，用毛巾遮盖好不需照射的部位，一般用红斑量照射，根据病情每次递增生物剂量，并酌情调整。

（四）激光理疗

应用激光治疗疾病的方法称为激光理疗。激光主要有热效应、机械效应、光化效应及电磁效应。低能量激光用于治疗身体各部位表浅炎症、溃疡、过敏性鼻炎、婴儿腹泻等。中等量激光用于治疗扭挫伤、关节炎、支气管炎、压疮、神经性皮炎等。高能量激光用于治疗皮肤赘生物、色素痣、宫颈糜烂、手术切割、止血等。激光理疗禁用于皮肤结核、活动出血、心肺肾功能衰竭等患者。常用激光器有氦氖激光器、二氧化碳激光器、氩离子激光器等。

三、超声波理疗

应用超声波治疗疾病的方法称为超声波理疗。超声波是每秒振动频率在 20 kHz 以上的机械振动波。常用频率为 800～1 000 kHz。超声波作用于人体可引起微细按摩效应、温热效应、理化效应。超声波理疗适用于神经痛、软组织损伤、瘢痕增生、注射后硬节、冠心病、支气管炎等。禁用于恶性肿瘤、出血倾向、心衰、高热等。超声波治疗方法有：① 直接接触法，如移动法和固定法；② 非直接接触法，如水下法和辅助器法；③ 超声药物导入理疗；④ 超声雾化吸入理疗。

四、磁理疗

应用磁场作用于人体以治疗疾病的方法称为磁理疗。磁疗主要有镇痛、镇静、消炎、消肿、降压、降脂、软化瘢痕、促进骨生长等作用。磁疗适用广泛，用于软组织损伤、关节炎、神经痛、胃肠功能紊乱、溃疡病、哮喘、乳腺炎等，禁用于高热、出血倾向、重度心肺功能障碍等。常用的磁疗方法有静磁场法，如磁疗帽、磁背心、磁腹带等；动磁场法，如旋转磁疗机、磁电动按摩机、电磁疗机等；磁化水理疗，如磁化饮水器等。

五、水理疗

应用水治疗疾病、功能康复的方法称为水理疗。水理疗是古老的物理因子理疗，近年人们进一步研究发展了水疗在康复治疗中的作用。

液态的水可与身体各部分密切接触、传递理化刺激而产生治疗作用。水理疗的种类很多，如冲浴、擦浴、浸浴、淋浴、湿包裹、蒸汽浴、漩涡浴、步行浴、水中运动等。因所应用的水温、水的成分以及作用方式、作用压力与作用部位的不同，其治疗作用及适应范围也不相同。

六、低温冷理疗

将低于人体温度的寒冷刺激作用于人体以治疗疾病的方法称为冷理疗。冷理疗可减慢神经传导速度，降低感觉神经末梢的兴奋性，使组织代谢降低、血管收缩、温度下降。冷理疗具有镇痛、解痉、降温等作用，适用于急性损伤及炎症、水肿、热灼伤、高热降温等，禁用于血液循环不良、感觉障碍、周围血管疾病、雷诺病等。常用方法有冷敷法、冰袋法、冰块按摩法、制冷剂喷雾法、冷水浴法等。

七、蜡理疗

石蜡是从石油中蒸馏出的热容量较大、导热性较小的高分子碳氢化合物。经过加热后的液体石蜡作为导热体，涂敷于患处可达到治疗某些疾病的目的。蜡理疗时蜡疗区局部热透入可达皮下 1~5 cm，有利于血肿的吸收，加速水肿消退。蜡理疗用于损伤及劳损、颈椎病、腰椎病、腱鞘炎、骨膜炎、关节障碍、关节纤维性强直、瘢痕挛缩、循环障碍、外伤或术后浸润粘连、关节炎、风湿病、肩周炎、网球肘、落枕、坐骨神经痛、慢性盆腔炎、脑血管障碍时的指端感觉异常及疼痛等。

八、浮针理疗

浮针理疗是用一次性的浮针等针具在局限性病痛的周围皮下浅筋膜进行扫散等针刺活动的针刺理疗，是传统针灸学的发挥，是在继承和发扬古代针灸学术思想、宝贵实践经验的基础上，对疼痛的一种治疗方法。只要是针灸的适应症，浮针理疗多能胜任，包括慢性头痛、颈椎病、肩周炎、网球肘、腱鞘炎、腕管综合征、腰椎间盘突出症、腰肌劳损、膝关节炎、踝关节陈旧性损伤、股骨头坏死、强直性脊柱炎、胆囊炎及胆石症、慢性胃痛、泌尿道结石、慢性附件炎、宫颈炎、痛经、顽固性面瘫等。超氧直接注入皮肤脓肿内、骨性关节炎关节腔，会收到良好的治疗效果。

九、超氧理疗

超氧理疗是将医用超氧溶于生理盐水后静脉推注、滴注、自体血回输，或超氧直接输入阴道、直肠、油膏浸入皮肤和全身超氧浴等配合应用康复疾病的方法，主要用于小儿感冒、脑血管病、病毒性肝炎、肝硬化、酒精肝、脂肪肝、血液病、青光眼、骨髓炎、帕金森病、老年痴呆、血栓、口腔炎及各类溃疡等。超氧直接注入皮肤脓肿内、骨性关节炎关节腔，会收到良好的治疗效果。

十、针灸及小针刀

针灸康复方法即利用针刺与艾灸进行治疗，起源于新石器时代。"针"即针刺，以针刺入人体穴位治病。它依据的是"虚则补之，实则泻之"的辨证原则，进针后通过补、泻、平补平泻等手法的配合运用，以取得人体本身的调节反应。"灸"即艾灸，以火点燃艾炷或艾条，烧灼穴位，将热力透入肌肤，以温通气血。小针刀理疗是一种介于手术方法和非手术理疗之间的闭合性松解术，是在切开性手术方法的基础上结合针刺方法形成的。小针刀理疗操作的特点是在治疗部位刺入深部到病变处进行轻松的切割，剥离有害的组织，以达到止痛祛病的目的。其适应证主要是软组织损伤性病变和骨关节病变。目前在小针刀基础上使用的液针刀对粘连性疾病有立竿见影的效果。

第三节　作业理疗

作业理疗是指针对患者伤残情况，有目的地选择一些作业活动进行训练与治疗，使其最大限度地恢复身体、心理和社会活动能力，增进健康，防治劳动能力的丧失和残疾发生发展的一种技术和方法。作业理疗是康复治疗的主要措施之一。

（一）分　类

1. 按作业治疗的名称分类

有木工作业、黏土作业、手工作业、编织作业、日常生活活动作业及文书类作业等。

2. 按治疗的内容分类

有日常生活活动训练，文艺治疗，园艺治疗，自助具、矫形器和假肢训练等。

3. 按治疗目的和作用分类

有改善关节活动度的作业，增强肌力的作业，提高日常生活能力的作业，调节精神的作业等。

（二）临床应用

1. 外科伤残所致功能障碍

如骨关节损伤、手外伤、断肢再植、烧伤后瘢痕等。

2. 神经系统疾病

如脑血管意外、颅脑损伤、神经肌肉疾病等。

3. 骨关节疾病

如风湿、类风湿性关节炎、肩周炎等。

4. 其他系统疾病

如冠心病、小儿脑瘫、精神分裂症等。

（三）作业方法选择

1. 按改善关节活动度的需要选择

在编织架上编织、写大字、锤钉木板、拧螺帽、捡拾珠子或豆、上下楼梯、骑自行车、打篮球、打乒乓球等。

2. 按增强肌力的需要选择

拉锯、刨木、木刻、踏功率自行车等。

3. 按改善协调平衡的需要选择

刺绣、剪贴、脚踏缝纫机做缝纫等。

4. 按提高日常生活活动能力的需要选择

扣纽扣、系带、持匙、用叉、端碗、梳洗、剃须、整容、上下楼梯、骑自行车等。

5. 按调整心理及精神状况的需要选择

插花、养鱼、下棋、打牌、弹琴、书法、绘画、编织、刺绣、打扫卫生等。

6. 按增强社会活动的需要选择

文娱活动、体育比赛、集体劳动等。

（四）作业理疗处方

1. 治疗目标与项目

根据患者的性别、年龄、职业、兴趣、生活习惯、身心功能评定结果等，确定作业理疗的目标，选择作业训练的项目。

2. 治疗剂量

强度的安排必须按照从轻到重、从简到繁的原则。各种作业的强度不同，在制定处方时必须具体规定，并在疗程中根据患者的适应性与反应给予调整。治疗时间和频度应根据患者的具体情况进行安排，一般每次 20～40 min，每日 1 次。

3. 注意事项

作业治疗的过程须由少到多，由易到难，逐渐进行；要充分调动患者的积极性，使其主动参与；定期评价患者功能恢复情况，及时调整修订治疗处方；保证安全，防止发生意外。

项目六　运动功能评定和常见运动系统疾病康复

第一节　运动功能评定

一、肌力评定

肌力是指肌肉或肌群收缩时产生的最大力量。肌力评定是测定受试者在主动运动时肌肉或肌群收缩的力量，以评定肌肉的功能状态。神经系统的病变和损伤常常引起肌力的改变，肌力测定对运动系统及神经系统病损，尤其对周围神经系统病损的功能评估十分重要。肌力评定有徒手和器械两种方法。

（一）徒手肌力评定

徒手肌力评定是指检查者用自己的双手，按照徒手肌力检查法（MMT）分级标准（见表 6-1），通过感觉受检者肌肉收缩的力量或观察受检者机体完成运动的能力及关节活动范围来判断肌力大小及异常程度的一种检查方法。

表 6-1　徒手肌力测试分级标准

级别	名称	评定标准
0	零（Zero，0）	未触及肌肉的收缩
1	微弱（Trace，T）	可触及肌肉的收缩，但不能引起关节活动
2	差（Poor，P）	解除重力的影响，能完成全关节活动范围的运动
3	可（Fair，F）	能抗重力完成全关节活动范围的运动，但不能抗阻力
4	良好（Good，G）	能抗重力及轻度阻力，完成全关节活动范围的运动
5	正常（Normal，N）	能抗重力及最大阻力，完成全关节活动范围的运动

（二）器械肌力评定

当肌力达 3 级以上时，可用专门的器械进行肌力检查，器械检测目前用于少数部位对肌群的肌力进行评定，如手部握力与捏力的评定、四肢肌肌力评定、背拉力评定、等速运动仪器的肌力评定等。

二、肌张力评定

肌张力是指肌肉在放松状态下的紧张度，以肢体被动活动或按压肌肉时所感觉到的阻力作为评定依据。肌张力是维持身体各种姿势以及正常活动所必需的条件。

（一）肌张力异常

肌张力异常可分为增高、迟缓和障碍 3 种情况。

（1）肌张力增高：肌肉张力高于正常肌张力水平，分为痉挛和肌肉强直。

（2）肌张力迟缓：肌张力低于正常肌张力水平，对关节进行被动运动时感觉阻力减弱或消失。

（3）肌张力障碍：一种以肌肉张力损害、持续或扭曲的不自主运动为特征的肌肉运动功能亢进性障碍。

（二）肌张力分级

临床上常用徒手法检查，根据肢体进行被动运动时所感受的阻力来进行分级评定（见表 6-2）。

表 6-2　肌张力临床分级

级别	肌张力	评定标准
0	软瘫	被动活动肢体无反应
1	低张力	被动活动肢体反应减弱
2	正常张力	被动活动肢体反应正常
3	轻、中度高张力	被动活动肢体有阻力反应
4	重度高张力	被动活动肢体有持续性阻力反应

三、关节活动度评定

关节活动度是指关节运动时所通过的运动弧或转动角度，分为主动关节活动度和被动关节活动度。

（一）影响关节活动度的因素

影响关节活动度的因素主要有关节面的面积差，关节囊的厚薄与松紧度，关节韧带的强弱和多少，关节周围肌肉和软组织的弹性及多少，关节盘的有无，年龄、性别和生理状态等。

（二）评定方法

关节活动度常用量角器测量，全身所有关节按解剖学姿势放置为 0°，前臂的运动手掌面在矢状面上状态为 0°。将量角器的中心点准确对到关节活动轴中心，固定臂与构成关节的近端骨长轴平行，移动臂与构成关节的远端骨长轴平行，测定关节的远端向着或离开近端运动，远端骨所达到的位置与开始位置之间的夹角。关节活动度测量的就是远端骨和近端骨的夹角。主要关节活动度的正常值见表 6-3。

表 6-3　主要关节活动度的正常值

部位	关节	运动	正常值
颈胸腰椎	寰枕关节 寰枢关节 钩椎关节 上下关节突关节	前屈、后伸	0°～45°
		左、右屈	0°～45°
		左、右旋	0°～60°
		前屈、后伸	前屈：0°～80°；后伸：0°～30°
		左、右屈	0°～40°
		左、右旋	0°～45°
上肢	肩关节	前屈、后伸	前屈：0°～180°；后伸：0°～50°
		外展	0°～180°
		内、外旋	0°～90°
	肘关节	屈、伸	0°～150°
	前臂	旋前、旋后	0°～90°
	腕	掌屈、背伸	掌屈：0°～80°；背伸：0°～70°
下肢	髋关节	前屈、后伸	前屈：0°～125°；后伸：0°～15°
		内收、外展	内收：0°～35°；外展：0°～45°
		内、外旋	0°～45°
	膝关节	屈伸	0°～135°
	踝关节	背屈、跖屈	背屈：0°～20°；跖屈：0°～45°

四、配合与协调功能评定

人体进行正常活动需要有良好的姿势控制能力，即保持身体的平衡能力；要使随意活动和完成日常生活活动保持平稳、准确、协调，则必须有良好的协调功能。平衡和协调能力相互配合，相互影响，共同维持人体正常活动。

（一）平衡功能评定

平衡是指身体重心偏离稳定位置时，通过自发的、无意识的或反射性的活动以恢复重心稳定的能力。当平衡改变时，机体恢复原有平衡或建立新平衡的过程称平衡反应。平衡的实现是在中枢神经系统控制下的感觉和运动系统的功能活动。

1. 评定目的

评定平衡主要是了解被评定对象有无平衡障碍，是否需要必要的治疗以及治疗后平衡能力是否改善。

2. 评定方法

评定方法包括主观评定和客观评定两方面，主观评定以观察和量表为主，客观评定主要指平衡测试仪评定。

（1）观察法，评定者观察被评定对象：① 在静止状态的平衡表现，如让评定对象睁、闭眼坐，睁、闭眼站，双脚并立站，脚跟碰脚尖站，单脚交替站等，观察能否保持平衡。② 运动状态下分别让评定对象坐、站立时移动身体，脚跟碰脚尖行走，足跟行走，足尖行走，走直线，侧方行走，倒退走，走圆圈，绕过障碍物行走等，观察能否保持平衡。

（2）量表法：按照量表的内容进行主观评定，然后记录并评分，较观察更为客观一些。目前信度和效度较好的量表主要有 Berg 量表、Tinnetti 量表等。

（3）平衡测试仪：仪器由受力平台、显示器、电子计算机及专用软件组成，它可以通过高精度的压力传感器和计算机技术系统控制和分离各种感觉信息的输入，评定躯体感觉、视觉、前庭系统对于平衡及姿势控制的作用与影响。测试结果可以数据和图的形式显示出来。此系统既可评定平衡功能障碍的程度及病变部位，评价康复治疗的结果，也可用做平衡训练。

（二）协调功能评定

协调是指人体产生平滑、准确、有控制的运动的能力。协调是完成精细运动和技能动作的必要条件，也是姿势控制和完成日常生活活动等必须具备的基本条件。协调功能障碍称为共济失调。临床上检查共济失调的常用方法有以下一些试验。

（1）指鼻试验：被测试者一侧上肢外展，然后用示指指尖触自己的鼻尖，分别在睁眼、闭眼、不同方向及不同速度下反复数次。

（2）指指试验：测试者与被测试者相对而坐，将示指放在被测试者面前，嘱其用示指触测试者的示指，先后在睁眼和闭眼时完成。

（3）轮替动作：让被测试者两手张开，一手向上，一手向下，交替转动；或双手反复同时（或交替）做握拳、伸开动作，速度逐渐增快。

（4）跟-膝-胫试验：嘱被测试者仰卧，抬起一侧下肢，先将足跟放在对侧的膝关节上，再沿胫骨前缘向下推移。

（5）闭目直立试验：让被测试者两脚并拢，两手向前平伸，闭月站立。出现身体摇晃或倾斜为阳性。

上述测评时主要观察动作的完成是否直接、精确，时间是否正常，在动作的完成过程中有无辨距不良、震颤或僵硬，增加速度或睁眼、闭眼，双侧比较时有无差别等。

五、步态分析

步态是一个人行走时表现出的姿态，即行走的模式。合理的步幅、步宽、步速、步频，身体重心及时转换，躯干、骨盆的有效控制以及上下肢的肌肉、关节的协调运动，构成了人体正常的步态。正常的步态有赖于中枢神经系统和运动系统正常协调的工作，其中任何部位出现病变和损害都会使步态出现异常。

步态分析是通过生物力学和运动学手段，揭示患者步态异常的影响因素，从而协助康复评估和治疗，提高其日常生活能力。

（一）步态的定性分析

步态的定性分析主要采用目测观察的方法发现患者行走时的步态有无改变和异常，以及异常的部位、性质，并找出原因，作为确定康复治疗方案的依据。这种方法不需特殊仪器和设备，简便易行，是临床常用的步态评定方法，但这种方法的准确性与评定者的经验密切相关，主观性较强。

1. 检查方法

（1）检查时让患者充分暴露下肢，以其习惯的姿态及速度来回步行数次，观察全身姿势是否协调，下肢各关节在各时期的角度是否正常，速度及步幅是否匀称，上肢摆动是否自然等。

（2）让患者快速及慢速步行，必要时做随意放松的步行及集中注意力的步行，分别进行观察。

（3）穿戴支具或矫形器后再进行观察，并进行前后对比。

2. 正常步态

（1）步行周期：人在正常步行时，从一侧足跟着地，至该侧足跟再次着地为止，称为一个步行周期。相当于支撑相与摆动相之和。

（2）正常步态的主要参数。

步宽：两侧足中线之间的距离，正常值为（8±3.5）cm。步长：行走时左右足跟或足尖先后着地两点间的距离，即一步移动的距离，正常值为男（78±6）cm，女（62±5）cm。步幅：同侧足跟（或足尖）前后两次着地间的距离，正常值为男（160±5）cm，女（130±5）cm。足角：足的长轴和纵轴线形成的夹角，正常值约为6.75°。步频：每分钟的行走步数，正常值为95～125步/min。步速：单位时间内行走的距离，正常值为65～100 m/min。

3. 步态周期

支撑相：足接触地面和承受重力的时相，占步态周期的60%；摆动相：足在空中向前摆动的时相，占步态周期的40%。

4. 常见异常步态

步态障碍主要表现为活动障碍、安全性降低和疼痛。异常步态的代偿导致步行能耗增加。常见的异常步态主要由神经肌肉因素和骨关节因素所致。

（1）骨关节因素导致的异常步态：由于运动损伤、骨关节疾病、先天畸形、截肢、手术等造成的躯体、腹盆、髋、膝、踝、足静态畸形和两下肢长度不一致，另外疼痛或关节松弛等也对步态产生明显影响，如关节强直步态、关节不稳步态（鸭步）、抗痛性步态（短促步）和一腿缩短 3.5 cm 以上的斜肩步态等。

（2）神经肌肉因素导致的异常步态。① 中枢神经损伤：中枢神经对肢体运动调节失控导致肌肉张力失衡和肌肉痉挛，包括中风、脑外伤、脊髓损伤和疾病、脑瘫、帕金森综合征等造成的偏瘫步态、剪刀步态、慌张步态、蹒跚步态等。② 周围神经损伤：神经丛、神经干、外周神经损伤或病变等导致肌肉失神经支配，肌肉无力或瘫痪，如臀大肌步态、臀中肌步态、股四头肌步态等。

（二）步态的定量分析

步态的定量分析是用一定的器械或专门的仪器设备，测量和分析步态，以得出量化的结果。定量分析可以为制订康复治疗计划和评价治疗效果提供客观依据。步态定量分析包括运动学分析和动力学分析。

1. 运动学分析

此分析是通过检查定量地描述被检查者的步态特征，方法是在患者足底涂上墨汁或其他易擦洗的染料，让其在铺上白纸的通道上行走，留下足印，测试距离最少 6 m，每侧不少于 3 个连续的足印，然后进行测量并分析结果。这种方法可以大致判断患者的步态是否对称以及步态的稳定性，获得步态的时间参数。

2. 动力学分析

此分析是指对某种步态特征进行成因学分析。这种分析成本高，分析过程复杂，多用于步态的研究工作。

采用观察法评定步态时，要按照一定的顺序观察，比如从下到上的踝关节、膝关节、髋关节、骨盆、躯干等；为了防止长时间评定造成患者疲劳，可以采用录像的方法，反复观看。定量分析时，嘱患者放松行走，双下肢分别踩在两块测力台上。

第二节　运动系统疾病的康复

一、颈椎病的康复

典型案例

患者，女，56 岁，报社编辑，颈背部酸困伴头晕、头痛 10 年余。查体：颈功能活动：前屈 15°、后伸 20°、左侧屈 10°、右侧屈 10°，压顶试验（＋）、椎间孔挤压试验（＋）、神经根挤压试验（＋）、颈牵引试验（＋）。X 线示：颈椎生理曲度变直，$C_3 \sim C_6$ 椎体骨质增生、椎间隙变窄。诊断：颈椎病。目前以手法治疗为主，针灸、牵引等治疗，经治疗后上述症状有所缓解。

（一）概　述

颈椎病又称颈椎综合征，是由于颈椎、椎间盘、关节、韧带、筋膜及肌肉等发生退行性变刺激或压迫其周围神经、血管等组织所引起的一系列临床表现。颈椎病好发于中老年人，大多属于职业病，长期低头伏案工作的职业是本病的主因。

（二）康复评定

1．症状和体征

患者多有颈，肩，臂，背部酸、胀、疼痛等不适感，有的同时伴一侧或双侧手、臂部麻木、头痛、头晕、头昏、胸闷、心慌、多汗、上下肢无力等症状。体格检查可有颈、肩、背部压痛，肌肉紧张，活动受限；健反射亢进或减弱；病理反射阳性；皮肤感觉异常；大小鱼际肌、骨间肌萎缩，上下肢肌力减弱等。

2．特征性检查

（1）臂丛牵拉试验：患者取坐位，检查者一手将患者头推向健侧，另一手握住患者手腕向相反方向牵拉。出现放射性疼痛或麻木者为阳性。

（2）椎间孔压缩试验（压顶试验）：患者头部稍偏向病侧，检查者用左手掌放在患者头顶部，右手握拳，轻轻叩打左手背，病变的椎间孔内神经根因受到压迫刺激时，患肢可出现放射性疼痛即为阳性。

（3）引颈试验（椎间孔分离试验）：患者端坐，检查者立于患者身后，双手分别托住患者枕颌部，向上牵拉颈椎，出现上肢麻痛症状减轻为阳性。

（4）霍夫曼氏征：患者手指自然微屈，检查者托起患者中指，并用拇指弹刮指甲，正常时无任何反应。如拇指及其余手指快速屈曲，提示有上运动神经元损伤。

（5）椎动脉压迫试验：患者头痛头昏时，检查者一手扶患者头顶，另一手扶其后枕部，使头向后仰并向左或右旋转后停约 15 min，若出现头昏、恶心即为阳性，为对侧椎动脉受压。

3．影像学与其他检查

（1）X 线平片检查：诊断颈椎病重要的依据。正、侧位或再加左右斜位片显示颈椎生理弯曲异常、韧带钙化、骨质增生、椎间隙狭窄、椎间孔变小等。

（2）CT、MRI 检查：显示椎间盘膨出或突出、脊髓受压、椎管及椎动脉孔狭窄等。

（3）其他检查：肌电图、脑脊液检查、椎动脉造影、脑血流图检查等。

4．颈椎病临床分型

（1）神经根型：表现为颈肩背痛，常伴有上肢麻木和感觉障碍，可有上肢无力和肌肉萎缩，肱二、三头肌腱反射异常，臂丛牵拉试验与压顶试验阳性，颈椎 X 线侧位片可见颈椎生理曲度改变，椎间隙狭窄，椎体后缘骨质增生；斜位片可见椎间孔狭窄变形，钩椎关节骨质增生等。

（2）脊髓型：多为颈椎间盘突出或椎体后缘骨赘压迫脊髓所致，也可因各种原成的椎管狭窄使脊髓受到反复磨损或发生脊髓血供障碍而发病。表现为一侧或双侧上、下肢发麻无力，手持物易坠落，抬步沉重，步态笨拙，行走困难等。病变水平以下同侧肢体肌力减弱、肌张力增加、健反射亢进、浅反射减弱，病理反射阳性，后期甚至出现大小便功能障碍。脊髓造影、CT 和 MRI 显示硬膜囊或脊髓受压。

（3）椎动脉型：为椎动脉受到骨刺压迫或受到刺激而发生痉挛，造成瞬间或长期血供不足所致。表现为转头时易出现发作性眩晕、恶心、呕吐，甚至猝倒；可伴有眼震、视物不清，耳鸣、听力减退等表现，椎动脉造影可助确诊。

（4）交感神经型：为颈椎椎间盘发生变性，局部稳定性改变，加上椎间孔变小，小关节重叠，关节囊应力增加及骨质增生等因素，而引起局部出现创伤性反应致颈部交感神经受到激惹，可表现为交感神经兴奋或抑制的症状。表现为与体位无关的头晕、头痛、头昏，肩背痛，视物模糊、眼窝胀痛、干涩或流泪，心动过速或过缓、心前区疼痛，肢体发凉怕冷或肢体发红怕热，甚至疼痛过敏，血压高低不定等。X 线正位片示骨质增生，椎间隙变窄，棘突偏歪等；侧位片示颈椎生理曲度改变，椎体前后缘有骨刺形成等。

（5）混合型：具有以上两型或两型以上的临床表现。

（三）康复措施

1. 改变某些生活方式

调整好坐姿、避免颈部长期处于一种姿势，不定期离开座位走走，做些简单的伸展操或伸展运动，可自己按摩、叩击肩颈部；每天抽出时间运动，可以增强颈背腰部肌力，改善中轴关节的稳定性，避免过早出现骨刺等。

2. 颈椎牵引

颈椎牵引是目前医院、家庭甚至工作场所采用的最主要的治疗方法。通常采用颌枕吊带牵引法，患者取坐位牵引，自己调节牵引力，以自身能耐受为度。

3. 按摩和手法治疗

采用推拿按摩，揉、摇、拍、扳等手法按摩头颈、肩背和臂等部位，并配合穴位按摩，以舒筋活络，减轻疼痛。

4. 物理因子治疗

包括超短波、微波、红外线、石蜡理疗、中药热敷等。

5. 颈椎体操治疗

通过颈背部的活动，增加颈背部肌肉的力量和颈椎的关节活动度，以保持颈椎的稳定性、灵活性和柔软性。体操理疗可在家中、工作之余等场合进行，每日 1~2 次。

（1）左右摇摆：端坐位或立位，头颈反复以"风"形左右摇摆。

（2）弧首观天：端坐位或立位，两手叉腰，头颈以"?"弧形看天。

（3）前弓后推：端坐位或立位，双手交叉紧抵枕后，头颈用劲后伸，双手则用力从后面推，使颈椎生理曲度弓向前，持续用力。

（4）倒车后视：端坐位或立位，头颈随上半身左右轮流后视，似倒车后视。

（5）环绕颈项：端坐位或立位，头颈放松，自然呼吸，缓慢左右环绕颈项。

（6）擦拍颈项：端坐位或立位，双手同时擦拍颈项。

（四）健康教育

随着年龄的增长，颈椎会出现退行性改变，加之日常生活、工作中不注意保持正确体位，特别是长时间低头、仰头或单向转项者，日积月累成颈椎病。颈椎病严重影响人们的学习、工作和生活。随着计算机的广泛使用，颈椎病趋向职业化、年轻化。

二、肩关节周围炎的康复

典型案例：

患者，女，55，图书管理员，左肩关节疼痛伴活动受限3个月余。患者于3个月前不明原因引起左肩关节疼痛伴活动受限，天气变冷或夜间疼痛加剧。查体：左肩关节僵硬，外展60°、后伸30°，左肩峰下及小结节处压痛（＋）。诊断：左肩关节周围炎（左肩周炎）。予以针灸、热疗、按摩及药物治疗，1周后缓解，继续康复治疗。

（一）概　述

肩关节周围炎简称肩周炎，俗称肩凝、冻结肩、五十肩等，是指外伤性肩峰下滑囊炎和周围组织的退行性变和慢性非特异性炎症，导致肩部疼痛及活动受限的一组疾病。肩周炎病因主要是肩周围软组织退行性改变和肩部外伤、肩部活动减少。根据病理变化可将病程分为早期（疼痛期）、慢性期（冻结期）和恢复期（解冻期）三期。肩周炎早期主要以肩部疼痛为主，然后逐渐发展为肩关节活动受限，甚至肌肉萎缩无力。本病多发于40岁以上的中老年女性，病程较长，可迁延数月甚至更长时间。

（二）康复评定

1．症状和体征

肩周炎的患者主要有肩部疼痛、肩关节活动受限、怕冷、压痛、肌肉痉挛与萎缩等一些症状。由于关节囊粘连及炎症，导致关节僵硬，活动受限。严重时患肢不能梳头、洗面和扣腰带，有时夜间因翻身移动肩部而痛醒。

2．特征性检查

物理检查：肩关节周围有无红肿、萎缩等；肩关节局部是否有压痛；肩关节运动如外展、上举和内旋时是否受限等。

3．影像学与其他检查

（1）X线检查：肩峰下脂肪线模糊变形乃至消失或肩部软组织钙化，部分病例可见大结节骨质增生和骨赘形成等。严重的肩锁关节可见骨质疏松、关节间隙变窄等。

（2）肩关节造影：可见关节囊缩小，关节囊破裂，肩胛下滑液囊破裂，肩峰下滑液囊的形态、容量改变等。

（3）其他检查：CT、MRI 检查，关节镜检查等。

4. 肩周炎的临床分型

根据病变部位对肩周炎分型。

（1）关节腔型：肩关节腔病变引起的冻结肩、肩疼痛，存在粘连性关节囊炎及肩关节周围粘连症等。

（2）滑膜囊型：以粘连性肩峰下滑囊炎、粘连性滑囊炎、钙化性滑囊炎、闭塞性滑囊炎、三角肌下滑囊炎、腱滑液鞘炎等滑膜囊病变为特征。

（3）肌腱腱鞘型：以肩关节周围肱二头肌长头腱炎、冈上肌腱炎、疼痛弧综合征、钙化性肌腱炎、退行性肌腱炎等为特征。

（4）其他肩周型：喙突炎、退行性肩关节炎、骨性关节炎、类风湿性关节炎等引起的肩周炎。

（三）康复措施

1. 心理理疗

肩周炎患者有时会表现出焦虑、紧张，为疾病的预后担忧。通过对患者进行肩周炎防治知识的宣传，介绍治疗成功的病例，提高患者对疾病的认识，消除因治疗怕疼痛而引起的紧张心理。

2. 物理因子治疗

包括针灸、超短波、微波、红外线、中药热敷、拔罐、刮痧等。

3. 推拿按摩治疗

采用推拿按摩等手法、通过主动或被动内收、后伸、外展、上举、梳头、擦汗等运动手法防止关节粘连和肌肉萎缩的理疗，并配合穴位按摩，以舒筋活络，减轻疼痛。

4. 其他治疗

局部封闭理疗、小针刀微创治疗等。

（四）康复教育

肩周炎患者关键在其持之以恒的康复训练，平时结合被动的推拿按摩进行主动的肩关节活动度的体操运动；注意局部保暖，避免肩部长时间不活动。

三、腰椎间盘突出症的康复

典型案例：

患者，男，71 岁。患者于 12 年前因腰部扭伤出现腰及左下肢后侧疼痛，有时疼痛可窜至左脚踝部，劳累或天气变化时持续发作，休息或不下地劳动时症状缓解。6 天前弯腰抱孙子起立时上述症状加重，呈持续性发作，咳嗽、打喷嚏时症状明显。行走少许左下肢无力、跛行需要坐地休息。查体：腰部活动受限，前屈 25°、后伸 10°、左右侧弯 15°，L_3/L_4、L_4/L_5、L_5/S_1 棘上及棘突左侧压痛（+），腰部叩击痛（+），直腿抬高 L30°（+）。腰椎 CT 示：L_4/L_5、L_5/S_1 椎间盘突出。诊断：腰椎间盘突出症。给予腰椎牵引、卧床休息、按摩、理疗及药物等治疗，并指导患者进行腰背肌锻炼。2 周后症状缓解。出院后遵医嘱继续行腰椎牵引、按摩等治疗及功能锻炼。

（一）概 述

腰椎间盘突出症是指在腰椎间盘退变的基础上，纤维环破裂，髓核突出，压迫神经根或脊髓引起腰腿痛等一系列临床表现。其发病原因主要是退行性变，其次与年龄、性别、环境、职业、肥胖等有关，好发于青壮年，以腰 $_4$ ~ 腰 $_5$（L_4 ~ L_5）及腰 $_5$ ~ 骶 $_1$（L_5 ~ S_1）间隙发病概率最高，根据腰椎间盘突出症髓核突出的位置、程度、方向、退变程度与神经根的关系及不同的影像学检查有多种分型方法。

（二）康复评定

1. 症 状

腰椎间盘突出症的主要症状为腰痛、下肢放射痛、肢体麻木、肢体冷感、间歇性跛行、肌肉麻痹、双下肢不全性瘫痪等，症状常反复发作。

2. 体 征

（1）步态：症状较明显者行走时姿态不自然，较重者行走时身前倾而臀部以向一侧倾斜的姿态下跛行。

（2）脊柱外形：突出物刺激神经根引起的腰腿疼痛，脊柱为了减轻对神经根的刺激在外观上腰椎生理性前突变浅或侧弯，侧弯可凸向健侧也可凸向患侧，此与突出物及压迫神经根的位置关系有关。

（3）压痛点：多位于有病间隙的棘突旁，此压痛点并向同侧，臀部及沿下肢坐骨神经区放射区，压痛点的多少和程度不一。

（4）腰部活动度：腰椎间盘突出症患者腰部活动度会有不同程度的影响。

（5）下肢肌肉萎缩：由于坐骨神经痛使患者行走或站立时就很自然地多用健肢来负重，出现失用性肌肉萎缩或神经根受压所致肌肉萎缩。

（6）肌力改变：由于神经受压，从而支配的肌肉营养障碍出现肌力减低。

（7）感觉障碍：可以是主观麻木，也可以是客观麻木，皮肤感觉下降。

（8）反射改变：患侧膝反射及跟腱反射减弱或消失。

3. 特征性检查

（1）直腿抬高试验及加强试验：由于疼痛和压迫神经根，患者仰卧时，患肢直腿抬高受限，正常可被抬高下肢 60° ~ 120°，患病时会小于 45°甚者不能抬起，有时甚至健肢直腿抬高时患肢也会出现疼痛。

（2）屈颈试验：患者坐位或半坐位，双下肢伸直，向前屈颈而引起患侧下肢放射痛即为阳性。

（3）仰卧挺腹试验：对于一些关节韧带松弛者，直腿抬高到90°时，往往仍不受限且无疼痛，此时患者仰卧，做抬臀挺腹的动作，当臀部背部离开床面时出现患肢放射痛即为阳性。

4. 影像学检查

腰椎 X 线可供参考，腰椎 CT、MRI 等检查可明确诊断。

5. 腰椎间盘突出症的病理分期与分型

（1）腰椎间盘突出前期：髓核因退变和损伤形态、质地发生改变，变性的纤维环可变薄变软而产生裂隙。

（2）腰椎间盘突出期：当腰椎间盘承受压力增加时，退变髓核可从纤维环薄弱处或破裂处突出，主要临床表现为不同程度腰部疼痛，渐感一侧下肢放射性疼痛，站立、行走、咳嗽、打喷嚏及用力大小便时，腰痛加剧，腰椎活动受限。

根据腰椎间盘纤维环破裂程度及髓核是否突出可分为 4 种类型。

① 膨出型：纤维环局限性隆起，但纤维环完整，可有或没有临床症状。

② 突出型：突出的髓核为很薄的纤维环所约束，可产生严重的临床症状。

③ 脱出型：突出的髓核穿过完全破裂的纤维环，髓核可位于神经根上、下方，或椎管前方正中处。

④ 游离型：髓核穿过完全破裂的纤维环和后纵韧带，游离于椎管内甚至位于硬膜内网膜下腔，压迫马尾神经或神经根。

（3）腰椎间盘突出晚期：腰椎间盘突出物纤维化或钙化，突出的腰椎间盘一般保守治疗已达不到治疗效果，需要采用微创介入治疗或手法方法进行治疗。

（三）康复措施

1. 卧床和制动

卧床休息是治疗腰椎间盘突出症的传统而有效的方法，特别急性期患者通常平躺卧木板床 3 周左右，以缓解肌肉紧张，离床时佩戴腰围，同时避免弯腰。

2. 腰椎牵引

牵引治疗腰椎间盘突出症效果显著，通常患者取俯卧位采用人工或电脑控制的方法来牵引，通过牵引可使椎间盘减压，减轻或消除神经根粘连、受压。

3. 药物治疗

早期通过恰当的药物治疗，消除病变部位的水肿、炎症等，较好地控制疼痛。

4. 物理因子治疗

包括热、磁疗等理疗，可促进突出部位水肿消退，粘连松解，炎症反应减轻。

5. 推拿按摩

通过推、拿、按、摩、揉等手法改善局部血液循环，达到解痉、镇痛、复位、松解粘连等效果。

6. 腰背肌锻炼

在缓解期，患者俯卧位通过抬胸看天、"飞燕落地"、吊臂悬腰等体操锻炼腰肌和腹肌以增强脊椎的稳定性，腰背悬吊还有增加椎间盘负压的作用，有利膨出的髓核回纳，以巩固疗效，防治复发。

7. 心理理疗

部分患者因功能障碍及疼痛对疾病产生恐惧心理，因此腰椎间盘突出症患者的理疗可通过鼓励其战胜疾病的信心等途径，及时纠正患者的不良心理状态，从而达到较好的康复效果。

8. 其他康复措施

包括微创髓核吸出、消融术，射频治疗及手术治疗等治疗方法。

（四）康复教育

让患者了解与腰椎间盘突出症有关的解剖结构、病因及日常诱因，使其能更好地配合康复治疗与防治复发，并通过改变某些日常生活方式避免腰部再次损伤，如搬重物时正确掌握腰部用力姿势，运动前如何合理安排腰部活动量，教会患者日常生活和工作中常用动作的正确方式等。

四、骨折后的康复

典型案例：

患者，男，56岁，于入院前3小时在骑自行车时被小汽车撞倒（具体受伤机制不详），即感腰部疼痛，疼痛进行性加重，疼痛无放射性，且活动受限。入院查体：胸12、腰椎1、2、3棘突压痛，椎旁叩痛阳性，骨盆摇摆试验阳性。X线片示：腰1、2椎体楔形变，腰椎退行性变。CT示：腰1椎体骨连续性中断，前上缘见三角形小骨片游离，断端略有错位、分离。腰2椎体高度减低呈楔形改变，椎体后缘光滑，腰1、2、3椎体左侧横突断裂，断端分离移位，腰椎边缘唇样改变。入院后给予硬床平卧、腰围保护、功能康复锻炼等治疗，症状好转后出院。

（一）概　述

1. 定　义

骨折是指各种原因导致骨的连续性和完全性中断。骨折的愈合受到年龄、感染、基础疾患、骨折的类型、具体的部位、软组织损伤的情况、治疗及康复的情况等因素的影响，愈合过程分为早期康复的血肿机化期（1～2周）、中期康复骨痂形成期（2～12周）、后期康复骨性愈合塑型期（12周～3年）三个阶段。骨折后患者的复位、固定和功能锻炼是治疗的主要环节，其中功能锻炼是骨折后主要康复手段。

2. 病　因

骨折的原因通常有直接暴力、间接暴力、肌肉拉伤、积累性损伤、骨病等，其中外伤最多见。根据骨折同时软组织损伤情况分为开放性骨折和闭合性骨折，根据骨折是否容易固定分为稳定性骨折和不稳定性骨折。

（二）主要功能障碍与评定

1. 主要功能障碍

（1）关节活动障碍：骨折后制动使关节周围软组织（如关节囊、韧带、肌腱等）缺乏必要的牵拉而逐渐挛缩，使关节活动受限。制动影响关节滑液的分泌和流动，正常循环受阻，使软骨营养障碍及萎缩，关节软骨退变、破坏。

（2）局部肌肉萎缩与肌力和耐力下降：肢体制动后肌肉的收缩功能受到限制，神经冲动减少，神经对肌肉的营养作用减弱，出现肌纤维萎缩，肌力及肌耐力随之减退。

（3）肢体血液循环障碍：患者卧床肢体制动后，关节活动和肌肉收缩减弱，肌肉对血管、淋巴管的挤压作用减弱，引起血液循环障碍，进一步影响肢体的功能活动。

（4）骨质疏松：骨折肢体制动尤其是下肢的制动影响肢体正常的负重功能，肌肉运动功能受限，骨骼应力负荷减少，骨组织血液循环减少，妨碍了骨的正常代谢，造成骨质疏松。

（5）肢体负重能力下降：骨折后长期卧床或固定一个睡姿可引起坠积性肺炎、便秘、尿路感染、下肢血栓形成等，导致肢体负重能力下降。

（6）心理行为障碍：由于疼痛及担心残疾等，同时因长期的卧床或制动会引发焦虑、忧郁等负面情绪，这些心理行为障碍也成为影响患者日常生活和治疗的重要因素。

2. 康复评定

（1）肢体长度和周径测量：采用无伸缩带尺，以骨性标志为定点对比测量肢体长度和周径。

（2）肌力及耐力测定：如采用徒手肌力测定法评定肌力等级及耐力状况。

（3）关节活动范围的测量：采用量角器测量关节活动度，了解关节活动度受限情况。

（4）步态分析：通过步态分析了解功能障碍的性质和程度。

（5）日常生活活动能力评定：对骨折患者康复阶段日常生活、社会参与能力作出评定，必要时行 X 线、CT 等影像学检查，肌电图、神经肌肉诱发电位测评等。

（三）康复措施

1. 一般情况的理疗

主要有生命体征、骨折情况、外固定的稳定性、患者心理状态及其变化等，防止压疮、尿路结石及感染、肺炎等并发症。

2. 康 复

1）目的

骨折后的康复主要是采取各种措施促进血肿和渗出物的吸收，加速骨折愈合，防止关节粘连僵硬和肌肉萎缩，使骨折较快愈合，恢复功能，尽可能减轻制动综合征或并发症。

2）基本方法

（1）体位理疗：骨折部位复位夹板等固定，抬高患肢，或患肢肌肉做静力性收缩，以促进静脉血、淋巴液回流促进消肿。

（2）关节牵引：通过牵引防止关节辅助结构、肌肉组织挛缩、粘连。

（3）运动理疗。① 主动运动：为防止肌肉萎缩，减轻肿胀、粘连，促进骨痂形成，根据肌力的状况，尽量主动运动增加肌肉的工作量；② 被动运动：借助辅助设备或人工活动关节，防止关节挛缩。

（4）理疗按摩：用热疗、磁疗、超短波、离子导入、按摩等方法防止肌肉萎缩，减少瘢痕及粘连。

（5）作业理疗：后期根据需要进行的各种手部操作，步行功能训练及平衡，协调功能训练等。

3. 骨折后的康复按阶段进行

1）第一阶段早期康复

伤后 2 周内，患肢肿胀，疼痛，骨折断端不稳定，容易再骨折或移位。此期康复的主要目的是促进血液循环，有利于消除肿胀和稳定骨折。通过抬高患肢、冰敷、主动静态收缩运动等方式使骨折处损伤反应开始消退，肿胀、疼痛减轻。主动运动根据骨折部位而异，上肢骨折做握拳、伸指和提肩举臂动作，腕肘关节不动；股骨骨折只进行股四头肌的舒缩和踝关节的屈伸活动，髋膝关节保持不动；脊柱屈曲型骨折可进行头、双肘和两足五点支撑的过伸活动。

（1）伤肢非固定关节的主动运动：伤肢近端与远端未固定的关节做各个轴位上的主动运动，必要时给予助力，以防止关节挛缩，关节周围软组织粘连。

（2）等长肌肉收缩练习：在固定 2~3 天后，局部疼痛、肿胀减轻后，开始进行固定部位不引起关节运动的有节奏的肌肉等长收缩练习，防止失用性肌萎缩。

2）第二阶段中期康复

伤后 2 周至骨折的临床愈合。患肢肿胀逐渐消失，疼痛缓解，骨折断端出现纤维连接，并逐渐形成骨痂，骨折处稳定。此期在巩固第一阶段的基础上，进一步减轻肌肉萎缩，促进血液循环以促进骨折愈合，康复训练除患肢肌肉的等长收缩和未固定关节的屈伸运动外，患者开始对近端与远端未固定的关节进行各个方位的运动，并逐渐对患肢从被动、助力运动、主动运动到抗阻运动进行功能训练。上肢骨折可不卧床；下肢骨折应尽量缩短卧床时间；脊柱骨折可在矫形器辅助下适当下床活动。成人常见骨折临床愈合时间及临床愈合标准见表6-4。

表 6-4　成人常见骨折临床愈合时间及临床愈合标准

骨折部位	临床愈合时间	骨折的临床愈合标准
锁骨骨折	4～6 周	（1）局部无压痛，无纵向叩击痛；
肱骨外科颈、肱骨髁上骨折	4～6 周	（2）局部无异常活动；
肱骨干骨折	4～8 周	（3）X 线照片显示骨折线模糊，有连续性骨痂通过骨折线；
桡骨远端骨折	4～6 周	
脊柱	10～12 周	（4）功能测定：在解除外固定情况下，上肢能平举 1 kg 重物达 1 min，下肢能连续徒步行 3 min，并不少于 30 步。连续观察 2 周骨折处不变形
骨盆	6～10 周	
股骨颈骨折	12～24 周	
股骨转子间、股骨干骨折	8～12 周	
髌骨骨折	4～6 周	
胫腓骨骨折	8～10 周	
内、外及后踝部骨折	4～6 周	

（1）扶拐支撑下的功能练习：下肢骨折患者，病情允许时，鼓励患者尽早下地，在扶拐保护下进行下肢负重练习，加快骨折端愈合。同时加强健肢活动训练，包括主动运动及抗阻力运动，使健肢能适应日常活动与必要的负重。

（2）累及关节面的骨折：在固定 2～3 周后，根据个人情况可取下固定物，进行不负重的运动，并逐渐增加活动范围。

（3）物理治疗：适时地应用物理治疗，促进血液循环、减轻疼痛，减少粘连，防止肌肉萎缩及促进骨折愈合，如电疗、磁疗、超声波治疗、按摩等。

3）第三阶段后期康复

骨折临床愈合到骨痂改造塑型完毕，在伤后 12 周到 2 年以上。此期骨折端已固定，外固定去除，骨性骨痂已形成，X 线检查已愈合，骨骼有了一定的支撑力。训练目的是通过反复的主动及被动运动，配合理疗、按摩等理疗或配支具、扶拐、手杖、轮椅等，最大限度恢复受累关节活动范围和肌力，消除邻近关节的关节活动度下降，肌肉功能萎缩等功能障碍，增强肌力，使肢体功能恢复，促进日常生活活动能力的恢复。上肢骨折辅作业理疗；下肢骨折可弃拐步行；屈曲型脊柱骨折可下床直立，双手反抱腰部，做挺胸伸腰运动。

（1）改善关节活动度：循序渐进地让关节活动范围由小到大，主动或被动运动强度逐渐增加，以主动活动为主，整个训练过程平稳缓和，避免引起疼痛和痉挛。如遇关节面骨折，关节表面不平整，活动度加大易造成关节面磨损，关节软骨退变形成创伤性关节炎。

（2）肌力训练：由于患者长时间卧床和肢体制动，肌力出现不同程度的下降，因此要进行肌力的恢复训练，肌力训练开始从按摩、被动运动、主动运动到抗阻运动，必要时悬挂肢体等减轻肢体重力负荷以完成康复动作，肌力训练宜在无痛的运动范围内进行，防止关节或骨折处损伤。

（3）恢复日常生活能力和工作能力训练：当关节活动范围和肌力有所恢复时，开始各种作业治疗及健身训练，促进日常生活能力和工作能力恢复。

（四）健康教育

1. 康复训练教育

骨折后的功能锻炼是一个艰苦的过程，患者通过健康教育既要领会到康复训练的重要性，又要学会正确的功能锻炼方法。如在医生制订的符合个体化的康复治疗计划下循序渐进、持之以恒地功能锻炼，才有可能尽早把肢体的功能恢复到最大限度。

2. 心理教育

骨折对患者的躯体和心理都会产生巨大的影响，身体的伤残可导致患者人格改变，如果不事先心理干预，可能会产生抑郁或焦虑情绪，导致生活等危机，理疗人员应予以充分的理解，积极进行心理疏导，使患者能面对现实，保持乐观情绪，积极配合康复治疗。

3. 其他教育

合理饮食，加强体育锻炼，提高体质，防治骨质疏松等。

项目七　感觉功能及作业活动评定与常见神经系统疾病康复

第一节　感觉功能评定

一、概　述

感觉功能是通过感受器对客观事物的属性如大小、形状、颜色、湿度、气味等的感知产生相应的神经冲动，通过神经传导通路，到达高级神经中枢大脑特定的皮层，从而产生相应的感觉。人体的主要感觉有躯体感觉、内脏感觉和特殊感觉三类，感觉评定主要针对躯体感觉。

（一）躯体感觉的分类

躯体感觉根据感受器的部位不同，分为浅感觉、深感觉和复合感觉。

1. 浅感觉

浅感觉指受到外在环境的理化刺激而产生的感觉，包括皮肤及黏膜的触觉、痛觉、温度觉和压觉。浅感觉的感受器大多位置表浅，位于皮肤内。

2. 深感觉

深感觉又称本体感觉，是深部组织的感觉，包括运动觉、位置觉、振动觉及深部触觉，它是由于体内的肌肉收缩，刺激了在肌肉、肌腱、关节和骨膜等处的神经末梢而产生的感觉。

3. 复合感觉

复合感觉又称皮质感觉，复合感觉包括皮肤定位觉、两点辨别觉、体表图形觉、实体觉、重量觉等。

（二）感觉障碍的性质

（1）感觉异常：在无外界刺激的情况下，患者身体的某部分自发地出现异常感觉，如麻木感、蚁行感、肿胀感、针刺感、寒冷感、温热感等。

（2）感觉倒错：对刺激的完全倒错，如对触觉刺激感到疼痛，对温热刺激感到寒冷。

（3）感觉迟钝：程度较强的刺激才能被感受到，或给予刺激后经过一定的潜伏期才能感知到，随后感觉向周围扩散，刺激停止后一段时间仍能被感觉到。

（4）感觉过敏：指感觉的敏感度增高，对刺激的反应超过正常，轻微刺激就可引起强烈反应。感觉过敏多指痛觉过敏，即轻微的疼痛刺激可引起剧烈疼痛。

（5）感觉减退：给予强烈刺激才能引起一般感觉。

（6）感觉缺失：在清醒状态下，对刺激全无感觉，同一部位各种感觉均缺失称完全性感觉缺失，同一部位仅某种或某几种感觉缺失而其他感觉保存称分离性感觉障碍，如浅感觉分离主要指某一部位的痛、温度觉消失而触觉正常，浅、深感觉分离主要指浅感觉正常而深感觉障碍。

（7）疼痛：疼痛为一种不愉快的感觉，指实际或潜在的组织损伤刺激所引起的情绪反应，无外界刺激而感觉到的疼痛称为自发性疼痛。

二、感觉评定方法

（一）浅感觉检查

1. 触 觉

嘱评定对象闭目，评定者用棉签或软毛笔轻触其两侧对称部位皮肤，让评定对象回答有无一种轻痒的感觉及受刺激的部位。检查四肢时，刺激走向与长轴平行，检查胸腹部时，刺激走向与肋骨平行。检查顺序为：面部、颈部、上肢、躯干、下肢。

2. 痛 觉

嘱评定对象闭目，评定者分别用大头针尖端和钝端以同等力量轻刺其两侧对称部位皮肤，要求评定对象立即说出具体感受（疼痛、疼痛减退、疼痛消失、痛觉过敏）。测试时注意比较，对痛觉减退的评定对象检查应从障碍部位向正常部位逐渐移行，而对痛觉过敏的评定对象要从正常部位向障碍部位逐渐移行。

3. 温度觉

嘱评定对象闭目，评定者用分别盛有冷水（5 ℃ ~ 10 ℃）和热水（40 ℃ ~ 45 ℃）的两支试管，交替接触其两侧对称部位的皮肤 2 ~ 3 s，让评定对象回答"冷"或"热"的感觉。

4. 压 觉

嘱评定对象闭目，评定者以拇指用力按在其皮肤表面去挤压肌肉或肌腱，让评定对象回答是否感到压力。对瘫痪患者，压觉检查常从有障碍部位开始至正常部位。

（二）深感觉（本体感觉）检查

1. 运动觉

嘱评定对象闭目，评定者用拇指和食指轻轻捏住其手指或足趾两侧，上下移动5°左右，让评定对象说出移动方向。如感觉不明显可加大运动幅度或测试较大关节，以了解其减退程度。

2. 位置觉

嘱评定对象闭目，评定者将其肢体移动并停止在某个位置上，让评定对象回答肢体所处位置，或用另一侧肢体模仿出相同位置。正常人能准确说出或模仿出正确位置。如在闭眼后进行指鼻试验、跟膝胫试验等共济运动测试，也为位置觉检查方法。

3. 振动觉

嘱评定对象闭目，评定者将振动的音叉柄端放置在其身体上下及左右如胸骨、股骨粗隆、棘突等隆起处，让评定对象回答有无振动感及振动感持续时间。

（三）复合感觉（皮质感觉）检查

复合感觉是大脑皮质对各种感觉刺激整合的结果，必须在浅、深感觉均正常下，复合感觉检查才有意义。

1. 皮肤定位觉

嘱评定对象闭目，评定者用棉签或铅笔头等轻触其皮肤，再让评定对象指出被刺激部位。正常误差手部小于 3.5 mm，躯干部小于 10 mm。

2. 两点辨别觉

区别一点刺激还是两点刺激的感觉称为两点辨别觉。嘱评定对象闭目，评定者用叩诊锤的两尖端或两针尖同时轻触其皮肤，距离由大至小，让评定对象回答感觉到"1点"或"2点"，测试其能区别两点的最小距离。正常人身体各部位两点辨别觉的差异较大，其中舌尖最为敏感，距离为 1 mm，手背为 20～30 mm，前胸为 40 mm，大腿部距离最大，为 75 mm。

3. 体表图形觉

辨别写在皮肤上的图形或字的感觉称为体表图形觉。嘱评定对象闭目，评定者用手指或笔杆在其皮肤上画图形（圆形、方形、三角形）或写数字（1～9），让评定对象说出所画的内容。

4. 实体觉

实体觉是检测手对实物大小、形状、性质的识别能力。嘱评定对象闭目，评定者将熟悉物品（如笔、钥匙、硬币、手表等）置于其手中，让评定对象抚摸后说出该物品的名称和属性。检查时先测患侧，再测健侧。

第二节　作业活动评定

一、概　述

作业活动是指一个人在其特定年龄阶段和生活环境中每天必须完成的活动或承担一定角色所从事的各种活动。无论是健康人还是残疾人，都要通过参加各种活动来建立个人形象、提高生存质量和体现生命价值。

作业活动障碍是指在作业活动过程中，实施者不能通过常规方式来完成与角色相适应的各种任务及活动。对健全人而言，作业活动是能够随意完成的日常活动，但对于有躯体功能障碍或认知功能障碍的人来说可能有困难。作业活动既是作业理疗的治疗手段，又是作业理疗康复的目标。

二、作业活动的分类

从作业理疗角度，作业活动分为三大类。

1. 日常生活活动

日常生活活动是其他作业活动的基础，分为基础性日常生活活动和工具性日常生活活动。基础性日常生活活动是维持最基本的生存和生活需要每天必须反复进行的日常生活活动，包括自理活动和功能性移动两大类活动。自理活动包括进食、穿脱衣、梳洗、上厕所、洗澡等活动，功能性移动包括翻身、从床上坐起、转移、行走、驱动轮椅、上下楼梯等活动。基础性日常生活活动的评定对象是住院患者。工具性日常生活活动是人们为维持独立生活所必须进行的一些活动，包括使用交通工具、购物、做饭、洗衣、使用电话、服药、维护日常安全及社区休闲活动等。

2. 工作、生产性活动

工作、生产性活动指通过提供物质与服务，能对社会、家庭作出贡献，或对自己有益的活动，包括有报酬的工作、学习、家务管理、抚养子女、照顾他人、志愿者服务等体现个人价值的角色活动。

3. 休闲活动

休闲活动指有趣的，能带来愉悦、轻松或惬意感的娱乐消遣活动，如体育运动、艺术活动、种花养狗、阅读书报、参加集体活动、游戏活动、欣赏表演等。休闲活动是一种自由选择，是身心健康者不可缺少的生活组成部分，它有助于扩展个人的知识和技能范围，有利于发展正常的生理与心理空间。

三、日常生活活动能力评定方法

（一）日常生活活动能力评定的基本方法

日常生活活动能力评定的基本方法包括提问（问卷）、观察及量表检查法三种。

1. 提问法

提问法是指通过提问的方法来收集资料并进行评价。提问可以采用口头提问和问卷提问两种方式。提问尽量让患者本人回答，内容从笼统到具体。

2. 观察法

观察法指检查者亲自观察患者进行日常生活活动的具体情况,评估其实际活动能力。在模拟的生活、工作环境下给患者发出动作指令,让患者实际去做,然后客观地评定,以防止患者夸大或缩小其能力。

3. 量表法

量表法是采用经过标准化设计、具有统一的内容及评价标准的检查表评定日常生活活动(ADL)。这些方法都经过了信度、效度及灵敏度检验。评定的内容及评分方法统一,使评定结果可以在不同的患者之间、治疗的前后以及不同的医疗机构之间进行比较,因此,量表法是目前临床和科研中观察康复治疗效果、研究新理疗的常用方法。常用的日常生活活动量表评定方法有 Barthel 指数评定、功能独立性测量表等。

(二)Barthel 指数评定

Barthel 指数评定法是一种应用广泛的日常生活活动能力评定方法。该方法不仅用于评定治疗前后的功能状况,还可用来预测治疗效果、住院时间及预后等。

1. 评定内容

Barthel 指数包括穿衣,修饰,洗澡,进食,上厕所,控制大、小便,床椅转移,行走和上下楼梯共 10 项内容。根据是否需要帮助及所需帮助程度分为 0 分、5 分、10 分、15 分四个功能等级,总分为 100 分。得分越高,独立性越强,依赖性越小(见表 7-1)。

表 7-1 Barthel 指数

日常活动项目	独立	需部分帮助	需很大帮助	完全不能独立
进食	10	5	0	0
穿衣(包括系鞋带等)	10	5	0	0
用厕(包括拭净、整理衣裤、冲水)	10	5	0	0
上下楼梯	10	5	0	0
控制大便	10	5(偶尔失控)	0(失禁)	0
控制小便	10	5(偶尔失控)	0(失禁)	0
床椅转移	15	10	5	0
平地行走 45 米	15	10	5(需轮椅)	0
修饰(洗脸、刷牙、梳头、刮脸)	5	0	0	0
洗澡	5	0	0	0

2. 评分标准

不能达到项目中规定的标准,计 0 分,总分低于 20 分者提示生活完全需要依赖;20~40 分者为重度功能障碍,生活需要很大帮助;40~60 分者为中度功能障碍,生活需要帮助;大于 60 分者生活基本可以自理。Barthel 指数总分在 40 分以上者康复治疗的效益最大。

（三）功能独立性评定（FIM）

功能独立性评定是近年来提出的一种能更为全面、客观地反映患者 ADL 能力的评定方法，包括 6 个方面共 18 项内容，其中运动性 ADL 13 项，认知性 ADL 5 项。按照患者在完成各项活动时的独立程度、对辅助器具或设备的需要以及他人给予帮助的量分为 7 级，每项最高得分为 7 分，最低得分为 1 分，具体评定内容及评分标准见表 7-2 和表 7-3。

表 7-2　FIM 评定内容

项目序号	项目	具体内容
I	自理活动	1. 进食　2. 梳洗修饰　3. 洗澡　4. 穿上身衣服　5. 穿下身衣服　6. 如厕
II	括约肌控制	7. 排尿管理　8. 排便管理
III	转移	9. 床椅间转移　10. 转移至厕所　11. 转移至浴盆或浴池
IV	行走	12. 步行/轮椅　13. 上下楼梯
V	交流	14. 理解　15. 表达
VI	社会认知	16. 记忆　17. 社会交往　18. 解决问题

表 7-3　FIM 评分标准

能力		得分	评定标准
完全依赖	完全帮助	1	患者主动用力低于 25%，或完全由别人帮助
	最大量帮助	2	患者主动用力完成活动的 25%～50%
有条件的依赖	中等量帮助	3	给患者接触身体的帮助，自己在活动中付出的力量为 50%～75%
	小量接触性身体帮助	4	给患者的帮助限于轻触，自己在活动中付出的努力不低于 75%
	监护或准备	5	需要他人给予提示，或示范就可以完成活动，不需要接触身体的帮助
独立	有条件的独立	6	活动能独立完成，但需要辅助设备，或超过规定时间，或需考虑安全保证问题
	完全独立	7	不用辅助设备，在规定时间内完成，安全规范完成活动

FIM 评分总分最高 126 分，最低 18 分。按照 FIM 评分可以对患者的自理能力进行分级。126 分：完全独立；108～125 分：基本独立；90～107 分：极轻度依赖或有条件独立；72～89 分：轻度依赖；54～71 分：中度依赖；36～53 分：重度依赖；19～35 分：极重度依赖；18 分：完全依赖。

FIM 评定在反映残疾水平及需要帮助的量方面比 Barthel 指数更详细、精确和敏感，因此是评价康复治疗效果的有力指标。由于增加了认知和社交两方面的内容，使此评定方法不仅可以用于运动功能损伤所致的 ADL 能力障碍，也可以用于评价认知功能障碍 ADL 活动的影响。

第三节　常见神经系统疾病康复

一、脑卒中的康复

典型案例：

1. 病史摘要

患者，女性，60 岁，因"左侧肢体活动不利伴言语不清、饮水呛咳 28 天"收入院。

现病史：患者入院前 28 天凌晨起床时，突感左侧下肢活动不利，不能行走，渐加重，约 2 小时后左上肢不能抬起，左下肢完全不能活动，右下肢较前沉重，伴头晕、言语不清、饮水呛咳及吞咽困难。无头痛、呕吐、视物旋转、耳鸣耳聋及肢体抽搐等症状，被送当地医院行头颅 CT 检查，示"左侧基底核区小片状低密度灶，未见高密度灶"，诊断为"急性脑梗死（右侧颈内动脉系统可能性大），陈旧性脑梗死（左侧基底节，左大脑中动脉供血区）"，予以控制血压、改善循环、营养神经等药物治疗。经针灸及肢体被动活动等康复措施，左侧肢体可动，饮水呛咳较前改善，言语欠清，不能自行起坐及站立，翻身、进食、洗漱、更衣等日常生活动作不能自理，为进一步康复入院。

既往史：7 年前突发右侧肢体活动不利，以"脑梗死"住院治疗，无明显后遗症状。5 年前再次因突发右侧肢体活动不利以"脑梗死"住院，遗留右侧上肢欠灵活，右手尚可执笔写字但笨拙，可独立步行但自觉右下肢力稍弱，生活可自理。高血压病史 30 余年，不规律口服降压药物，血压波动于（150～160）/（70～90）mmHg。否认糖尿病、高脂血症、冠心病等病史。饮酒 20 余年，每周半斤白酒，否认吸烟史。

家族史：母亲患有高血压，死于"脑血管意外"。父亲已故，死因不详。有兄弟姐妹 5 人，均患有高血压，其中 1 人患有糖尿病。

职业史：从事机关公务员工作至退休。

心理史：病前性情温和，病后无明显改变。否认重大心理创伤史。

入院查体：血压 140/80 mmHg，神清，对答切题，言语欠清晰，MMSE 25 分（文化程度中学），偏侧空间忽略筛查阴性。双瞳孔等大等圆，直径 3 mm，直接、间接对光反射灵敏，眼动充分、自如，双侧额纹对称，左侧鼻唇沟浅，示齿口角右偏，张口欠充分、闭唇力弱不能抗阻、咽反射减弱、舌各方向运动幅度小，伸舌左偏，构音障碍，洼田饮水试验Ⅲ级，余脑神经查体未见异常。各关节活动度正常。肌张力左上肢低，左下肢略偏低，右上下肢正常。Brunnstrom 分期：左上肢Ⅱ，左手Ⅱ，左下肢Ⅲ，右上肢Ⅴ，右手Ⅴ，右下肢Ⅵ。手的实用性：左手废用手，右手实用手 B。双侧针刺觉对称存在，双侧关节位置觉、运动觉正常。双侧肱二头肌腱反射、膝腱反射活跃。双侧掌颔反射阳性，双侧 Hoffmann 征阳性，双侧 Babinski 征阳性。颈抵抗阴性。左肩关节半脱位一横指，左手肿胀，左手皮温略高于右侧。改良巴氏 ADL 指数评定 35 分。

【辅助检查】

头颅 MRI（发病第 7 天）：双侧基底节区多发长 T1 长 T2 信号，右基底节区病灶呈高弥散信号。

2．康复诊断

（1）脑梗死恢复期：右大脑中动脉供血区，左侧偏瘫，动脉粥样硬化性；左大脑中动脉供血区，右侧偏瘫，动脉粥样硬化性，脑梗死后遗症，高血压病 3 级（极高危）。

（2）构音障碍，吞咽障碍，双侧肢体运动功能障碍，平衡障碍，左肩关节半脱位，左侧肩手综合征一期。

（3）ADL 严重功能缺陷。

（4）社会参与能力降低。

3．康复评定

康复评定是康复治疗的基础。康复评定会是康复评定工作的重要形式之一，一般由康复医师主持。在会上，各康复小组成员通过各自的评定，对患者功能障碍的性质、部位、程度、发展、预后及康复目标充分发表意见，提出各自领域的康复对策、康复目标和治疗处理意见，然后由康复医师归纳总结为完整的康复评定和治疗方案，指派各专业人员分头实施。通常在治疗中、治疗后再次召开评定会，总结康复疗效、调整康复计划。参加评定会人员一般包括康复医师、康复护士、物理治疗师（PT）、作业治疗师（OT）、言语治疗师（ST）、心理医师、认知治疗师、矫形技师、营养师、患者及患者家属等。以下介绍该患者的两次康复评定会。

1）初期康复评定（入院第 7 天）

（1）物理治疗师：该患者的主要障碍点为左侧肢体肌张力低；左肩关节半脱位大约一横指，左手肿胀，左侧肩手综合征；双下肢负重能力差（左膝关节不能自主控制，右膝关节控制能力低下）；左侧髋、膝、踝关节无分离运动，双侧躯干肌无力，核心控制能力差，躯干平衡差；参与呼吸的肋间肌、膈肌、腹肌肌力弱。训练重点，核心控制及躯干肌肉控制训练；诱发左侧上肢主动运动出现；提高左侧下肢肌张力，诱发髋、膝、踝三关节部分分离运动；增强右侧肢体肌力；站起立床提高下肢负重能力，改善心肺功能；呼吸训练。康复目标：近期目标，诱发左上肢主动运动、促通左下肢分离运动出现，增强右侧肢体肌力，提高躯干肌核心控制能力，改善呼吸运动功能；远期目标，达到轮椅生活自理。

（2）作业治疗师：主要障碍点包括躯干平衡差，独立坐位静态保持可达 5 min，动态平衡保持困难；左侧肩关节半脱位达一横指；左肩手综合征，左手肿胀；左上肢肩肘关节控制稳定性差；右上肢运动速度差，全身耐力差。康复目标：远期目标为患者回归家庭、减少家人理疗负担；近期目标，提高静态及动态坐位平衡能力。改善左侧肩关节半脱位，缓解左手肿胀；提高左上肢肩肘关节稳定性；右上肢运动速度训练、协调性训练及右上肢耐力训练。提高 ADL 能力。具体训练措施：双上肢推滚筒以提高左上肢运动功能并改善躯干肌运动耐力；坐位下躯干控制训练（静、动态坐位平衡训练）；被动手法刺激左肩关节周围肌肉以改善肩关节半脱位、冷热水交替浴改善左手肿胀；单手扶球训练

（由易到难），仰卧位双手交叉握手后肩屈曲 90°肘关节伸直保持训练，提高肩肘关节控制能力；右手持木钉向高处定位插放训练；以右上肢功能为重点，以右手为利手，训练进食、穿脱上衣及转移训练。

（3）言语治疗师：患者神志清晰，被动坐位，交流态度好。经构音障碍检查，患者言语清晰度差，日常交流可听懂 70%；单音节构音尚可，多音节构音差，音质为费力声，发音嘶哑。鼻腔发音好，送气音发音好于不送气音。句子检查有不适宜停顿。经构音器官检查，唇舌运动范围小、力度差。长发音时间约 2 s，快吸慢呼均不能，音调无变化，音量变化较差。经吞咽障碍检查，水分误咽。认知期正常，口腔前期食团形成速度慢，口腔期舌体上抬力弱，食团向后推送稍慢。经电视内镜吞咽检查，水（液体，亚甲蓝染色）1 mL 吞咽完全残留在会厌谷、梨状窝，未形成完整吞咽，3 mL 吞咽后喉前庭蓝染，渗透，5 mL 吞咽后声门下蓝染，误咽；酸奶（半流质）食物吞咽后梨状窝有残留，二次吞咽可完全清除；面包（固体）吞咽无残留无误咽。康复目标：提高言语清晰度、吞咽速度及安全性。康复训练计划：呼吸运动训练，吹纸条，增加肺活量，提高呼吸协调性；构音训练，送气音、卷舌音、爆破音训练；吞咽训练，构音、吞咽器官感觉刺激、运动训练等间接训练；给予液体、半流质饮食直接吞咽训练；指导患者调整进食体位姿势，强化正常吞咽模式，限制液体一口量 3 mL 以内。

（4）康复护师：饮食宣教，指导患者低盐低脂的饮食安排；患者左上肢肌张力低，无主动运动，指导患者及家属良肢位的摆放；坐位动态平衡差，跌倒坠床风险高，加强对患者及家属的安全宣教，嘱患者家属随时放置床挡板，理疗时患者不穿拖鞋；指导患者及陪住家属介助下由床到轮椅的转移方法；指导患者进行进食、更衣等 ADL 动作的自我训练；患者左侧肩手综合征，督促患者每日坚持进行冷热水交替刺激及向心性缠线，以改善症状。

（5）康复医师：总结该患者目前存在的障碍点，包括构音障碍，主要表现为声音嘶哑、清晰度低；吞咽障碍，准备期、口腔期、咽期均存在动作力弱及不协调，存在水分误咽；双侧肢体运动功能障碍，Fugl-Meyer 运动功能评定，左侧 25 分（上肢 7 分，联合反应水平；下肢 18 分，协同运动水平），右侧 79 分（上肢 59 分，分离运动水平；下肢 20 分，部分分离运动水平）；平衡障碍，坐位平衡静态可，动态差，Fugl-Meyer 平衡功能评定 2 分（无支撑坐位可保持 5 min）；左肩关节半脱位一横指；左侧肩手综合征一期；患者改良巴氏 ADL 指数评定 35 分，ADL 严重功能缺陷，大小便能控制，洗脸、梳头、刷牙等修饰动作不能独立完成；进食、转移需要大部分介助；行进、穿衣、洗澡完全介助；社会参与能力降低。康复目标：轮椅生活、安全进食、ADL 部分自理、回归家庭。目前康复训练的重点：提高躯干肌的控制能力，改善坐姿及头颈部的控制能力；促进左侧肢体肌张力恢复，诱发左上肢的主动运动及促进左下肢分离运动充分出现；呼吸肌训练，改善发音质量和咳嗽排痰能力；通过体位、食物（尤其是液体）一口量的控制提高进食安全性；通过改善坐位动态平衡及右上肢运动速度及协调性的训练，提高 ADL 能力。

（6）康复科主任医师：患者中年女性，右利手，有高血压病史。既往两次脑梗死，遗留右侧肢体轻瘫。需控制血压等危险因素，继续抗血小板聚集、降低血脂等卒中防治治疗。此次脑梗死责任病灶位于右基底节区，致左侧偏瘫，同时右侧肢体运动障碍加重。

考虑其可能的机制为既往左侧半球损伤后，以右大脑半球形成功能活跃区代偿功能，故右半球代偿功能区损伤导致右侧偏瘫肢体功能下降；此次右基底节病损时，左半球应向右侧代偿供血，然而由于左侧半球以往有过二次缺血病变，供血已有下降，在向右侧供血代偿的情况下，左侧缺血可能加重，导致右侧肢体运动功能障碍加重。双侧半球损伤导致假性延髓麻痹，表现为构音障碍、吞咽障碍；双侧肢体运动功能障碍，左侧较重；躯干控制障碍，平衡障碍；ADL 能力下降。

患者康复的有利因素：交流态度好，无明显认知障碍；康复训练欲望高，主动性好；无明显感觉（尤其深感觉）障碍；目前被动坐位下头颈部可以保持中立位，能够达到吞咽、构音障碍训练对体位姿势的基本要求。不利因素：躯干平衡差，腹横肌、腹斜肌、腰大肌等躯干深部肌肉力弱，导致抗重力性姿势控制障碍，头颈部运动控制能力有待提高；双上肢运动功能障碍，发病 1 个月余左上肢肌张力仍低，且未出现主动运动，判定预后不良，严重限制 ADL 能力提高。

同意大家意见，设定康复目标为介助下轮椅生活，回归家庭。言语治疗师通过改善唇舌运动及协调性，培养正确的坐位进食姿势，限制进食的一口量，注意食物性状及控制进食时间，提高进食的安全性。物理治疗师训练侧重核心控制，同时强化呼吸肌训练，以辅助言语治疗改善构音障碍。作业治疗师以改善坐位平衡，提高右上肢功能、右手实用性为训练重点。作业治疗师及理疗均选择右手为利手进行进食、洗漱等 ADL 训练。

2）再次康复评定（入院第 37 天）

患者按照评定会方案康复治疗一个月后，再次康复评定，参加人员、讨论形式同前。患者病情变化如下：患者可主动控制头颈姿势，躯干平衡较前改善，坐位动态平衡能力提高，掌握了头部前倾、小于 3 mL 一口量饮水的方法；左上肢肌张力略有恢复，未出现主动运动，左手肿胀明显改善；右手实用性提高到实用手 A，但运动速度稍差，以右手为利手，可独立完成进食、更换上衣等 ADL 动作；辅助下站立，左下肢负重能力提高，床与轮椅之间的转移介助减少。介助下轮椅生活目标达到，康复有效出院、回归家庭。

讨论题：

（1）脑卒中的定义是什么？

（2）如何根据 Brunnstrom 评定指导偏瘫的康复治疗？

（3）偏瘫患者常见的痉挛模式是什么？

（4）脑卒中康复治疗的基本原则是什么？

（一）概　述

1. 脑卒中的定义

脑卒中也称脑血管意外，是指突然发生的、由脑血管病变引起的局限性或全脑功能障碍，持续时间超过 24 小时或引起死亡的临床综合征。它包括脑梗死、脑出血和蛛网膜下腔出血。脑梗死包括脑血栓形成、脑栓塞和腔隙性脑梗死。

2. 流行病学

脑卒中是危害中老年人生命与健康的常见病,我国城乡脑卒中年发病率为 200/10 万,年死亡率为 80/10 万 ~ 120/10 万，存活者中 70%以上有不同程度的功能障碍，其中 40%为重度残疾，脑卒中的复发率达 40%。

3. 病　因

世界卫生组织提出脑卒中的危险因素包括：① 可调控的因素，如高血压、心脏病、糖尿病、高脂血症等；② 可改变的因素，如不良饮食习惯、大量饮酒、吸烟等；③ 不可改变的因素，如年龄、性别、种族、家族史等。近年来，随着临床诊断水平的提高，脑卒中急性期死亡率有了大幅度下降，人群中脑卒中的总患病率和致残率也明显降低。

4. 临床特点

由于发生脑卒中时脑损伤的部位、大小和性质等不同，其临床上可以表现为：① 感觉和功能障碍，表现为偏身感觉（浅感觉和深感觉）障碍、一侧视野缺失（偏盲）和偏身运动障碍；② 交流功能障碍，表现为失语、构音障碍等；③ 认知功能障碍，表现为记忆力障碍、注意力障碍、思维能力障碍、失认等；④ 心理障碍，表现为焦虑、抑郁等；⑤ 其他功能障碍，如吞咽困难、二便失控、性功能障碍等。

5. 三级康复

为了最大限度地降低脑卒中的致残率，提高患者的生存质量，应在及时抢救治疗的同时，积极开展早期康复治疗。脑卒中三级康复网络的建立符合我国分层级医疗服务体系的基本要求。一级康复是指脑卒中急性期在神经内科或神经外科住院期间进行的康复治疗，卒中单元已经成为脑卒中规范治疗的重要组成部分，即将早期规范的康复治疗与脑卒中急性期治疗有机地结合，积极防治各种并发症，为患者下一步改善受损的功能创造条件；二级康复是指脑卒中恢复早期在康复医学科或康复中心进行的康复治疗，尽可能使脑卒中患者受损的功能达到最大限度的改善，提高患者日常生活活动能力；三级康复是指脑卒中恢复中后期或后遗症期在社区和家庭开展的康复治疗，提高患者参与社会生活的能力。

（二）康复评定

1. 脑损害严重程度的评定

1）格拉斯哥昏迷量表（GCS）

GCS 是根据患者睁眼情况（1~4 分）、肢体运动（1~6 分）和言语表达（1~5 分）等三个方面来判定患者脑损害的严重程度。GCS≤8 分为重度脑损害，呈昏迷状态；9~12 分为中度脑损害；13~15 分为轻度脑损害。

2）脑卒中患者临床神经功能缺损程度评分标准

该量表是我国学者在参考爱丁堡和斯坎的纳维亚量表的基础上编制而成，它是目前我国用于脑卒中临床神经功能缺损程度评定最广泛的量表之一，其评分为 0~45 分，0~15 分为轻度神经功能缺损；16~30 分为中度神经功能缺损；31~45 分为重度神经功能缺损。

3）美国国立研究院脑卒中评定量表（NIHSS）

NIHSS 是国际上公认的、使用频率最高的脑卒中评定量表，有 11 项检测内容，得分低说明神经功能损害程度重，得分高说明神经功能损害程度轻。

2．运动功能评定

1）Brunnstrom 运动功能评定方法

Brunnstrom 将脑卒中偏瘫运动功能恢复分为六期，根据患者上肢、手和下肢肌张力与运动模式的变化来评定其运动功能恢复状况。Brunnstrom 1 期为患者无随意运动；Brunnstrom 2 期为患者开始出现随意运动，并能引出联合反应、共同运动。Brunnstrom 3 期为患者的异常肌张力明显增高，可随意出现共同运动；Brunnstrom 4 期为患者的异常肌张力开始下降，其共同运动模式被打破，开始出现分离运动；Brunnstrom 5 期为患者的肌张力逐渐恢复，并出现精细运动；Brunnstrom 6 期为患者的运动能力接近正常水平，但其运动速度和准确性比健侧差。

2）Fugl-Meyer 评定法

Fugl-Meyer 评定法主要包括肢体运动、平衡和感觉计分，以及关节被动活动度计分（包括运动和疼痛总计分）。

3．平衡功能评定

1）三级平衡检测法

三级平衡检测法在临床上经常使用。一级平衡是指在静态下不借助外力，患者可以保持坐位或站立位平衡；二级平衡是指在支撑面不动（坐位或站立位），身体某个或几个部位运动时可以保持平衡；三级平衡是指患者在外力作用或外来干扰下仍可以保持坐位或站立平衡。

2）Berg 平衡评定量表

Berg 平衡评定量表是脑卒中临床康复与研究中最常用的量表，一共有 14 项检测内容，每项评分 0 ~ 4 分，满分 56 分，得分高表明平衡功能好，得分低表明平衡功能差。

4．日常生活活动能力的评定

日常生活活动（ADL）能力的评定是脑卒中临床康复常用的功能评定，其方法主要有 Barthel 指数和功能独立性评定（FIM）。

5．生存质量（QOL）评定

QOL 评分分为主观取向、客观取向和疾病相关的 QOL 三种，常用量表有生活满意度量表、WHO-QOL100 和 SF-36 等。

6．其他功能障碍的评定

其他功能障碍评定的量表还有感觉功能评定、认知功能评定、失语症评定、构音障碍评定和心理评定等。

（三）康复治疗

脑卒中突然发病后，根据脑组织受损的程度不同，临床上可有相应中枢神经受损的表现。常见的功能障碍有偏身感觉障碍、运动障碍、偏盲，可以合并有吞咽功能障碍、交流功能障碍、认知功能障碍、心理障碍以及肩部问题和大小便问题等，严重的可以出现四肢瘫，昏迷，甚至死亡。脑卒中康复主要是针对上述功能问题进行相应的处理，只有早期康复介入，采取综合有效的措施，并注意循序渐进和患者的主动参与，才能最大限度地减轻其中枢神经受损的功能，为提高脑卒中患者的生存质量创造条件。

1. 脑卒中的康复目标与时机选择

1）康复目标

采用一切有效的措施防治脑卒中后可能发生的并发症（如压疮、坠积性或吸入性肺炎、泌尿系感染、深静脉血栓形成等），改善受损的功能（如感觉、运动、语言、认知和心理等），提高患者的日常生活活动能力和适应社会生活的能力，即提高脑卒中患者的生存质量。

2）康复时机

循证医学研究表明，早期康复有助于改善脑卒中患者受损的功能，减轻残疾的程度，提高其生存质量。通常主张在生命体征稳定48小时后，原发神经病学疾患无加重或有改善的情况下，开始进行康复治疗。现在研究发现脑卒中康复越早越好，应提前到急诊。脑卒中康复是一个长期的过程，病程较长的脑卒中患者仍可从康复中受益，但其效果较早期康复者差。对伴有严重的合并症或并发症，如血压过高、严重的精神障碍、重度感染、急性心肌梗死或心功能不全、严重肝肾功能损害或糖尿病酮症酸中毒等，应在治疗原发病的同时，积极治疗合并症或并发症，待患者病情稳定48小时后，方可逐步进行康复治疗。

2. 脑卒中康复治疗的基本原则

（1）选择合适的病例和早期康复时机。

（2）康复治疗计划是建立在功能评定的基础上，由康复治疗小组共同制订，并在其实施过程中酌情加以调整。

（3）康复治疗贯穿于脑卒中治疗的全过程，做到循序渐进。

（4）综合康复治疗要与日常生活活动和健康教育相结合，并有脑卒中患者的主动参与及其家属的配合。

（5）积极防止并发症，做好脑卒中的二级防治。

3. 急性期康复治疗

脑卒中急性期通常是指发病后的1~2周，相当于Brunnstrom分期1~2期，此期患者从患侧肢体无主动活动到肌肉张力开始恢复，并有弱的曲肌与伸肌共同运动。康复治疗是在神经内科或神经外科常规治疗（包括原发病治疗，并发症治疗，控制血压、血糖、血脂等治疗）的基础上，病情稳定后即开始进行。本期的康复治疗为一级康复，其目标是通过被动活动和主动参与促进偏瘫侧肢体肌张力的恢复和主动活动的出现，以及肢体正确的摆放和体位的转换（如翻身等），防治可能出现的压疮、关节肿胀、下肢深静脉血栓形成、泌尿系和呼吸道的感染等并发症。偏瘫侧各种感觉刺激、心理疏导，以及其他相关的床边康复治疗（如吞咽功能训练、发音器官运动训练、呼吸功能训练等），有助于脑卒中患者受损功能的改善。同时，积极控制相关的危险因素（如高血压、高血糖、高血脂和心房纤颤等），做好脑卒中的二级防治。

1）良肢位摆放

良肢位是为了保持肢体的良好功能而将其摆放在一种体位或姿势，是从治疗理疗的角度出发而设计的一种临时性体位。早期脑卒中患者大部分时间都是在床上度过的，因此采取正确的体位非常重要。

良肢位的摆放是对脑卒中患者早期最基础的治疗。对抑制痉挛模式（上肢屈肢痉挛、下肢伸肌痉挛）、防治肩关节半脱位、早期诱发分离运动等均能起到良好的作用。一般 2 小时变换一次患者的体位，当患者能在床上翻身或主动移动时，可适当改变间隔时间。

为增加偏瘫侧的感觉刺激，多主张患者偏瘫侧卧，偏瘫侧上肢应呈肩关节前屈 90°，伸肘、伸指、掌心向上；偏瘫侧下肢呈伸髋、膝稍屈、踝背屈 90°，健侧肢体放在舒适的位置。仰卧位时，偏瘫侧肩胛骨和骨盆下应垫薄枕，防止日后的后缩，偏瘫侧上肢呈肩关节稍外展、伸肘、伸腕、伸指、掌心向下；偏瘫侧下肢呈屈髋、屈膝、足踩在床面上，或伸髋、伸膝、踝背屈 90°，健侧肢体可放在舒适的位置。健侧卧位时，偏瘫侧上肢有支撑（垫枕），肩关节呈前屈 90°，伸肘、伸腕、伸指，掌心向下；偏瘫侧下肢有支撑（垫枕），呈迈步状（屈髋、屈膝、踝背屈 90°，患足不可悬空）。

2）偏瘫肢体被动活动

本期多数脑卒中患者的患侧肢体不能主动活动或主动活动很弱，肌张力低。为了保持关节活动度，防治关节肿胀和僵硬，促进偏瘫侧肢体主动活动的早日出现，以被动活动偏瘫肢体为主。活动顺序为从近端关节到远端关节，一般每日 1～2 次，每次 10 min 以上，直至偏瘫肢体主动活动恢复。同时，嘱患者头偏向偏瘫侧，通过视觉反馈和治疗师言语刺激，有助于患者的主动参与。被动活动宜在无痛或少痛的范围内进行，以免造成软组织损伤。在被动活动肩关节时，偏瘫侧肱骨应呈外旋位，即手掌向上（仰卧位），以防肩部软组织损伤产生肩痛。

3）床上活动

（1）双手叉握上举运动：双手叉握，偏瘫手拇指置于健手拇指掌指关节之上（Bobath 握手），在健侧上肢的帮助下，做双上肢伸肘、肩关节前屈、上举运动。

（2）翻身：向偏瘫侧翻身呈患侧卧，双手叉握、伸肘、肩前屈 90°，健侧下肢屈膝、足踩在床面上，头转向偏瘫侧，健侧上肢带动偏瘫侧上肢向偏瘫侧转动，并带动躯干向偏瘫侧转，同时健侧足踏在床面用力使得骨盆和下肢转向偏瘫侧；向健侧翻身成健侧卧，动作要领同前，只是偏瘫侧下肢的起始位需他人帮助，健侧卧的肢位摆放同前。

（3）桥式运动（仰卧位屈髋、屈膝、挺腹运动）：仰卧位，上肢放于体侧，双下肢屈髋、屈膝，足平踏于床面，伸髋使臀部抬离床面，维持该姿势并酌情持续 5～10 s。

4）物理因子治疗

常用的有局部机械性刺激（如用手在相应肌肉表面拍打等）、冰刺激、功能性电刺激、肌电生物反馈和局部气压治疗等可使瘫痪肢体肌肉通过被动引发的收缩与放松，逐步改善其张力。

5）传统理疗

常用的传统理疗有按摩和针刺治疗等，通过深浅感觉刺激，有助于局部肌肉的收缩和血液循环，从而促进患侧肢体功能的改善。

4. 恢复早期康复治疗

脑卒中恢复早期（亚急性期）是指发病后的 3～4 周，相当于 Brunnstrom 分期 2～3 期，患者从患侧肢体弱的屈肌与伸肌共同运动到痉挛明显，患者能主动活动患肢，但肌肉活动均为共同运动。本期的康复治疗为二级康复，其目标是加强协调性和选择性的随意运动为主，并结合日常生活活动进行上肢和下肢实用的功能的强化训练，同时注意抑制异常的肌张力。脑卒中患者运动功能训练的重点应放在正常运动模式和运动控制能力的恢复上。相当一部分偏瘫患者的运动障碍与其感觉缺失有关，因此，改善各种感觉功能的康复训练对运动功能恢复十分重要。

1) 床上与床边活动

（1）上肢上举运动：当偏瘫侧上肢不能独立完成动作时，仍采用前述双侧同时运动的方法，只是偏瘫侧上肢主动参与的程度增大。

（2）床边坐与床边站：在侧卧位的基础上，逐步转为床边坐（双脚不能悬空），开始练习该动作时，应在治疗师的帮助指导下完成；床边站时，治疗师应站在患者的偏瘫侧，并给予其偏瘫膝一定帮助，防止膝软或膝过伸，要求在坐站转移过程中，双侧下肢应同时负重，防止重心偏向一侧。

（3）双下肢交替屈伸运动，休息时应避免足底的刺激，防止跟腱挛缩于足下垂。

（4）桥式运动：基本动作要领同前，可酌情延长伸髋挺腹的时间，患侧下肢单独完成可增加难度。

2) 坐位活动

（1）坐位平衡训练：通过重心（左、右、前、后）转移进行坐位躯干运动控制能力的训练，开始训练时应有治疗师在偏瘫侧给予帮助指导，酌情逐步减少支持并过渡到日常生活活动。

（2）患侧上肢负重：偏瘫侧上肢于体侧伸肘、腕背伸 90°、伸指，重心稍偏向患侧。可用健手帮助维持身肘姿势。

（3）上肢功能活动：双侧上肢或偏瘫侧上肢肩肘关节功能活动（包括肩胛骨前伸运动），双手中线活动并与日常生活活动相结合。

（4）下肢功能活动：双侧下肢或偏瘫侧下肢髋、膝关节功能活动，双足交替或患足踝背屈运动。

3) 站立活动

（1）站立平衡训练：通过重心转移，进行站立位下肢和躯干运动控制能力训练。开始应有治疗师在偏瘫侧给予髋、膝部的支持，酌情逐步减少支持，注意在站立起始位双下肢应同时负重。

（2）偏瘫侧下肢负重（单腿负重）：健腿屈髋屈膝，足踏在矮凳上，偏瘫腿伸直负重。其髋膝踝从有支持逐步过渡到无支持。

（3）上下台阶运动：患者面对台阶，健手放在台阶的扶手上，健足踏在台阶下，偏瘫足踏在台阶上，将健腿上一台阶，使健足与偏瘫足在同一台阶上，站稳后再将健腿下一台阶回到起始位，根据患者的体力和患侧股四头肌力量等情况，酌情增加运动次数和时间。

4）减重步行训练

在偏瘫侧下肢不能适应单腿支撑的前提下可以进行减重步行训练，训练通过支持部分体重使得下肢负重减轻，又使患侧下肢尽早负重，为双下肢提供对称的重量转移，重复进行完整的步行周期训练，同时增加训练的安全性。

5）平行杠内行走

在偏瘫侧下肢能够适应单腿支撑的前提下可以进行平行杠内行走。为避免偏瘫侧伸髋不充分、膝过伸或膝软，治疗师应在偏瘫侧给予帮助指导，如果患侧踝背屈不充分，可穿戴踝足矫形器，防治可能出现的偏瘫步态。

6）室内行走与户外活动

在患者能较平稳的进行双侧下肢交替运动的情况下，可先行室内步行训练，必要时可加用手杖，以增加行走时的稳定性。上下楼梯训练的原则是上楼梯时健腿先上，下楼梯时偏瘫腿先下，治疗师可在偏瘫侧给予适当的帮助指导。在患者体力和患侧下肢运动控制能力较好的情况下，可行户外活动，注意开始时应有治疗师陪同。

7）物理因子治疗

重点是针对偏瘫侧上肢的伸肌（如肱三头肌和前臂伸肌），改善伸肘、伸腕、伸指功能；偏瘫侧下肢的屈肌（如股二头肌、胫前肌、腓骨长短肌），改善屈膝和踝背屈功能，常用方法有功能性电刺激、肌电生物反馈和低中频电刺激等。

8）传统康复理疗

常用的有针刺和按摩等方法。部位宜选择偏瘫侧上肢伸肌和下肢曲肌，以改善其相应的功能。

9）作业理疗

根据患者的功能状况选择适应其个人的作业活动，提高患者日常生活活动能力和适应社会生活能力。作业活动一般包括以下一些活动和训练。

（1）日常生活活动：日常生活能力的水平是反应康复效果和患者能否回归社会的重要指标，基本的日常生活活动（如主动移动、进食、个人卫生、更衣、洗澡、步行和用厕等）和应用性日常生活活动（如做家务、使用交通工具、认知与交流等）都应包括在内。

（2）运动性功能活动：通过相应的功能活动，增大患者的肌力、耐力、平衡与协调能力和关节活动范围。

（3）辅助用具使用训练：为了充分利用和发挥已有的功能，可配置辅助用具，有助于提高患者的功能活动能力。

10）步行架与轮椅的应用

对于年龄较大，步行能力相对较差者，为了确保安全，可使用步行架以增加支撑面，提高行走的稳定性。若下肢瘫痪程度严重，无独立行走能力者可使用轮椅代步，以扩大患者的活动范围。

11）言语治疗

对有构音障碍和失语的脑卒中患者应早期进行言语功能训练，提高患者的交流能力，有助于其整体功能水平的改善。

5. 恢复中期康复治疗

脑卒中恢复中期一般是指发病后的 4~12 周，相当于 Brunnstrom 分期 3~4 期，此期患者从患肢肌肉痉挛明显，能主动活动患肢，但肌肉活动均为共同运动到肌肉痉挛减轻，开始出现选择性肌肉活动。本期的康复治疗为二级康复向三级康复过渡，其目标是加强协调性和选择性随意运动为主，并结合日常生活活动进行上肢和下肢实用功能的强化训练，同时注意抑制异常的肌张力。脑卒中患者运动功能训练的重点应放在正常运动模式和运动控制能力的恢复上。相当一部分偏瘫患者的运动障碍与其感觉缺失有关，因此，改善各种感觉功能的康复训练对运动功能恢复十分重要。

1）上肢和手的治疗性活动

偏瘫上肢和手功能的恢复较偏瘫下肢相对滞后，这可能与脑损害的部位和上肢功能相对较精细、复杂有关。上肢和手是人体进行功能活动必需的功能结构，尽管健侧上肢和手在一定程度上可起到代偿作用，但是，偏瘫侧上肢和手的功能缺失或屈曲挛缩仍然对患者的日常生活活动有相当大的影响。因此，在康复治疗中应当重视患侧手臂的功能训练。在日常生活活动中，不能忽略偏瘫侧上肢和手，酌情选用强制性运动理疗，以提高偏瘫侧上肢和手的实用功能。

在进行偏瘫侧上肢的功能性活动之前，必须先降低该肢体的屈肌张力，常用的方法为反射性抑制模式（RIP）：患者仰卧，被动使其肩关节稍外展，伸肘，前臂旋后，腕背伸，伸指并拇指外展。该法通过缓慢、持续牵伸屈肌，可以明显降低上肢屈肌的张力，但效果持续时间短。为了保持上肢良好的屈肌张力，可重复使用该方法。另外，主动或被动地进行肩胛骨的前伸运动也可以达到降低上肢屈肌张力的目的。患手远端指间关节的被动后伸、患手部的冰疗、前臂伸肌功能性电刺激或肌电生物反馈均有助于缓解该肢体的高屈肌张力，改善手的主动活动，尤其是伸腕和伸指活动。值得注意的是，此时的肢体推拿应为上肢的伸肌（肱三头肌和前臂伸肌），否则将加强上肢屈肌张力。在进行上述的功能性活动中，可逐步增加上肢和手的运动控制能力（如某一肢位的维持等）和协调性训练，为以后的日常生活活动创造条件。在进行上肢和手的运动控制能力训练时，为了防止共同运动和异常运动模式的出现，治疗师可用手给予一定的帮助，以引导其正确的运动方向。

在偏瘫侧上肢和手的治疗性活动中，尤其是在运动控制能力的训练中，特别要重视"由近到远，由粗到细"的恢复规律，近端关节的主动控制能力直接影响到该肢体远端关节的功能恢复（如手功能的改善与恢复）。

2）下肢的治疗性活动

当偏瘫侧下肢肌张力增高和主动运动控制能力差时，常先抑制异常的肌张力，再进行有关的功能性活动。降低下肢肌张力的方法有：腰椎旋转；偏瘫侧躯干肌的持续牵伸；跟腱持续牵拉。下肢的运动控制能力训练可在屈髋屈膝位、屈髋伸膝位、伸髋屈膝位进行偏瘫侧下肢主要关节的主动运动控制活动，可以指压第 1 和第 2 跖骨间的肌肉，以促进踝背屈功能的恢复。患足的跟部在健腿的膝、胫前、内踝上进行有节律的、协调的、随意的选择性运动（称跟膝胫踝运动），该运动是下肢运动控制能力训练的重要内容，同时可作为评定其训练效果的客观依据。

下肢的功能除负重以外，更重要的是行走，人们通过行走可以更好地参与日常生活、家庭生活和社区生活，以实现其自身的价值。如果患者的踝背屈无力或足内翻明显，会影响行走。可用弹性绷带或踝足矫形器（AFO）使其患足至踝背屈位，以利于行走，休息时可将其去除。对于老年体弱者，可根据其具体情况选用相应的手杖或步行架。

3）作业性治疗活动

针对患者的功能状况选择适合的功能活动内容，如书写练习、画图、下棋、打毛线、粗线打结；系鞋带、穿脱衣裤和鞋袜、家务活动、社区行走、使用交通通信工具等。

4）认知功能训练

认知功能障碍有碍于患者受损功能的改善，因此，认知功能训练应与其他功能训练同步。

6. 恢复后期康复训练

脑卒中恢复后期一般是指发病后的 4~6 个月，相当于 Brunnstrom 分期 5~6 期，此期患者从大多数肌肉活动为选择性的，能自主活动，不受肢体共同运动影响，到肢体肌肉痉挛消失，肌肉活动为选择性的，分离运动平稳，协调性良好，但速度较慢。本期的康复治疗为三级康复，其目标是抑制痉挛，纠正异常运动模式，改善运动控制能力，促进精细运动，提高运动速度和实用性步行能力，掌握日常生活活动技能，提高生存质量。

（1）上肢和手的功能训练：综合应用神经肌肉促进技术，抑制共同运动，促进分离运动，提高运动速度，促进手的精细运动。

（2）下肢功能训练：抑制痉挛，促进下肢运动的协调性，增加步态训练的难度，提高实用性步行能力。

（3）日常生活活动能力训练：加强修饰、用厕、洗澡、上下楼梯等日常生活自理能力训练，增加必要的家务和户外活动训练等。

（4）言语治疗：在前期言语治疗的基础上，增加与日常生活有关的内容，以适应今后日常生活活动。

（5）认知功能训练：结合日常生活活动进行相关的训练。

（6）心理治疗：鼓励和心理疏导，加强患者对康复治疗的信心，以保证整个康复治疗顺利进行。

（7）支具和矫形器的应用：必要的手部支具、患足矫形器和助行器等的应用，有助于提高患者的独立生活能力。

7. 后遗症期的康复治疗

脑卒中后遗症期是指脑损害导致的功能障碍经过各种治疗，受损的功能在相当长的时间内不会有明显的改善，此时为后遗症期，临床上有的在发病后 6~12 个月，但多在发病后 1~2 年。导致脑卒中后遗症的主要原因有颅脑损害严重，未及时进行早期规范的康复治疗，治疗方法和功能训练指导不合理而产生误用综合征，危险因素（高血压、高血糖、高血脂）控制不理想致原发病加重或再发等。脑卒中常见的后遗症主要表现为患侧上肢运动控制能力差和手功能障碍、失语、构音障碍、面瘫、吞咽困难、偏瘫步态、患足下垂、行走困难、大小便失禁、血管性痴呆等。

此期的康复治疗为三级康复，应加强残存和已有功能的恢复，即代偿性功能训练，包括矫形器、步行架和轮椅等的应用，以及环境改造和必要的职业技能训练，以适应日常生活的需要。同时，注意防止异常肌张力和挛缩的进一步加重。避免废用综合征，骨质疏松和其他并发症的发生。帮助患者下床活动和进行适当的户外活动，注意多与患者交流和必要的心理疏导，激发其主动参与的意识，发挥家庭和社会的作用。

8. 脑卒中特殊临床问题的处理

1）肩部问题

脑卒中患者在发病 1～3 个月，有 70%左右发生肩痛及其相关功能障碍，限制了患侧上肢功能活动和功能的改善，常见的有肩手综合征、肩关节半脱位和肩部软组织损伤（如肩袖损伤、滑囊炎、腱鞘炎）等。肩手综合征表现为肩痛、肩部运动障碍、手肿痛、后期出现手部肌萎缩、手指关节挛缩畸形，常用的治疗方法有抬高患侧上肢、腕关节背屈，鼓励主动活动，活动受限或无主动活动时加用被动活动，向心性气压治疗或线缠绕加压治疗、手部冷疗、类固醇制剂注射治疗等。肩关节半脱位表现为肩部运动受限，局部有肌萎缩，肩峰与肱骨头之间可触及明显凹陷，常用的治疗方法有纠正肩胛骨的后缩，刺激三角肌和冈上肌的主动收缩（如关节挤压、局部拍打或冰刺激、电针治疗等），Bobath 肩托有利于患侧肩关节的主被动活动，防治肩部损伤。肩部软组织损伤表现为肩部主动和被动活动时肩痛，后期可有局部肌萎缩，治疗上应在肱骨外旋位做肩部活动，可加用局部理疗、中药外用和口服非甾体消炎镇痛药物等。

2）肌痉挛与关节挛缩

大多数脑卒中患者在运动功能恢复的过程中都会出现不同程度的骨骼肌张力增高，主要是由于上运动神经元受损后引起的牵张反射亢进所致，表现为患侧上肢屈肌张力增高和下肢伸肌张力增高，常用的治疗方法有神经肌肉促进技术中的抗痉挛方法，正确的体位摆放和紧张性反射的利用，口服肌松药物，局部注射肉毒素等。挛缩是脑卒中患者长时间骨骼肌张力增高，受累关节不活动或活动范围小，使得关节周围软组织缩短、弹性降低，表现为关节僵硬。常用的治疗方法有抗痉挛体位和手法的应用，被动活动与主动参与（患肢负重），矫形支具的应用，必要时可用手术治疗。

3）吞咽困难

脑卒中患者颅脑损害严重或有脑干病变常出现吞咽困难并有构音障碍。正常的吞咽过程包括口腔期、咽期和食管期，脑卒中患者的吞咽障碍主要在口腔期和咽期。常用的治疗方法有：① 唇、舌、颜面肌和颈部屈肌的主动运动和肌力训练；② 一般先用糊状和胶状食物进行训练，少量多次逐步过渡到普通食物；③ 进食时多主张取坐位颈稍前屈，易引起咽反射；④ 软腭冰刺激有助于咽反射的恢复；⑤ 咽下食物练习呼气或咳嗽有助于防治误咽；⑥ 构音器官的运动训练有助于改善吞咽功能。

4）下肢深静脉血栓

脑卒中患者由于患侧下肢主动运动差，长期卧床和下肢下垂时间过长，肢体肌肉对静脉泵的作用降低，使得下肢血流速度减慢、血液呈高凝状态以及血管内皮的破坏，血小板沉积形成血栓。临床可表现为患侧下肢肿胀、局部温度稍高，受累关节被动活动受限，严重的可出现发绀、肢体远端坏死。如果血栓脱落可引起肺动脉栓塞，患者突发呼吸困难、胸闷、急性心衰，危及生命。超声检查有助于诊断。早期防治可以避免下肢深静脉血栓形成。常用的方法有：① 早期下肢主动运动和被动运动；② 抬高下肢（卧床时）和穿压力长筒袜；③ 下肢外部气压循环治疗；④ 对主动活动差者进行下肢肌肉功能性电刺激，对已出现下肢深静脉血栓者可采用肝素抗凝治疗、尿激酶溶栓治疗、血管外科手术介入治疗。

5）肺炎

脑卒中患者发生肺炎主要有吸入性肺炎和坠积性肺炎，前者可以通过治疗原发病和吞咽功能训练防治，后者可以通过呼吸功能训练、主动咳嗽和体位排痰，以减少其发生。

6）压疮

脑卒中患者发生压疮主要是由于保持某一体位时间过长，使得局部皮肤长时间受压迫，血液循环障碍造成皮肤组织缺血坏死。应注意减轻局部压力，定时翻身（2 小时一次）、充气垫应用、清洁床面和皮肤理疗、注意营养等可以防治压疮的发生。对已出现的压疮应及时解除压迫，进行疮面处理，紫外线治疗和增加营养，必要时考虑外科治疗。

7）抑郁

脑卒中后抑郁发生率为 30%～60%，大多数抑郁患者常哭泣、悲伤、沉默寡言，几乎每天疲倦和乏力、失眠或睡眠过多、注意力和判断能力降低，自我责备和自卑感，严重者甚至有自杀念头。常用的治疗方法有以下几种。

（1）心理康复治疗：可采用个别治疗和集体治疗两种方式，同时要有患者家庭成员和朋友或同事等社会成员的参与，心理治疗人员应注意建立良好的医患关系，使患者身心放松，解除其内心痛苦，矫正或重建某种行为等。

（2）药物治疗：三环类或四环类抑郁药（如多塞平、米安舍林）、5-羟色胺再摄取抑制剂（如佛西丁）。

（四）康复结局

一般来说，脑卒中后有三种结局：① 神经内科常规治疗，其受损功能完全恢复，临床痊愈。② 神经内科、外科治疗，仍留有不同程度的功能障碍。③ 经积极抢救治疗无效，死亡。对于存活并有功能障碍的脑卒中患者来说，由于干预措施等因素的影响，其功能结局仍有较大差异。

1. 影响脑卒中功能结局的因素

（1）年龄：随着年龄的增长，人体器官功能会发生退行性改变，易并发多种慢性疾病，有研究表明，年龄≥75 岁的脑卒中患者，受损功能恢复不如年轻患者。

（2）并发症与继发性功能损害：并发有心脏病的脑卒中患者，由于心功能受限，可影响原发病造成功能障碍的改善。激发于原发病的吞咽困难、失语、智力下降、感觉障碍、二便失禁和抑郁，也可延长脑卒中患者的住院时间，影响其受损功能恢复的速度，从而使其生存质量下降。

（3）病灶部位与严重程度：在损害程度相同的情况下，脑卒中患者左、右半球病灶对其功能结局没有明显影响，若有忽视存在，即右半球损害的患者，功能结局相对较差。一般来说，脑卒中后受损功能程度越重，持续时间越长，其功能结局越差。

（4）早期与综合康复治疗：大量的临床实践表明，规范康复治疗可以促进脑卒中患者的功能恢复。患者早期康复治疗不仅可以防治并发症的发生，缩短住院日，加快恢复时间，康复效果也较非早期康复者为好。

（5）家庭与社会参与：在脑卒中患者的功能恢复过程中，家庭成员的积极配合和社会相关因素的参与都对其功能结局产生积极的影响。

2．脑卒中预后的预测

相关的影响因素有助于脑卒中患者预后的预测，Brunnstrom 运动功能恢复分期、Fugl-Meyer 运动功能评定、FIM 量表和 Barthel 指数，以及反应神经功能缺损的脑卒中量表（如 NIHSS 等）和多元回归数学模型等方法均可预测脑卒中预后。

（五）健康教育

脑卒中的健康教育主要是针对易患人群和已患病者分别进行，对于脑卒中患者，在积极开展早期康复干预和综合康复治疗，提高患者日常生活自理能力的同时，继续控制相关的危险因素，防治脑卒中的复发。在脑卒中恢复期或后遗症期，采取有效措施，减轻患者功能障碍的程度。进一步改善其日常生活的自理能力，提高其主动参与社会生活的能力。

二、面神经炎的康复

典型案例：

1．病史摘要

患者，男，20 岁。右眼睑闭合不全伴口唇歪斜六小时。患者就医前因右耳后及脸肿胀疼痛在某学院医务室给予抗生素治疗。就诊当天傍晚右耳后及右脸肿胀疼痛，右眼睑闭合不全，咧嘴时口唇歪斜。当时无头痛、无头晕、无恶心和呕吐，无肢体活动不利，无肢体麻木，无左面部疼痛，无复视，无耳鸣，无听力下降，无发热，无意识障碍。

体格检查：神清，右额纹浅，右侧皱额不能，右眼睑闭合不全，Bell's（＋），右睑裂，左侧皱额闭目正常。眼球活动正常，无眼震。右鼻唇沟浅，右鼓腮露齿差。伸舌居中。

面部针刺觉不等对，咽反射存在。四肢双侧肌张力等对，四肢肌力 V0，病理征（－），针刺觉等对。

2．面瘫的诊断、鉴别、治疗

1）诊断

右侧周围性面瘫（右侧周围性面神经麻痹、特发性面神经麻痹、Bell's 麻痹）。

① 急性起病。

② 病变为单侧性，表现为右眼睑闭合不全，口唇歪斜，同时伴有耳后及面颊部疼痛。无肢体瘫痪，四肢肌力、肌张力改变。

③ 查体：右侧额纹变浅，右皱额不能，右眼睑闭合不全，Bell's（＋），右睑裂，右鼻唇沟浅，右鼓腮不能。无其他颅神经表现，无锥体束征。

2）鉴别

① 急性感染性多发性神经根神经炎，可有周围性面瘫，常为双侧性。其典型的表现有前驱感染史，对称性的肢体运动和感觉障碍，四肢呈下运动神经元瘫痪，CSF 中有蛋白增加而细胞数不增加的蛋白细胞分离现象。

② 腮腺炎、腮腺肿瘤、颌后的化脓性淋巴结炎均可累及面神经而引起病侧周围性面瘫，因有腮腺及局部体征不难鉴别。中耳炎并发症，因中耳感染侵及面神经管产生面神经麻痹，除面肌瘫痪外，往往伴有病侧舌前 2/3 的味觉丧失，并有中耳炎史及耳部的阳性体征。

③ 颅后窝病变，例如桥小脑角肿瘤、颅底脑膜炎及鼻咽癌颅内转移等原因所致的面神经麻痹，多伴听觉障碍、三叉神经功能障碍及各种原发病的特殊表现，桥脑病变如肿瘤、炎症、出血所致面神经麻痹，常伴有面神经核附近的颅神经核或长束受损，可伴有病侧三叉神经、外展神经和对侧肢体的偏瘫。

④ 大脑半球病变，例如脑血管病、肿瘤等出现的中枢性面瘫仅限于病变对侧下面部的表情肌的运动障碍，而上面部表情肌运动如闭目、皱额仍正常，且常伴有肢体偏瘫。

3）治疗

（1）理疗：急性茎乳孔附近热敷或红外线照射，促进血循环消除水肿。恢复期予以碘离子透入治疗，急性期后针灸、冷激光照射等。

（2）体疗：对镜用手按摩瘫痪的面肌，每日数次，每次 5～10 min。

（3）药物：VitB$_1$ 100 mg，qd，im；强的松 5 mg，tid，po，1～2 周；地巴唑（扩血管）、清开灵、阿昔洛韦等。

（4）保护暴露的角膜和防止结膜炎：采用眼罩、滴眼药水、涂眼膏等。

（一）概　述

1. 面神经炎的定义

面神经炎又称面神经麻痹、贝尔麻痹，是由茎乳孔以上面神经管内段面神经急性非化脓性炎症引起的周围性面神经麻痹，它是一种常见病、多发病。患者一般症状是口眼歪斜，面部往往连最基本的抬眉、闭眼、努嘴等动作都无法完成，患者的日常生活受到一定的影响。

2. 病因及流行病学

面神经炎发病原因以感染性病变居多，是由潜伏在面神经感觉神经节内休眠状态的带状疱疹被激活引起，还有耳源性疾病、肿瘤、中毒、代谢障碍、血管机能不全和先天性面神经核发育不全等诸多因素。本病的最常见诱因有疲劳、掏耳朵、剔牙、饮酒和面部受凉等。面神经炎可见于任何年龄，无明显性别差异。

3. 病理特点

面神经炎在脑神经疾病中较为多见，这与面神经管是以狭长的骨性管道的解剖结构有关，当岩骨发育异常，面神经管可能更为狭窄，这可能是面神经炎发病的内在因素。

面神经炎发病的外在原因可能因面部受冷风吹袭，面神经的营养微血管痉挛，引起局部组织缺血、缺氧导致面神经水肿、髓鞘及轴突有不同程度的变性而致病。近年来也认为可能是一种免疫反应。膝状神经节综合征则系带状疱疹病毒感染，使膝状神经节及面神经发生炎症所致，又称为 Hunt's 综合征。

（二）临床特点

面神经炎通常急性起病，一侧面部表情肌突然瘫痪，可以数小时内达到高峰。有的患者病前 1～3 天患侧外耳道耳后乳突区疼痛，常于清晨洗漱时发现或被他人发现口角歪斜。体检时可见同侧额纹消失，不能皱眉，因眼轮匝肌瘫痪，眼裂增大，作闭眼动作时，眼睑不能闭合和闭合不全，而眼球则向外上方转动并露出白色巩膜，称 Bell 现象。下眼睑外翻，泪液不易流入鼻泪管而溢出眼外。病侧鼻唇沟变浅，口角下垂，示齿时口角被牵向健侧。不能做努嘴和吹口哨动作，鼓腮时病侧口角漏气，进食及漱口时汤水从病侧口角漏出。由于颊肌瘫痪，食物常滞留于齿颊之间。若病变波及鼓索神经，除上述症状外，尚可有同侧舌前 2/3 味觉减退或消失。镫骨肌支以上部位受累时，因镫骨肌瘫痪，同时还可出现同侧听觉过敏。膝状神经节受累时除面瘫、味觉障碍和听觉过敏外，还有同侧唾液、泪腺分泌障碍，耳内及耳后疼痛，外耳道及耳郭部位带状疱疹，称为膝状神经节综合征（Hunt's 综合征）。

（三）康复评定

1. 额的检查

首先观察额部皮肤皱纹是否相同、变浅或消失，眉目外侧是否对称、下垂。其次再检查抬眉运动。

2. 眼的检查

首先观察眼裂的大小，两侧是否对称、变小或变大，上眼睑是否下垂，下眼睑是否外翻，眼睑是否抽搐、肿胀，眼结膜是否有充血，是否有流泪、干涩、酸、胀症状；其次再进行闭眼运动检查。

3. 鼻的检查

首先观察鼻唇沟是否变浅、消失或加深；其次检查耸鼻运动，观察压鼻肌是否有皱纹，两侧上唇运动幅度是否相同。

4. 面颊部的检查

观察面颊部是否对称、平坦、增厚或抽搐，面部是否感觉发紧、僵硬、麻木或萎缩。

5. 口的检查

首先观察口角是否对称、下垂、上提或抽搐，口唇是否肿胀，人中是否偏斜；其次检查示齿运动、努嘴运动、鼓腮运动。

6. 茎乳突的检查

检察茎乳突是否疼痛或压痛。

7．耳的检查

检查是否有耳鸣、听力下降。

8．舌的检查

检查是否有舌前 2/3 味觉减退或消失。

（四）康复治疗

1．药物治疗

（1）给予醋酸波尼松（强的松）或地塞米松口服。

（2）神经营养代谢药物：维生素 B_1、维生素 B_{12}、甲钴胺等。

（3）部分患者因眼睑不能闭合易导致感染，告知患者注意保护眼睛，日间可滴眼药水，夜间睡眠时用眼药膏并用纱布覆盖患眼。

2．物理治疗

（1）在茎突孔附近给予超短波无热量治疗，时间 10 min，每日 1 次，以改善神经的缺血及水肿。

（2）急性期过后可用红外线照局部，加快局部血液循环，促进水肿的消除，减轻疼痛。

（3）恢复期可以在局部加低中频刺激治疗，有助面部肌肉主动收缩的改善。

3．运动理疗

面神经炎主要累及的表情肌为枕额肌额腹、眼轮匝肌、提上唇肌、颧肌、提口角肌、口轮匝肌和下唇方肌。进行这些主要的肌肉的功能训练，可促进整个面部表情肌运动功能恢复正常。每日训练 2～3 次，每个动作训练 10～20 次。

（1）抬眉训练：尽力将患侧眉毛向上抬起，主要依靠枕额肌额腹完成。

（2）闭眼训练：让患者用力使眼裂闭合，主要依靠眼轮匝肌的运动完成。

（3）耸鼻训练：向上牵拉鼻部皮肤，主要依靠提上唇肌及压鼻肌的运动完成。

（4）示齿训练：嘱患者做龇牙状，口角向侧方移动，主要依靠颧大肌、颧小肌、提口角肌及笑肌的运动完成。

（5）努嘴训练：用力收缩口唇并向前努嘴，主要依靠口轮匝肌运动来完成。

（6）鼓腮训练：嘱患者双唇尽力紧闭，使双侧颊部充气呈膨胀状，主要依靠口轮匝肌及颊肌运动来完成。

以上动作可以自己面对镜子完成，肌肉无力时可以用手指辅助练习，肌力达Ⅲ级时主动练习，肌力Ⅳ级时用手指施加阻力练习。

4．传统治疗方法

（1）针刺：下关、翳风、瞳子髎、迎香、颊车。采用浅刺、轻刺，不提插，不捻转，不透穴的手法，针刺方向与神经和肌肉走行方向一致，留针 20～30 min，每日 1 次。

（2）患侧面颊部火罐法：用玻璃罐闪火法，在患侧面颊部以"颧"为中心拔火罐，将半侧面部肌肉紧紧吸聚到一起。

（3）穴位注射法：用维生素 B_1 或维生素 B_{12} 或加兰他敏，或胞二磷胆碱注射液，每穴注射 0.5 mL，每次注射 3~4 穴。

（4）浮针治疗：选胸锁乳突肌、咬肌及颞肌等作为进针点横扫、固定、用力等。

5. 手术治疗

对长期不恢复者可考虑行神经移植术治疗。一般取腓肠神经或邻近的耳大神经，连带血管肌肉，移植至面神经分支。

（五）康复结局

一般预后良好，通常于起病 1~2 周后恢复，2~3 月内痊愈。约 85% 的病例可完全恢复，不留后遗症。但是 6 个月以上未见恢复者则预后较差，有的遗留有面肌痉挛。

（六）康复教育

平时应注意防治，保持精神愉快，保证适当的睡眠和休息。夜间避免受冷风侵袭。一旦患病要注意防护，冷天外出戴口罩，眼睛闭合不好时应戴眼罩，以防眼角受伤。通过适宜的体育锻炼增强体质，寒冷季节注意颜面部及耳后部位保暖，避免头朝风口窗隙久坐或睡眠，以防发病或复发。

三、急性炎症性脱髓鞘性多发性神经病的康复

典型案例：

1. 病史摘要

患者，男，34 岁。进行性四肢乏力三周，加重四天入院。患者于入院前三周出现鼻塞、流涕及发热症状，体温波动于 38 ℃ 左右，口服退热片后体温于 5 天后恢复正常，但患者一直觉四肢乏力，尚未影响生活、工作，入院前四天患者症状加重，上楼梯、解衣扣都有困难，并出现右上肢麻木感、胸闷、声音嘶哑、吞咽困难、进食呛咳，遂来诊治。

体格检查：神清，呼吸平稳，声音嘶哑，双眼闭合差，眼球活动好，右侧额纹消失，右侧鼻唇沟浅，伸舌居中，四肢肌力 IV 级，肌张力降低，腱反射迟钝，四肢呈手套袜子样感觉减退，双下肢病理征（－），眼底（－）。

【辅助检查】

（1）脑电图 EEG：正常。

（2）心电图 EKG：窦性心律不齐。

（3）血常规：白细胞 11.2×10^9/L，中性粒细胞 85%。

（4）血生化血清钾、钠、氯正常。

（5）腰穿（入院后三天）：脑脊液（CSF）压力 100 mmH$_2$O，蛋白 1.9 g/L，糖 3.6 mmol/L，氯化物 125 mmol/L，潘氏试验（＋），细胞总数 42×10^6/L，白细胞计数 2×10^7/L。

2. 急性炎症性脱髓鞘性多发性神经病（格林-巴利综合征）的康复评定、康复治疗

1）诊断

（1）发病前数日患者有上呼吸道感染症状。

（2）患者起病呈亚急性对称性，四肢乏力，四肢腱反射减低，症状进行性加重。

（3）四肢远端手套袜子样感觉减退。

（4）颅神经症状主要表现为双侧面瘫及迷走、舌咽神经麻痹症状。

（5）起病后两周余，腰穿 CSF 呈现典型的蛋白—细胞分离现象。

2）鉴别

（1）急性脊髓灰质炎：表现为发病的肢体弛缓性瘫痪，但起病时多有发热，肌肉瘫痪呈节段性，可不对称，无感觉障碍及颅神经损害症状，脑脊液蛋白、细胞均增高。

（2）周期性麻痹：表现为肢体对称性弛缓性瘫痪，但过去常有发作史，无感觉障碍及颅神经损害症状，脑脊液正常，发作时常有血钾降低及低钾性心电图改变，补钾后症状较快缓解。

（3）全身型重症肌无力：呈四肢乏力，但起病较慢，有晨轻暮重特点，疲劳试验及新斯的明试验阳性，脑脊液正常。

3）治疗

主要以类固醇皮质激素为主，保持呼吸道通畅，预防及控制肺部感染，呼吸肌麻痹为本病最危险症状，一旦出现呼吸肌麻痹，及时行气管插管或气管切开，使用人工呼吸机支持呼吸。

（一）概　述

急性炎症性脱髓鞘性多发性神经病是由病原体感染、自体免疫等多种致病因素参与引起的一种迟发性变态反应所致的急性（或亚急性）炎症性脱髓鞘疾病。主要损害脊神经根和周围神经，也常累及脑神经，又称急性炎症性脱髓鞘性多发性神经根炎或格林-巴利综合征。

（二）临床特点

主要临床表现为双侧对称的迟缓性瘫痪，感觉障碍以受累肢体远端疼痛及对称性手套、袜套型感觉减退为特点，初期肌肉萎缩可不明显，后期肢体远端有肌萎缩。

（1）首发症状常为四肢远端对称性无力，很快加重，并向近端发展，或自近端开始向远端发展，多于数日至 2 周达到高峰，病情严重者在 1~2 日内迅速加重，出现四肢完全性瘫、呼吸肌和吞咽肌麻痹，危及生命。如对称性瘫痪在数日内自下肢上升至上肢并累及脑神经，称为 Landry 上升性麻痹。发生轴索变性时可见肌肉萎缩。

（2）感觉障碍一般比运动障碍为轻，表现为肢体远端感觉异常和手套、袜套样感觉减退，可先于瘫痪或同时出现，也可无感觉障碍。某些患者疼痛可很明显，肌肉可有压痛，尤其是腓肠肌压痛。感觉缺失较少见，振动觉和关节运动觉一般不受累。

（3）少数患者出现颅神经麻痹，可为首发症状，常见双侧面神经瘫痪，其次为舌咽和迷走神经麻痹，表现为面瘫、声音嘶哑、吞咽困难。动眼神经、展神经、舌下神经、三叉神经的损害较少见，偶可见视盘水肿。

（4）自主神经损害有出汗增多、皮肤潮红、手足肿胀及营养障碍、心动过速、心律失常等症状，罕见括约肌功能障碍和血压降低。

（5）常见并发症有肺炎、肺不张、窒息，中毒性心肌炎及心力衰竭是主要死因之一。也可发生深静脉血栓形成及压疮。

（6）辅助检查：实验室检查可见周围血细胞轻度升高，生化检查正常。发病后第 1 周内做脑脊液检查，多数患者可能正常，第 2 周后大多数患者脑脊液内蛋白增高而细胞数正常或接近正常，称为脑脊液蛋白—细胞分离现象，此现象是本病特征性表现，这种特征性的改变在发病后第 3 周最明显。脑脊液压力多正常，少数病例脑脊液无变化。神经电生理检查可见运动及感觉神经传导速度（NCV）明显减慢、远端潜伏期延长，动作电位波幅正常或下降。发病早期可能仅有 F 波和 H 反射延迟或消失。

（三）康复评定

1. 临床评估

急性炎症性脱髓鞘性多发性神经病诊断要点主要包括：病前 1~4 周有感染史，急性或亚急性起病并在 4 周内进展的对称性四肢迟缓性瘫痪、腱反射消失及脑神经损害、轻微感觉异常，脑脊液蛋白—细胞分离现象，肌电图检查早期可见 F 波及 H 反射延迟或消失，神经传导速度减慢，远端潜伏期延长，动作电位波幅正常或下降。

2. 功能评定

（1）全身功能状态评估。

（2）运动功能评定：① 肌力评定。② 关节活动度测定。③ 患肢周径的测定（用尺测量或容积仪测量受累肢体的周静径并与相对应的健侧肢体比较）。④ 运动功能恢复等级评定：有英国医学研究会（BMRC）提出，将神经损伤后的运动功能恢复情况分为六级，简单易行，是评定运动功能恢复最常用的方法。

3. 感觉功能评定

感觉功能的评定有浅感觉（触觉、痛觉、温觉）、深感觉（位置觉、振动觉）和复合感觉（两点分辨觉及实体觉）的检查。

4. 反射检查

反射检查时需患者充分合作，并进行双侧对比检查，常用反射有肱二头肌反射、肱三头肌反射、桡骨膜反射、膝反射、踝反射等。

5. 自主神经检查

常用发汗试验。

6. 电诊断检查

对周围神经病损电诊断检查具有重要意义，具有诊断和功能评定的价值。常用的方法有肌电图检查、神经传导速度的测定。

（四）康复治疗

1. 临床处理原则

急性炎症性脱髓鞘性多发性神经病主要危险为呼吸肌麻痹，应尽早发现呼吸肌麻痹，进行及时有效的治疗，阻止病情恶化，施与病因治疗、强化理疗、支持理疗、对症处理及防治并发症。

（1）呼吸肌麻痹治疗；

（2）血浆交换；

（3）免疫球蛋白静脉滴注；

（4）皮质类固醇；

（5）其他治疗。

2. 康复治疗原则与方法

1）康复治疗原则

康复治疗时，应根据不同的时期、不同的功能障碍进行个体化有针对性的处理。早期主要是改善呼吸功能、止痛、消肿、减少卧床并发症，防治患者肌肉萎缩和关节挛缩，中、后期主要是采用各种综合治疗手段促进受损神经的恢复与再生，减慢或减轻肌肉萎缩，注意维持和扩大关节活动范围，防治关节挛缩、畸形等并发症的发生，增强肌力和耐力，解除心理障碍，对于不能完全恢复的肢体使用矫形器，使患者最大限度地恢复其生活能力和社会活动能力。

2）康复治疗方法

（1）呼吸功能训练：在疾病早期针对患者的具体情况进行相应治疗，对呼吸肌麻痹者主要进行辅助和主动腹式呼吸、缩唇呼吸以及身体屈曲时呼气、伸展时吸气训练。对呼吸肌肌力减弱者，进行胸部扩张练习和呼吸肌群的柔韧性训练。有肺部感染者进行体位引流排痰治疗，同时训练患者有效咳嗽，局部进行超短波治疗。

（2）维持和扩大关节活动范围：防止肌肉挛缩变形，主要为拮抗肌的被动运动，以保持正常的活动范围。受累肢体各关节，早期应做全关节活动范围各轴向的被动运动，每天至少1~2次，以保持受累关节的正常活动范围。若受损程度较轻，则视患者肢体麻痹程度而决定做被动运动、辅助下的主动运动或主动运动。

（3）增强激烈的训练，根据瘫痪肌肉的功能情况相继做被动运动、助力运动、主动运动、抗阻力运动，循序渐进，动作应缓慢，范围尽量大。

（4）综合基本动作和日常生活活动能力训练：当受累肌肉的肌力增至4级时，在进行以上抗阻力运动训练同时，进行速度、耐力、灵敏度、协调性与平衡性的专门训练。日常生活活动能力的训练应始于疾病早期，在综合训练的基础上，开始个人卫生、进食、更衣、转移、器具的使用和步行等日常生活活动训练。

（5）康复工程：应用矫形器保持良好的体位，防止挛缩变形。矫形器的应用，除在功能训练时脱下外，原则上卧床或休息时均应使用。

（6）作业治疗：根据功能障碍的部位、程度、肌力及耐力的检测结果，采用适宜的作业治疗。随着患者肌力和耐力的增加，可逐渐增加活动的阻力。可采用如编织、皮革工作、打字、木工、雕刻、缝纫、踩自行车、修理仪器和制陶等作业治疗方法，以增加肌肉的灵活性和耐力。注意避免患者疲劳，强调关节的保护，并提供心理支持。

（7）感觉训练：随着患者感觉功能的恢复，应提供感觉刺激的机会。对实体感觉缺失者，可给予不同质地、不同形状的物体进行感觉功能训练。先进行触觉训练，然后是振动觉的训练。后期训练则涉及对多种物体大小、形状、质地和材料的鉴别。

（8）心理治疗：患者由于功能障碍以及医疗所致的经济负担，多伴有心理问题，对这类患者应首先进行全面的心理评定，再针对性地开展心理治疗。常用的治疗方法包括支持性心理治疗、催眠术、松弛训练、生物反馈理疗、森田理疗等。

（9）传统医学治疗：有研究显示，针灸、中医辨证用药及推拿等治疗对该病患者康复具有一定的治疗价值。针灸治疗可采用针刺法、电针法、头针法、耳针法等。

3）康复时机

早期康复有助于改善患者受损的神经功能，减少并发症，最终减轻残疾的程度，提高其生活质量。

4）康复目标

近期康复目标主要为止痛、消肿、减少卧床并发症，防治患肢肌肉和关节挛缩；远期康复目标为通过训练促进神经再生，恢复肌力，增加关节活动度和感觉功能，对于不能完全恢复的肢体，可使用支具，使患者最大限度地恢复其生活能力和社会活动能力。

（五）康复结局

本病为自限性，呈单相病程，多于发病 4 周时症状和体征停止进展，经数周或数月恢复，恢复中可以短暂波动，极少复发。有 10%～20% 的患者死于呼吸肌麻痹，幸存者中大约 95% 的患者在 6 个月至 2 年内完全恢复。

四、帕金森病的康复

典型案例：

1. 病史摘要

患者，男，59 岁。五年前开始自觉右上肢动作不如从前灵活，有僵硬感并伴不自主抖动，情绪紧张时症状加重，睡眠时症状消失，一年后左上肢也出现类似症状，并逐渐出现起身落座动作困难，行走时前冲，易跌倒，步态幅度小，转身困难，近一年来记忆力明显减退，情绪低落。

体格检查：神清，面具脸，面部油脂分泌较多，伸舌居中，鼻唇沟等对，四肢肌张力呈齿轮样增高，腱反射双侧正常，四肢肌力均 V 级，双手放置时呈搓丸样。不自主震颤，无明显共济失调。双侧病理征（－），交谈时语音低沉，写字时可见字越写越小。

【辅助检查】头颅 CT：双侧基地节区有腔隙性低密度影。

2. 帕金森病诊断、病因及治疗

1）诊断

（1）该病好发于中老年患者，男性多于女性，起病缓慢逐渐进展。

（2）帕金森病的典型症状和体征。

① 运动减少：表现始动困难，动作缓慢，小写症。

② 震颤：患者表现典型的静止性震颤，紧张时症状加重，睡眠时症状消失。

③ 强直：患者表现面具脸，运动困难，肌张力呈齿轮样增高，严重的像绑住的螃蟹，就头能动一下。

④ 体位不稳：表现慌张步态，如碎步前冲，易跌倒。

⑤ 自主神经功能紊乱：如皮脂分泌增加。

⑥ 精神症状：如忧郁，记忆力减退。

2）病因

（1）感染：脑炎。

（2）中毒：CO 和 Mn 中毒。

（3）外伤：颅脑外伤后遗症。

（4）药物。

（5）动脉硬化。

（6）中枢神经系统的变性性疾病。

3）治疗方法

（1）左旋多巴及脱羧酶抑制剂：美多巴。

（2）抗胆碱能药物：金刚烷、安坦。

（3）单胺氧化酶抑制剂。

（4）多巴胺受体激动剂：溴隐亭、协良行。

（5）其他。

（一）概　述

1. 帕金森病的定义

帕金森病（PD），又称震颤麻痹，是一种常见的中老年神经变性疾病，以静止性震颤，运动迟缓、肌强直和姿势步态异常为主要临床特征。

2. 帕金森病的流行病学

我国 65 岁以上的老年人群患病率为 1 000/10 万，并随年龄增长而增高，男性略多于女性，致残率较高，国外报道发病 1～5 年后，致残率为 25%，5～9 年时达 66%，10～14 年时超过 80%。

3. 帕金森病的病因

病因至今仍未彻底明确，可能的因素有环境因素、遗传因素、年龄因素。目前认为帕金森病并非单一因素所致，而是多因素交互作用。

4. 病　理

（1）组织病理：主要的改变是黑质多巴胺能神经元大量变性丢失，残留的神经元胞浆中有路易小体（Lewy body）形成。

（2）生化病理：最显著特征是脑内多巴胺含量减少，多巴胺降低的程度与患者的症状严重度相一致。

（二）临床特点

多见于 60 岁以后发病，起病缓慢，逐渐进展。症状常自一侧上肢开始，逐渐扩展至同侧下肢，对侧上肢及下肢。

1．临床表现

（1）静止性震颤：常为首发症状，多自一侧上肢远端开始，粗大震颤为多，不对称，静止时明显，随意运动时减轻，睡眠时消失。

（2）肌强直：其特点是伸肌和屈肌的张力同时增高。

（3）运动迟缓：随意动作的减少，动作缓慢、笨拙。

（4）姿势步态异常：因平衡功能减退、姿势反射消失而出现姿势步态不稳，容易跌倒。

（5）其他症状：常见自主神经症状及精神症状。

2．辅助检查

可进行血、脑脊液常规检查化验，CT、MRI 检查，生化检测，基因诊断及功能显像诊断。

3．诊断及鉴别诊断

（1）诊断：依据"中国帕金森病诊断标准"做出临床诊断。

（2）鉴别诊断：主要与其他原因引起的帕金森病综合征及伴发帕金森病表现的其他神经变性疾病鉴别。早期患者需与特发性震颤、抑郁症、脑血管病鉴别。

（三）康复评定

1．身体功能

（1）关节活动范围测量。

（2）肌张力评定：采用 Ashworth 痉挛量表或改良 Ashworth 痉挛量表。

（3）肌力评定：手法肌力测定。

（4）平衡能力测定：① 观察法；② 量表评定法；③ 平衡仪器测试法。

（5）步行能力评定：① 观察法；② 测量法；③ 量表评定法。

（6）吞咽功能评定：① 反复唾液吞咽测试；② 饮水实验；③ 吞咽障碍的辅助检查。

（7）构音障碍的评定：采用 Frenchay 构音障碍评定法或中国康复研究中心评定法。

2．日常生活活动能力评定

采用 Barthel 指数（BI）或改良 Barthel 指数（MBI）和功能独立性评量表（FIM）。

3．认知功能评定

采用简明精神状态检查法（MMSE）、Rivermead 行为记忆能力测验及韦氏成人智力量表。

4．心理功能评定

常用汉密尔顿抑郁量表（HAMD）、抑郁自评量表（SDS）、汉密尔顿焦虑量表（HAMA）及焦虑自评量表（SAS）。

5．综合评定

（1）统一帕金森病平衡量表（UPDRS）：现广泛应用于帕金森病临床研究和疗效评估中。

（2）Hoehn-Yahr 分级法：根据帕金森病患者临床症状分 I ～ V 级，早期、中期及晚期 PD。修订的 Hoehn-Yahr 分级中增加了 0 级、1.5 级、2.5 级。

（3）韦氏帕金森病评定法：从帕金森病患者手运动障碍、肌强直、姿势、上肢伴随运动、步态、震颤、面部表情、坐位起立、言语、生活自理能力等十项表现进行评分。

（4）Hoehn-Yahr 分级与生活功能程度：根据帕金森病患者功能障碍水平和能力障碍水平来综合评定。

（四）康复治疗

康复训练以运动理疗的训练为主，训练内容包括以下 10 个部分。

1．松弛训练

（1）使用震动或转动法。

（2）PNF 法，要求患者由被动到主动、由小范围到全范围进行有节奏的运动。

（3）深呼吸法，指导患者腹式呼吸，深吸细呼。

（4）意念放松法。

2．姿势矫正法

（1）矫正颈部姿势。

（2）矫正脊柱后突。

（3）矫正下肢屈曲，向内挛缩，利用 PNF 技术双下肢对角伸展模式，强调髋、膝伸展，重点训练髋外展、内旋以及膝伸展。

3．关节活动度（ROM）训练

（1）在肘膝位支撑下，重心分别向前、向后、向左、向右移动，使肩、肘、髋、膝得到锻炼；还可以采用三点支撑，将空出的一侧上肢分别向各个方向抓取物品。

（2）坐位下外展双肩，屈肘用手掌触摸头枕部，再弯腰伸肘触摸对侧足尖，左右交替进行；坐位下，双手置于巴氏球上，双上肢带动球向各个方向滚动，或将球踢向各个方向，要求踢后尽量伸直膝关节；坐位下，推磨砂板，拔插木钉，或擦玻璃，擦拭家具表面等。

（3）立位下双上肢平推墙面，下肢分别向前、向后、向侧方迈步；面墙站立，双上肢沿墙壁尽量摸高；直立位下扩胸，挺胸，肩外展，伸肘等，还可借助棍棒体操、投掷、骑自行车，上下楼梯等活动，改善肢体的活动度。

4．平衡训练

跪位下，重心前后左右移动；在垫子上向前、向后"行走"；坐在巴氏球上晃动躯干，坐位下双腿交叉伸腿，击掌；坐位下上下肢反向运动；立位下沿直线行走，交叉侧部移动。

5. 语言训练

（1）唇舌交替运动。

（2）软腭抬高运动。

（3）发音启动训练。

（4）持续发声训练。

（5）音量、音韵控制训练。

6. 面部动作训练

颜面部需配合吞咽、表情等训练，如对着镜子做微笑，皱眉，眨眼，噘嘴，鼓腮，露齿和吹哨等表情动作，同时治疗师对面部肌肉进行按摩、牵拉等；吞咽训练要求患者咀嚼面包、饼干等固体食物。

7. 头颈、躯干、上肢及下肢活动训练

（1）头颈训练：头向左右转动，倾斜，头、下颌、颈部先同时后缩再前伸，可按节拍进行。

（2）躯干训练：包括背部伸展、旋转，腰椎屈曲、旋转，躯干侧屈等运动。

（3）上肢训练：上肢上举、外展，双上肢左右交替屈伸、拍打对侧肩部，前臂旋前、旋后训练。

（4）手的训练：双手交叉握拳、对指，手指抓放及做一些精细动作训练。

（5）下肢训练：伸髋运动，下肢分腿运动，下蹲运动，踢腿运动。

8. 步态训练

矫正异常步行姿势，改善上下肢协调，应对“僵冻现象”和步行训练。

9. 呼吸训练

呼吸运动强调深呼吸，以胸式呼吸为主，强调吸气时扩胸鼓腹，呼气时两手按压胸廓两侧，瘪腹配合呼吸运动，要求患者在呼吸中体会躯干挺直的感觉。其次练习吹蜡烛和吹气球等提高呼吸能力。

10. 日常生活活动训练

激发患者兴趣，纠正前倾姿势，增加关节活动范围，改善手功能，提高日常生活活动能力。如捏橡胶泥，拉锯，拧螺丝，写毛笔字，编织等，同时还要进行穿衣裤、穿鞋袜、系鞋带、洗脸、梳头、进食等日常生活训练。建议患者改穿宽松易脱的衣服和防滑的鞋子，使用辅具如长柄梳、防滑垫等。

运动理疗能够抑制异常运动模式，使患者学会正常的运动模式，充分利用视、听反馈，让患者主动地参与治疗，避免抗阻运动和疲劳，但在应用过程中需要注意，随时抑制不正常的运动模式，让患者学会正常运动方式，避免疲劳、疼痛和抗阻运动。为了避免疾病的进展，必须给予长期维持治疗，包括药物及康复治疗。

其他例如作业理疗、物理因子治疗、中医康复治疗和辅助装置的应用以及环境的改造也在促进患者回归社会的过程中起到了重要的作用。

（五）康复结局

帕金森病是一种慢性进展性疾病，无法治愈，生存期 5~20 年。多数患者在疾病的前几年可继续工作，但数年后逐渐丧失工作能力。至疾病晚期，由于全身僵硬、活动困难、最终卧床，常死于肺炎、压疮等各种并发症，但得到及时、合理的综合治疗和良好理疗的患者能够保持相对较长时间的生活自理能力，病情发展相对较慢。

（六）健康教育

1. 一级防治

要做到无病防病。对高危人群需密切监护随访。定期体检，重视自我防护；加大工农业生产环境保护的力度，减少有害气体、污水、污物的排放，对接触毒素作业人员应加强劳动防护；对于老年人应重视增强体质，延缓衰老。

2. 二级防治

早发现、早诊断、早治疗。诊断为帕金森病应及早予以保护性治疗和改善症状，推迟药物使用的时间，若影响患者的日常生活和工作能力，则应开始规范的药物治疗。

3. 三级防治

延缓病情发展。进行药物治疗、康复治疗及心理治疗等综合治疗；防止残疾、残障，改善生活质量；长期卧床者，应加强生活理疗，降低死亡率。

五、脊髓炎的康复

典型案例：

1. 病史摘要

患者，女，29 岁。入院前 4 天开始发热，鼻塞，流涕，咽痛，白细胞 8.0×10^9 L，中性粒细胞 80%，曾以"上呼吸道感染"，给予青霉素 640 万单位治疗，入院前一天晚 11 时许，突然双下肢乏力，不能行走，排尿困难。

体格检查：体温 39 ℃，脉搏 110 次/分，呼吸 24 次/分，血压 16/11 kPa。颅神经（－），双上肢肌力正常，双下肢肌力减退，左侧Ⅰ级，右侧Ⅱ级，腱反射迟钝，针刺觉存在，病理征（－），3 小时以后，左侧 T10 以下，右侧 T12 以下针刺觉减退，并出现尿潴留。

辅助检查：白细胞 7.8×10^9/L，中性粒细胞 72%，血钾 4.2 mmoL/L。腰椎穿刺检查：脑脊液细胞总数 295×10^6/L，白细胞 20×10^6/L，蛋白 1.2 g/L，糖、氯化物正常。

2. 脊髓炎的诊断、鉴别与治疗

1）诊断

（1）多发生于青壮年，起病前 1~2 周常有上呼吸道感染等病史。

（2）急性起病，多于数小时或 1~3 天内病情达到高峰。

（3）临床表现为急性横贯性脊髓损害的急性期表现，如双下肢肌张力低，腱反射消失，下肢乏力，病理征可引不出，出现感觉障碍平面，尿潴留等。

（4）腰椎穿刺：白细胞数正常或稍增多，蛋白含量可轻度增高，糖和氯化物正常。

2）鉴别

（1）格林-巴利综合征（急性炎症性脱髓鞘性多发性神经病）：也可表现为肢体的弛缓性瘫痪，起病前也多有上呼吸道感染病史，但格林-巴利综合征多为四肢受累，无感觉障碍平面，多为手套袜子型感觉障碍，可伴有颅神经受累（常为第Ⅶ，其次为Ⅸ、Ⅹ、Ⅺ、Ⅶ对颅神经），无尿潴留或极少见，脑脊液检查呈蛋白—细胞分离现象。

（2）周期性低钾麻痹：常有反复发作史，病前多无感染史，可有暴饮暴食史，可表现为四肢瘫痪，近端重于远端，无呼吸肌麻痹，无感觉障碍及颅神经受累，无尿潴留，脑脊液正常，血钾降低，补钾治疗有效。

（3）急性脊髓前角灰质炎：发病前多有感染史，可有高热，肢体瘫痪多为单侧，不对称，无感觉障碍，较少累及后组颅神经运动核，脑脊液细胞数增高，蛋白轻度增高。

（4）脊髓压迫症：急性脊髓压迫症通常由外伤引起，立即发生，表现为截瘫或四肢瘫，慢性脊髓压迫症可由脊髓肿瘤、椎间盘突出等引起，病灶从一侧开始，可出现受压节段的神经根痛，下肢不对称的轻瘫，感觉障碍，以后逐渐演变到脊髓的横贯性损伤，腰椎穿刺压颈试验不通畅，脑脊液蛋白细胞分离（脑脊液蛋白含量增高而白细胞数正常，炎症白细胞一定增高）。

3）治疗

目前无特殊治疗方法，主要是对症治疗和支持疗法。

（1）激素治疗：甲强的松龙 0.5～1 g/d，静脉滴注，随病情好转逐渐减量。

（2）预防感染，尤其是尿路感染，对尿潴留者应留置导尿管，可进行膀胱冲洗。

（3）加强护理，预防并发症：预防肺部感染及褥疮，应定时翻身拍背，每两小时一次。使用气垫床，如有褥疮应积极治疗，经常活动瘫痪肢体，以防肢体挛缩。

（一）概　述

1. 脊髓炎的定义

脊髓炎是指由病毒、细菌、螺旋体、立克次体、寄生虫、原虫、支原虫等生物源性感染，或感染后、接种后所诱发的脊髓灰质和（或）白质的炎性病变。

2. 脊髓炎的病因及流行病学

临床常见的是急性非特异性脊髓炎，原因不明，多局限于数个节段，胸段最常受累，其次为颈段和腰段。绝大多数在病前有感染史。受凉、过劳、外伤等可能为常见的诱发因素。各年龄组均可罹患本病，但好发于青壮年。无性别差异，一年四季中以冬末春初或秋末冬初多发。

3. 脊髓炎的分类

常可根据起病的情况，将脊髓炎分为急性脊髓炎（数天内临床症状发展到高峰）、亚急性脊髓炎（一般 2～6 周）和慢性脊髓炎（6 周以上）。

4. 临床特点

脊髓炎的临床特点除具有脊髓病变的运动、感觉及自主神经功能三大障碍外，当有各种感染因素存在时，临床上又有不同的特点。急性非特异性脊髓炎起病期发展迅速，常先有双下肢麻木或病变节段束带感和背痛，数小时或数日内发现受损平面以下运动障碍，感觉缺失及膀胱、直肠括约肌功能障碍。

（1）运动障碍：早期常为脊髓休克，表现为双下肢迟缓性瘫痪；休克期过后，逐步出现病理性锥体征，瘫痪肢体的腱反射亢进，肌张力增高和部分肌力恢复。

（2）感觉障碍：传导束型感觉缺失，病变平面以下所有感觉消失。恢复速度远比运动功能慢。

（3）自主神经功能障碍：排尿障碍、排便障碍、性功能障碍、循环系统障碍。

（4）其他：高颈位损害者，出现四肢上运动神经元性瘫（休克期过后）和呼吸困难；颈膨大损害者，出现双上肢下运动神经元性瘫和双下肢上运动神经元性瘫；腰段损害者，仅出现下肢瘫痪和感觉缺失而胸腹部正常；骶段损害者，出现鞍区感觉缺失，肛门反射消失，无明显肢体运动障碍和锥体束征。

（5）在脊髓完全性横贯性损害时，休克期过后往往出现痉挛性屈曲性截瘫。这些患者有轻微腹部皮肤刺激、下肢任何部位的刺激或膀胱充盈时均可引起肢体强烈的屈曲反射和阵挛，伴有出汗、竖毛、大小便自动排出等症状，称为总体反射，常提示预后不良。

（二）康复评定

1. 临床评估

（1）急性期评估：一般评估、肌力评定、肌张力评定、关节活动度检查、感觉功能评定，呼吸功能、心血管功能、吞咽功能、胃肠功能、泌尿功能、免疫功能及营养状态评定。

（2）慢性期评估：一般评估、肌力评定、肌张力评定、关节活动度检查、步态检查、X 线检查、电生理检查、自助具及矫形器功能评定、心理评定，日常生活活动能力、职业能力、社会能力测定，呼吸功能、心血管功能、吞咽功能、胃肠功能、泌尿生殖功能及营养状态评定。

2. 功能评估

（1）可以考虑用美国脊髓损伤学会（ASIA）的评定方法来帮助确定脊髓病损的平面、范围和严重程度，但由于 ASIA 评定是专为脊髓损伤而设计的评价表，其结局预测等资料可能不宜使用于脊髓炎患者。

① 脊髓损伤神经水平的评定：美国脊髓损伤学会根据神经支配的特点，选出一些关键肌和关键感觉点，通过对这些肌肉和感觉点的检查，可迅速地确定损伤平面。

② 脊髓损伤程度的评定：在脊髓休克期后，最低骶节（S4～S5）残留感觉功能时，刺激肛门皮肤与黏膜交界处有反应或刺激肛门深部时有反应。最低骶节（S4～S5）残留运动功能时，肛门指诊时肛门外括约肌有随意收缩。

③ 脊髓休克的评定：球海绵体反射是判断脊髓休克是否结束的指征之一，此反射的

消失为休克期，反射的再出现表示脊髓休克结束。

（2）运动功能评定：

① 肌力的评定。

② 肌张力的评定。

（3）感觉功能评定。

（4）反射的评定。

（5）性功能的评定。

（6）日常生活活动能力（ADL）的评定。

（7）功能独立性评测。

（三）康复治疗

1. 临床处理原则

临床处理原则为一般治疗、免疫抑制剂治疗、康复治疗、对症支持治疗。

2. 康复治疗程序、原则与方法

1）康复治疗程序

康复治疗程序为初次评定、制订康复目标、制订治疗程序及实施治疗、再评定、决定去向。

2）康复治疗原则

（1）早治疗；

（2）循序渐进，由易到难；

（3）依患者目前功能情况，制订及调整康复方案；

（4）力量与耐力训练；

（5）全面康复，康复内容包括所有功能障碍及并发症。

3）康复目标及康复治疗方法

（1）脊髓炎急性期的康复治疗：① 保持良好体位；② 防止压疮；③ 坐起训练；④ 站立训练；⑤ 轮椅训练；⑥ 站立、步行训练；⑦ 物理因子治疗；⑧ 中医针灸、按摩推拿。

（2）脊髓炎恢复期的康复治疗：① 肌力训练；② 垫上训练；③ 坐位训练；④ 转移训练；⑤ 轮椅训练；⑥ 站立、步行训练；⑦ 物理因子治疗；⑧ 中医针灸、按摩推拿等。

3. 根据横贯性脊髓炎侵犯不同神经平面的康复训练

颈 4 横贯性脊髓炎、颈 5 横贯性脊髓炎、颈 6 横贯性脊髓炎、胸 7 横贯性脊髓炎、胸 8~腰 2 横贯性脊髓炎、腰 3~腰 12 横贯性脊髓炎、骶 1~骶 2 横贯性脊髓炎、骶 3 及骶 3 以下横贯性脊髓炎。

4. 功能训练中的具体方法

根据脊髓炎病变部位的康复训练：颈 4 完全性脊髓损伤（练口）；颈 5 完全性脊髓损

伤（练肘）；颈 6 完全性脊髓损伤（练前臂）；颈 7 完全性脊髓损伤（练手）；颈 8~胸 2 完全性脊髓病变（练躯干）；胸 3~12 完全性脊髓病变（治疗行步行）；腰 1~2 完全性脊髓病变（在家中功能性步行）；腰 3 及腰 3 以下完全性脊髓病变（适用步行）。

（1）运动理疗：① 关节活动度的训练；② 牵伸训练；③ 肌力训练；④ 坐起训练；⑤ 坐位平衡训练；⑥ 转移训练；⑦ 轮椅训练；⑧ 步行训练；⑨ 肺部康复。

（2）作业理疗。

（3）物理因子治疗。

（4）辅助器械的应用。

（5）常见并发症的康复治疗：① 排尿障碍的康复治疗；② 排便障碍的康复治疗；③ 性功能障碍的康复治疗；④ 骨质疏松的康复治疗；⑤ 异位骨化的康复治疗；⑥ 痉挛的康复治疗；⑦ 疼痛的康复治疗；⑧ 自主神经反射亢进的康复治疗。

（6）中医康复。

（7）文体治疗。

（8）康复护理。

（9）心理理疗。

（10）社会康复。

（四）脊髓炎的康复结局

（1）急性脊髓炎、脊髓灰质炎若无并发症，通常 3~6 月基本恢复生活自理。

（2）完全性瘫痪 6 个月后肌电图仍为失神经改变，累及脊髓节段长且弥漫者，预后较差。

（3）出现脊髓总体反射者预后较差。

（五）脊髓炎的健康教育

（1）对已经患病者，应尽早积极地进行康复治疗，避免各种并发症的出现，对患者的预后有较大的影响。

（2）脊髓炎的理疗更为重要，它包括截瘫、膀胱和压（褥）疮的理疗等三大内容。

六、多发性硬化的康复

典型案例：

1. 病史摘要

患者，女，32 岁。3 年前突然视物模糊，右上视野缺损，右眼视力 1.0。十天后右眼视力迅速降至 0.04。病前一周有"感冒"史。激素治疗一个月后视力恢复到 1.5。2 年前因"感冒"一周后左上肢及左侧偏身麻木，颈部疼痛首次住院，住院时左侧上下肢肌力减退和左偏身针刺觉减退，右眼轮匝肌肌力减退，右侧鼻唇沟变浅。脑脊液检查正常。血清学检查 $I_gG167.5$ mg%，I_gA310 mg%，I_gM200 mg%。头颅 CT 检查发现左枕叶小片低密度病灶。经激素和大蒜素治疗一个月症状缓解出院。半年前起床后头昏，行走不稳。

左上肢指鼻试验差，眼球震颤，双侧颈 4 到胸 4 节段性针刺觉减退。双眼视力迅速下降，视物模糊，视力检查仅 1 公尺手动。激素治疗两个月后除左侧伸指肌力稍差外，其余症状和体征全部消失。三周前上班时，上肢肘部突然酸痛不适，第二天肘关节以上针刺觉异常，发热达 38.2 ℃，随后出现双下肢无力，尿潴留。

一周前左上肢无力，言语含糊。当时体检发现构音含糊，右侧鼻唇沟浅，左侧耸肩力 Ⅱ-Ⅲ 级，左上肢肌力 Ⅲ 级，左下肢、左上肢 Ⅰ-Ⅱ 级，右下肢肌力 Ⅲ 级，双侧 Babinski's 征（+），右颈 6~7 针刺觉减退。激素、大蒜素治疗两个月未愈，遗有四肢肌力 Ⅳ 级，左上肢针刺觉略差，双侧 Babinski's 征（+）等。发病以来经常出现上肢麻木，胸部束带感和行走不便，每次发作激素治疗可缓解。严重时出现胸部束带感，双下肢完全瘫痪，腰部以下感觉丧失，小便失禁，激素治疗可以部分缓解症状。

2. 多发性硬化的诊断、鉴别与治疗

1）诊断

（1）青年女性。

（2）"感冒"后开始反复出现不同的神经系统症状和体征，病程迁延。

（3）发作时间没有固定规律，初期发作前都有类似"感冒"史，以后无任何诱因。

（4）曾经出现失明，象限性偏盲，偏瘫，节段性脊髓病变和根痛的刺激症状说明包括视神经，大脑半球，脑干，上/下脊髓段和脊神经后根在内多处的中枢和周围神经系统被累及。

（5）曾经发现血液中免疫球蛋白异常，头颅 CT 显示大脑半球局灶性病变。

（6）每次发作后激素治疗都有不同程度的改善，但总体趋势显示治疗效果越来越差，后遗症逐渐增多。依据上述特点，该病人应该被诊断为"多发性硬化"。

2）鉴别

（1）起病初期病人有视觉异常时应与急性视神经炎鉴别。急性视神经炎也是一种可能与病毒感染诱发自提免疫性疾病，但是该病只影响视神经而不累及其他神经功能，经激素治疗后视力恢复正常而不复发。

（2）病人发热后出现神经定位体征应与病毒感染性疾病（如疱疹病毒性脑炎，乙型脑炎）鉴别。此两种疾病都有发热等非特异性感染症状，前者发病后可以在病人的口腔、嘴唇等黏膜部位出现疱疹，后者一般在夏秋季节蚊虫繁殖旺盛的时候发病，有明显的传染病特点。由于病毒感染造成神经系统病变一般很少复发，几乎不可能出现多灶性交替发病。

（3）该患者每次发作都是突然发作，出现的神经系统体征包括偏瘫、偏盲等，因此应该与急性脑血管病鉴别。急性脑血管病一般见于中老年患者，患者常常有高血压、动脉硬化的依据。一旦发病症状很难在短期内消失。所出现的神经系统体征符合一定的血管分布范围，很少出现视神经和节段性脊髓损伤的体征。头颅 CT 等检查可以明确发现病灶。

3）治疗

本病以抑制病人的自体免疫为主，激素治疗是必不可少的方法。但是由于长时间激素可以诱发低钾麻痹，骨质疏松等副作用，因此应该及时补钾补钙。除此之外还可以应用硫唑嘌呤或环磷酰胺治疗。除了免疫抑制剂治疗外，在本病发作的急性期，可以应用小剂量脱水剂以减轻症状。

（一）概　述

1. 多发性硬化的定义

多发性硬化是以中枢神经系统白质炎性脱髓鞘为主要病理特点的自身免疫疾病，最常累及脑室周围白质、脊髓、脑干、小脑与视神经。症状、体征的空间多发性和病程的时间多发性为其主要临床特点。

2. 病因和发病机制

该病的病因和发病机制尚不清楚，目前认为与病毒感染、自身免疫反应、遗传因素和环境因素有关。好发年龄段为 20～40 岁，男女患病比约为 1：2。

3. 临床特点

症状、体征的空间多发性和病程的时间多发性为其主要临床特点。症状、体征的空间多发性是指病变部位的多发和症状体征的多种多样，病程的时间多发性是指缓解-复发的病程，整个病程可复发数次或十余次，缓解期可长可短，最长可达 20 年。每次复发均残留部分症状和体征，逐渐累积使病情加重。

（二）康复评定

1. 康复评定的目的

全面了解其功能障碍的情况，从而为康复治疗计划的制订和修订提供依据。

2. 康复评定的内容

1）临床评估

（1）临床表现：从康复角度可分为如下三类常见症状。

① 原发症状：由疾病本身引起，包括以下几个方面。a. 运动障碍：肢体无力，震颤、共济失调，也可见不完全单瘫、偏瘫、截瘫和四肢瘫，以中枢神经瘫痪多见，晚期可出现假性延髓性麻痹；b. 感觉异常：如针刺感、烧灼感、触电感、麻木感、束带感、疼痛等；c. 视力障碍：视力下降，视野缺损，复视及眼球震颤；d. 精神症状及认知障碍：如抑郁、欣快、情绪不稳定、病理性哭笑等，或注意力不集中，记忆力减退，反应迟钝，言语不流畅等；e. 自主神经功能障碍：如尿失禁、尿潴留、便秘或便秘与腹泻交替出现、性欲减退，也可见半身多汗和流涎；f. 其他症状：可伴有周围神经损害和多种自身免疫性疾病，如风湿病、类风湿综合征、重症肌无力等，也可见发作性症状。

② 激发症状：由以上原发症状引起，如压疮、泌尿系感染、肺部感染等。

③ 第三症状：由疾病所致的与患者生活相关的社会心理和职业问题。

（2）辅助检查。

实验室检查：脑脊液细胞可正常或轻度增高，主要为淋巴细胞；总蛋白可能正常；IgG 鞘内合成增加，为该病临床诊断提供重要依据，IgG 指数是反映鞘内合成的定量检测指标,患者阳性率为 70% ~ 75%,IgG 寡克隆带是 IgG 鞘内合成的重要定性指标,85% ~ 95%的患者可在脑脊液中检出。脑脊液检查为该病临床诊断提供的重要证据有可能是其他方法无法取代的。

电生理检查:可协助早期诊断,观察病情变化,对诊断无特异性。检查包括视觉诱发电位(VEP)、脑干听觉诱发电位(BAEP)和体感诱发电位(SEP)。

影像学检查:磁共振成像(MRI)是诊断多发性最有效的辅助手段,特征性表现为白质内多发长 T1、长 T2 异常信号,脑内病灶直径常小于 1.0 cm,散在分布于脑室周围、胼胝体、脑干和小脑,少数在灰白质交界处,脑室旁病灶呈椭圆形或线条形,与脑室壁垂直,称为 Dawson 手指征。脊髓内病灶以颈胸段多见,形态多样,多为散在的小点状、斑块状、圆形或椭圆形,少数为不规则片状,部分病灶可融合,多分布在脊髓外周白质部分,脊髓肿胀不明显。

(3)诊断与临床分型。

诊断:诊断标准参照 McDonld(2005)多发性硬化诊断修订标准。

分型:根据多发性硬化的临床特点,将多发性硬化分为复发-缓解型、原发进展型、继发进展型和进展复发型;根据病情转归和预后,可分为良性型和恶性型。

2)功能评定

扩大的残疾状态量表对多发性硬化的功能障碍和个人能力障碍能进行详细的评定。评定分为两部分内容:① 功能系统,分 8 个系统,包括椎体束功能、小脑功能、脑干系统功能、感觉系统功能、直肠和膀胱系统功能、视觉系统功能、大脑系统功能和其他系统功能。② 扩大的残疾状态量表 0 ~ 10 分。

(三)康复治疗

1. 临床处理原则

早期采用有效措施抑制炎性脱髓鞘病变进展,防止急性期病变恶化及缓解期复发,急性期主张短期、大剂量激素冲击理疗,辅以免疫抑制剂、免疫球蛋白、血浆置换等;缓解期使用 β-干扰素等特异性免疫治疗防治复发。

2. 康复治疗原则与方法

康复治疗原则:早期进行,采取各种有效措施维持和改善各种功能,减轻原发症状,防治继发性症状和第三症状。减少或延缓功能残疾的发生,晚期采取对症和支持理疗。以患者的功能需要为中心进行训练,进行与日常生活和工作联系密切的活动与作业,最大限度地提高患者的生活质量。鼓励患者积极主动参与,加强心理疏导。全面系统评估后制订合理的康复治疗方案。

常见功能障碍的康复治疗方法有:

(1)关节活动范围的维持;

(2)肌力训练;

(3)痉挛状态的康复治疗;

(4)疲乏的康复治疗;

（5）震颤和共济失调的康复治疗；

（6）感觉障碍的康复治疗；

（7）疼痛的康复治疗；

（8）膀胱与直肠功能障碍的康复治疗；

（9）构音障碍和吞咽困难的康复治疗；

（10）视觉功能障碍的康复治疗；

（11）发作性症状的康复治疗；

（12）认知障碍的康复治疗；

（13）精神与情绪障碍的康复治疗；

（14）社会心理和职业障碍的康复治疗。

（四）康复结局

多发性硬化临床分型不同，病程差异较大，预后迥异。大多数患者预后较好，经过科学、系统的综合康复治疗减轻功能障碍程度，改善和提高残存功能，减缓复发，提高生存质量，可存活 20～30 年；但仍有一部分患者病情不断进展和加重，甚至数年内死亡。因此该病的康复结局不容乐观。

（五）健康教育

正确认识疾病，防止复发，注意防治感染，避免过度疲劳、精神紧张、疫苗接种、妊娠和分娩等促发因素，避免体温升高，调整饮食，早期积极的配合康复治疗，积极调整心态，减轻心理压力，多参与家庭活动和各种社会活动。

七、老年期痴呆的康复

典型案例：

1. 病史摘要

患者，男，78 岁，记忆力下降进行性加重 5 年，伴精神症状 2 年。5 年前出现近事遗忘，前做后忘，远事记忆尚可。2 年前不能叫出家人的名字。1 年前出现走失 1 次后家人不敢让其再自行出门。由于患者近期出现夜间吵闹明显，前来就诊，吵闹突出表现在不愿休息，夜间执意要出门散步，或整夜不睡，出门走一圈会安静片刻，回家后再次吵闹。不肯吃饭，总说自己吃过了。行走尚可，无步态异常，无二便失禁，日常生活自理，工具性生活能力丧失。

查体：神清，双瞳直径 0.3 cm，对光（＋），双侧鼻唇沟等对，伸舌居中，四肢肌力肌张力正常。痛温觉对称正常，双侧指鼻、跟膝胫检查（－），额叶释放征（－），吞咽不呛。

【辅助检查】血脂：TG 1.36 mmol/L，TC 4.44 mmol/L，LDL 2.26 mmol/L，HDL1.51 mmol/L；血糖：空腹、餐后及糖化血红蛋白均正常；叶酸 4.48 ng/mL，VitB$_{12}$

263 pg/mL；血常规、甲状腺功能：正常范围；头颅 MRI 示：两侧额叶白质区，左侧丘脑及基底节区多发陈旧性腔隙性脑梗死，老年脑改变，部分空蝶鞍，两侧筛窦慢性炎症；颈、椎动脉超声：双颈动脉内膜增厚，分叉处可见斑块，最大约 6 mm×4 mm。

2. 诊断与治疗

（1）诊断：阿尔茨海默病、腔隙性脑梗死、脑白质疏松症。

（2）治疗：口服胆碱酯酶抑制剂，如多奈哌齐合并谷氨酸受体拮抗剂。

（一）概　述

1. 老年期痴呆的定义

痴呆是指在智能已获得相当发展之后，由于各种原因所致的脑部病损引起的获得性、持续性和全面性的智能减退。老年期痴呆是指老年期由于多种病因所致的以痴呆为主要临床表现的一组疾病。

2. 老年期痴呆的分类

老年期痴呆是指在老年期发生的痴呆，是危及老年人健康的常见病，包括老年性痴呆、血管性痴呆、混合性痴呆和其他痴呆。

（1）老年性痴呆（阿尔茨海默病，AD）：老年性痴呆是老年期痴呆的最常见类型，其发生可能与 β-淀粉样蛋白的生成与清除失衡；过度磷酸化的 Tan 影响神经元骨架微管蛋白稳定性，导致神经元纤维缠结形成，破坏神经元及突触的正常功能；并且与低教育程度、膳食因素、女性雌激素水平降低、高血糖、高胆固醇、高同型半胱氨酸、血管因素、心理社会危险因素有关。

（2）血管性痴呆（VD）：血管性痴呆是脑血管疾病导致的痴呆综合征，包括缺血性、出血性脑血管病以及造成记忆、认知和行为等脑区低灌注的脑血管疾病所致的各种临床痴呆。高龄、低教育水平、低收入、吸烟、痴呆家族史、复发性脑卒中史以及伴有吞咽困难、步态障碍、小便障碍、癫痫、心律失常、吸入性肺炎、低血压者的卒中患者更易患发血管性痴呆。发病机制一般认为是脑血管疾病的病灶波及影响额叶、颞叶及边缘系统，或病灶损坏了足够容量的脑组织，导致记忆、注意、执行功能和言语等高级认知功能的严重受损。

（二）临床特点

不论哪种类型的痴呆，痴呆的临床症状主要分为认知功能减退及其伴随的社会生活功能减退症状和非认知性神经精神症状。

（1）记忆障碍：痴呆最常见的表现，也是早期发现痴呆的重要征兆。

（2）言语改变：痴呆较常见的症状，言语障碍的特殊模式有助于本病的诊断。

（3）情绪、行为、日常生活能力的变化：老年人常常出现记忆减退、性格改变、固执、多疑、急躁易怒、行为幼稚等症状和体征。

（4）AD 和 VD 主要鉴别点：AD 发生于老年和老年前期，通常起病隐匿，进展缓慢，很难确切了解具体的发病时间，以进行性认知功能障碍和行为损害为特征，一般意识清楚，症状和体征多无缓解；VD 多在 60 岁以后起病，有卒中史，呈阶梯式进展，认知功能受损显著达到痴呆标准，常伴有局灶性神经功能缺损症状和体征，并且 VD 临床表现主要取决于血管病灶的部位、大小和数量等。老年期痴呆患者中阿尔茨海默病最常见，约占 50%，血管性痴呆约占 20%，AD 合并 VD 占 10% ~ 20%。

（三）康复评定

临床常用的评定量表有简易精神状态检查、画钟表实验、长谷川痴呆量表、韦氏记忆量表、日常生活活动量表、神经精神问卷、社会生活能力概况评定量表、临床痴呆评定量表及缺血量表等。

（四）康复治疗

1. 生活理疗

目前对老年期痴呆无特效药物治疗，重点应放在对患者的医疗和家庭理疗上，老年期痴呆患者的医疗服务通常选择急性发作期，短期住院治疗疾病，相对稳定期主要在家中进行相应疗养。

2. 病因治疗

脑血管病、正常颅压性脑积水、维生素 B_{12} 缺乏、甲状腺功能减退、颅内占位性疾病等造成的痴呆为可逆性痴呆，病因明确，如能早期诊断，给予及时有效的病因治疗，一般疗效显著，预后相对较好。但对于阿尔茨海默病（AD）、额颞叶痴呆（FTD）、路易体痴呆（DLB）等病因不明确，故疗效不佳。

3. 对症支持治疗

重度患者自身生活能力严重减退，常导致营养不良、肺部感染、泌尿系感染、压疮、骨质疏松等并发症，应加强支持治疗和对症治疗。

4. 药物治疗

（1）老年性痴呆药物：常用治疗药物有① 改善脑代谢药，如去氢麦角碱甲磺酸盐（海德琴）、吡拉西坦等。② 胆碱酯酶（AChE）抑制剂，如多奈哌齐（安理申）、加兰他敏、他克林酸美金刚。③ 神经保护性药，如单胺氧化酶抑制剂司来吉兰。④ 抗精神症状药，对抑郁情绪可选用四环类抗抑郁剂、SSRI，如马普替林、氟西丁、帕罗西丁、氟戊赛明、舍曲林和西酞普兰等；对焦虑失眠症可选用苯二氮卓类抗焦虑药，如阿普唑仑、劳拉西泮、丁螺环酮等。

（2）血管性痴呆药物：常用治疗药物有抗高血压药、血管扩张药、促大脑代谢药、神经保护性药以及部分中药（如银杏叶提取物制剂）等。

5. 康复治疗

对患有轻、中度痴呆的患者实施综合性康复治疗，将极大地改善患者的认知功能，减轻非认知性神经精神症状，提高其社会生活能力，延缓痴呆的发展。康复治疗虽对重度痴呆患者有一定的帮助作用，但需要长期坚持训练。

康复治疗主要原则：① 个体化治疗，综合康复训练；② 以提高生存质量为目标，充分发挥痴呆患者剩余的功能，重点改善生活自理和参加休闲活动的能力；③ 支持照料者，提供、指导他们有关痴呆康复训练的知识技术，在精神上关心他们，心理上鼓励他们。

常用的康复治疗包括物理治疗、作业治疗、语言治疗、心理治疗、传统医学治疗、康复工程、娱乐治疗等方法。

（五）康复结局

（1）老年性痴呆通常起病隐匿，没有确切的发病时间，病程多为持续进行性，一般无缓解，病程为 5～10 年，或更长时间，多死于肺部感染、泌尿系感染、压疮等并发症，预后不良。

（2）血管性痴呆一般均有卒中史，预后与引起血管损伤的基础疾病和颅内血管病灶的部位有关，VD 的治疗效果优于 AD，但两者的生存时间没有显著差别。

不论哪种痴呆，经过健康教育、饮食调养、体育锻炼、药物干预等综合性治疗，配合安全、有效、系统、规范的康复综合训练，将会改变老年期痴呆病程进展，减轻痴呆的症状，延缓痴呆的发展。

（六）健康教育

（1）老年期痴呆目前尚无特殊的治疗方法，正确防治、处理引起痴呆的一系列危险因素是痴呆治疗的基础，所以早发现、早防治、早治疗仍是防治老年期痴呆的关键。

（2）一旦明确老人具有痴呆的征兆或症状和体征，立即实施老年期痴呆的一级防治，给予患者调整饮食结构、改变其生活方式、加强适度有规律的体育锻炼，进行良好的人际间交流等一系列健康教育相关知识，以期控制痴呆的进展。

（3）血管性痴呆患者的防治主要是进行控制血压、血糖、血脂以及使用激活脑细胞、改善脑部供血、控制精神情绪等药物治疗，并且给予改善认知功能、提高日常生活能力、调整情绪、纠正日常行为、鼓励参与社会活动的物理治疗、作业治疗、职业训练、娱乐治疗、心理疏导等综合性康复训练干预措施。

（4）老年性痴呆后期主要对患者进行必要的生活理疗、支持治疗和对症治疗，满足其生存要求，力争全面改善痴呆老人的症状，延缓病情的发展，提高其生活以及认知能力，最大限度地提升患者、家人和照顾者的生活质量。

八、脑炎和脑膜炎的康复

典型案例：

1. 病史摘要

患者，男，33 岁。入院前三周双眼充血，曾眼科就诊，诊断为"结膜炎"，用氯霉素、利福平眼药水治疗，一周左右好转。入院前一周，左前额部发红，第二天局部出现疱疹，未去就诊。入院前一天，发热，体温 38 ℃，伴有持续性头痛、恶心及呕吐。有患急性肝炎史。

体格检查：体温 38 ℃，脉搏 100 次/min，血压 160/100 mmHg，神志清，颅神经（－），四肢肌力 V 级，腱反射（++），颈部抵抗，克氏症（+），病理反射未引出。左前额部见成簇疱疹，部分结痂。

辅助检查：腰椎穿刺：脑脊液（CSF）压力 200 mmH$_2$O，白细胞 50×10^6/L，蛋白 0.65 g/L，糖 3.0 mmol/L，氯化物 130 mmol/L，脑电图（EEG）轻中度弥漫性异常。皮肤科会诊：左前额部为带状疱疹。

2. 带状疱疹病毒脑炎诊断、鉴别与治疗

1）诊断

（1）带状疱疹病毒属脱氧核糖核酸疱疹病毒，感染后可存在于脊神经背根神经节及三叉神经节细胞内，当机体免疫功能低下时，可沿感觉神经下行传到相应皮肤引起皮疹，沿神经上行，进入中枢神经系统，可引起脑炎或脑膜炎。患者于结膜炎及皮肤带状疱疹后出现发热、头痛，故考虑为带状疱疹病毒脑炎。

（2）患者带状疱疹感染后出现发热，头痛，脑膜刺激征，腰穿 CSF 压力增高，白细胞及蛋白增高，脑电图弥漫性异常，符合脑部炎症的表现。

2）鉴别

（1）化脓性脑膜炎：一般全身感染症状明显，发病前常有细菌感染史，腰穿 CSF 中白细胞明显增高，一般大于（1~10）×10^9/L，蛋白增高明显，糖、氯化物降低，50% 病例 CSF 中找到致病菌。本患者脑脊液与此不符。

（2）乙型脑炎：多发生在夏秋季节，由蚊或其他吸血昆虫传播，临床上有高热、抽搐，意识障碍，脑膜刺激征及其他神经系统特征，腰穿 CSF 白细胞常在（1~5）×10^9/L，上述表现与本患者不符。

（3）蛛网膜下腔出血：起病急，头痛呈刀劈样，体检有明显脑膜刺激症状，腰穿脑脊液检查呈均匀血性，以此可与本患者相鉴别。

3）治疗

（1）降低颅内压：20%甘露醇静脉滴注。

（2）激素：地塞米松 10 mg/日，静滴，二周后改口服强的松，并逐渐减量，或甲基强的松龙 240 mg/日，冲击治疗，3~5 天后停药。

（3）抗病毒：阿昔洛韦口服，病毒唑静滴。

（4）抗生素：如有继发感染皆可适当加用抗生素。

（一）概　述

1. 定　义

感染和炎症性反应仅累及软脑膜为脑膜炎；脑实质受到病原微生物直接侵犯所引起的炎症性反应为脑炎。

2. 病　因

绝大多数是病毒，也可由细菌、霉菌、螺旋体、立克次体、寄生虫等引起。病毒如肠道病毒、虫媒病毒、疱疹病毒等；细菌如葡萄球菌、结合杆菌；真菌如隐球菌、曲霉菌；螺旋体如梅毒螺旋体、钩端螺旋体；寄生虫如弓形虫、血吸虫等；立克次体如斑疹伤寒立克次体等。

3. 流行病学

（1）流行性乙型脑炎：蚊虫叮咬传播，人群普遍易感。10岁以下儿童发病率高。亚洲东部热带、亚热带和温带地区高发。我国除东北、青海、新疆和西藏外，均有本病流行，农村发病高于城市。高度散发性。夏秋季为发病高峰。

（2）森林脑炎：蜱是病毒传播媒介，人类多有蜱叮咬后经皮肤、黏膜感染，少数可因饮用污染的牛奶经消化系统感染。流行季节性明显，散发。人群普遍易感，职业特点明显。我国多见于东北和西北的原始森林地区。

（3）单纯疱疹病毒脑炎：最常见的中枢神经系统病毒感染性疾病，占脑炎的 5%～20%。散发性，见于世界各地，国外发病率为（4～8）/10万，病死率为10/10万，病死率最高可达70%。发病无季节性，可见于任何年龄，10岁以下和20～30岁有两个发病高峰，无明显性别差异。

（4）结核性脑膜炎：主要见于1～5岁小儿。以春冬发病较多。

（5）新型隐球菌脑膜炎：主要由呼吸道吸入，约1/3患者经皮肤、黏膜、消化道感染。各种年龄均可发病，20～40岁青壮年最常见，多呈亚急性或慢性起病，少数急性起病。

4. 病理特点

（1）流行性乙型脑炎：脑实质病变广泛，脊髓病变最轻；血管内皮细胞损害；神经细胞变性坏死，液化溶解后形成筛状软化灶；局部胶质细胞增生，形成胶质小结。部分患者脑水肿严重，颅内压升高或形成脑疝。

（2）森林脑炎：累及大脑半球灰质、白质及脑膜，以脊髓颈段、脑桥、中脑及基底神经节病变较为严重。脊髓可有明显损害，颈段比胸、腰段重，灰质比白质重，炎性渗出性病变，也可是退行性病变。肝、肾、心、肺均可出现渗出性和退行性病变。

（3）单纯疱疹病毒脑炎：脑实质出血性坏死和病灶边缘的部分细胞核内有嗜酸性Cowdry A型包涵体是本病最具特征的病理所见，包涵体内还有疱疹病毒DNA颗粒和抗原。弥漫性侵害双侧大脑半球，常呈不对称性分布，以颞叶、边缘系统和额叶最为明显。有脑组织水肿、软化、出血性坏死。

（4）结核性脑膜炎：脑膜弥漫性充血，脑回普遍变平，尤以脑底部病变最为明显。延髓、脑桥、脚间池、视神经交叉及大脑外侧裂等处的蛛网膜下腔内，积有大量灰白色或灰绿色的浓稠、胶性渗出物。脑血管病变早期主要表现为急性动脉内膜炎，可致脑实质软化或出血。脑实质病变表现为炎性病变从脑膜蔓延至脑实质，或脑实质原来就有结核病，可致结核性脑膜炎，少数病例在脑实质有结核瘤。结核性脑膜炎常发生急性脑积水，有交通性脑积水、梗阻性脑积水。

（5）新型隐球菌性脑膜炎：肉眼可见脑膜充血并广泛增厚，蛛网膜下腔可见胶冻状渗出物，沿脑沟或脑池可见小肉芽肿、小囊肿或小脓肿，有时在脑的深部组织也可见较大的肉芽肿或囊肿。

5. 临床特点

（1）流行性乙型脑炎：潜伏期 5～15 天，大多症状较轻或隐形感染。早期高热是由病毒血症所致。由于脑实质炎性损害和神经细胞广泛变性、坏死，患者出现嗜睡、昏迷。可有上运动神经元损害的表现。脑桥和延髓的运动神经细胞受损严重时，出现延髓麻痹。可发生脑水肿，颅内压升高，可引起脑疝，常见小脑扁桃体疝和海马沟回疝。轻型多在一周内恢复。普通型病程约 10 天，无后遗症。重型病程常在 2 周以上，恢复期往往有不同程度的精神异常和瘫痪等表现，部分患者留有后遗症。爆发型于 1～2 日内出现深昏迷，有脑疝和中枢性呼吸衰竭等表现，常因呼吸衰竭而死亡，幸存者有严重后遗症。临床上以轻型和普通型为多，约占总病例数的 2/3。流行初期重型较多，后期则以轻型居多。

（2）森林脑炎：潜伏期一般为 10～15 天。普通型急性发病，1～2 日内达高峰，有不同程度的意识障碍、颈和肢体瘫痪和脑膜刺激征。轻型起病多缓慢，有发热、头痛、全身酸痛、耳鸣、食欲不振等前驱症状，经 3～4 天后出现神经症状。重型起病急骤，突发高热或过高热病，并有头痛、恶心、呕吐、感觉过敏、意识障碍等，数小时内出现昏迷、抽搐、延髓麻痹而死亡。发热一般在 38 ℃ 以上，大多数持续 5～10 天。神经系统症状以意识障碍、脑膜刺激征和瘫痪为主。脑膜刺激征是本病最早出现和最常见的症状和体征，一般可持续 5～10 天，意识清楚后仍可存在，瘫痪主要发生于颈部、肩胛肌（头部下垂）和上肢肌肉，其次为偏瘫和下肢瘫痪。病程一般约 1 周，体温恢复正常后症状逐渐消失，但瘫痪仍可继续存在。

（3）单纯疱疹病毒脑炎：Ⅰ型病毒通过嗅神经和三叉神经侵入，选择性地损害额叶基底部和颞叶，以成人及少年儿童感染多。Ⅱ型病毒主要见于新生儿，与生殖道的感染有关，病变主要累及颞叶、边缘系统和额叶，常称不对称分布。Ⅰ型潜伏期为 2～26 天，平均 6～8 天。前期症状可有上呼吸道感染、发热、头痛等。多为急性起病，约 1/4 患者有口唇、面颊及其他皮肤黏膜的疱疹史，多数起病不久就有发热，体温最高可达 40～41 ℃，一般不超过 2 周。早期精神症状突出，发生率 69%～85%，多为人格改变，反应迟钝，注意力涣散，言语减少、不连贯、答非所问，烦躁不安，接触不良，易激惹，幻听、幻视、欣快和虚构、谵妄等，与颞叶和边缘系统受损有关。患者有智能障碍，时间、空间定向力差，近事遗忘，肢体瘫痪，多种形式的痫性发作，全身强直阵挛发作及部分性发作等。严重病例可出现意识障碍，重症者颅内压增高，甚至脑疝而死亡。本病病程持续数周至数月，病死率 19%～70%，少数病例（5%～10%）经治疗 1～3 个月又复发。

（4）结核性脑膜炎：前驱期（早期）1～2 周，起病缓慢，在原有结核病基础上，出现性情改变，如烦躁、易怒，或精神倦怠、呆滞、嗜睡或睡眠不宁，两眼凝视，食欲不振，并有低热、便秘或不明原因的反复呕吐。脑膜刺激期（中期）1～2 周，主要为脑膜症状及颅内压增高表现，常出现脑神经受累。晚期（昏迷期）1～2 周，意识障碍加重，反复惊厥，进入半昏迷、昏迷状态，瞳孔散大，对光反射消失，呼吸节律不整甚至出现潮式呼吸或呼吸暂停。常有代谢性酸中毒等水、电解质代谢紊乱。体温可升至 40 ℃ 以上，可引起呼吸循环衰竭。

（5）新型隐球菌性脑膜炎：中枢神经系统最常见的真菌感染，其病情重，病死率高。多呈亚急性或慢性起病，少数急性起病，各年龄阶段均可发病，20～40岁青壮年最常见。首发症状常为间歇性头痛、恶心及呕吐。约半数以上伴脑神经受损。部分出现偏瘫、抽搐、失语等局灶性脑组织损害症状。可因脑室系统梗阻出现脑积水。脑膜刺激征为早期最常见的阳性体征，晚期可出现锥体束征等。本病常进行性加重，未治疗者常在数月内死亡，平均病程为6个月，偶见几年内病情反复缓解和加重者，大多预后不良。

6. 康复时机

急性期即可床边介入，以康复为主。急性期及恢复期采用康复治疗小组形式进行。注意危险管理。

7. 康复目标

急性期目标：减少减轻并发症，避免废用综合征，尽早确立坐位及立位，为进一步的全面康复治疗做好基础。恢复期目标：全面改善各种功能障碍，提升日常生活自理水平，保障生活质量，尽早回归正常生活、工作、学习，尽早回归社会。后遗症期目标：维持各种身体功能水平，扩大日常生活活动范围，更多参与社会活动，确保生活质量。

（二）康复评定

（1）临床评估：综合病史、体格检查及血常规、血生化等常规检查，进行脑脊液常规检测、生化检测、免疫学检测，脑脊液病毒、细菌培养，脑脊液聚合酶链式反应等。并行头颅 MRI 或 CT 扫描及增强扫描。

（2）国际功能、残疾和健康分类 ICF　可采用 ICF 理论。

（3）身体功能和结构水平评定。

（4）活动及活动受限水平可用评定。可采用日常生活活动 Barthel 指数分级法、改良 Barthel 指数分级法、功能独立性测量评定。

（5）参与和参与局限水平可用评定。可采用 WHO 生活质量测定量表、健康状况调查问卷、健康生存质量表、疾病影响程度表、生活满意度量表等。

（6）康复结局。可参照格拉斯哥结局量表与改良 Rankin 评分。

（三）康复治疗

1. 康复治疗原则

尽量早期介入，避免加重病情，防治继发障碍，全面系统康复，个体化的治疗。

2. 早期治疗与昏迷期的康复治疗

① 保持合理肢位；② 定时改变体位；③ 被动活动关节；④ 重视营养支持；⑤ 并发症的防治；⑥ 并发症的处理；⑦ 做好危险管理；⑧ 高压氧治疗。

3. 恢复期的康复治疗

（1）运动障碍的康复治疗：运动训练大体按照翻身→坐起→坐位（坐位平衡）→双

膝立位平衡→单膝跪位平衡→站起→立位（站立平衡）→步行来进行。大多数患者可由坐位直接练习站起至立位。

（2）认知障碍的康复治疗：采用计算机化的认知障碍康复训练。注意障碍有基本技能训练、作业及环境的适应性调整。思维障碍可进行分类概念、推理、抽象与概括、思维策略训练等基本技能训练。执行功能障碍可行设计和选择开放性作业活动。

（3）知觉障碍的康复治疗：单侧忽略可采用视扫描训练、忽略侧肢体的作业活动训练、忽略侧肢体的感觉输入训练、阅读训练、环境策略等。

（4）言语语言障碍的康复治疗：综合训练，注重口语；明确障碍，针对治疗；因人施治，循序渐进；心理配合，方式多样；指导家属，调整环境；区别缓急，分别治疗。

（5）实用交流能力的康复治疗：重视日常性的原则、传递性原则、调整交流策略的原则、重视交流的原则。

（6）构音障碍的康复治疗：按呼吸、喉、腭和腭咽区、舌体、舌尖、下颌运动的顺序逐一解决。

（7）精神行为的康复治疗：排除电解质紊乱等诱因；做好环境管理；避免患者自伤或伤害他人；允许患者情绪宣泄；尽可能固定专人护理及治疗。

（8）情绪障碍的康复治疗：根据其发病前的个性、智能水平和社会地位等以及所处接受障碍心理阶段和时疏导和帮助，尽快消除其消极情绪，确立回归家庭、社会的信心。对患者进行心理评测及针对性心理治疗。治疗方法分个别治疗与集体治疗。必要时加用抗抑郁、焦虑药物及稳定情绪、控制异常行为的药物治疗。

（9）吞咽障碍的康复治疗：重视口腔护理；代偿性吞咽治疗常用的方法包括口咽活动度训练、行为学方法等。

（10）日常生活活动能力障碍的康复治疗：日常生活活动训练注意事项共 9 项，包括以下内容：早期注意防治关节挛缩等继发障碍；尽量避免做易引起运动受限的动作；利用残存功能的同时开发代偿功能；利用非瘫痪侧的肢体但不过度用力；充分练习 ADL 活动的基本构成动作；巩固已有的 ADL 能力并尽量予以提升；根据功能水平制作必要的辅助器具；根据功能水平进行生活环境的改造；活动中注意保护关节，要防止摔倒。

（11）后遗症期的康复治疗：目的是继续训练和利用残余功能，防止功能退化，并尽可能改善患者的周围环境条件以适应残疾，争取最大限度的日常生活自理，尽可能回归社会。

（四）康复结局

单纯疱疹病毒性脑炎，以往死亡率较高。约 2/3 的存活患者遗留神经精神后遗症，记忆障碍突出，近半患者有性格和行为改变，约四成患者有言语障碍，约 1/4 患者有癫痫，极少数甚至成为植物状态。流行性乙型脑炎的病死率在 10%左右，轻型和普通型患者大多恢复，5%～20%的重型患者存有后遗症。森林脑炎的恢复期较长，少数痊愈者会遗留肌肉瘫痪后遗症。流行性脑脊膜炎的普通型如及时诊断、合理治疗则愈后良好，多能治愈，并发症和后遗症少见，爆发型病死率较高，其中脑膜脑炎型及混合型预后更差。结核性脑膜炎早期合理治疗，可以完全治愈，如诊断不及时，治疗不合理，或患儿年龄太小、病变太严重等，仍有较高（15%~36%）的病死率，可遗留肢体瘫痪、失语和智力低下等后遗症。新型隐球菌性脑膜炎有较高死亡率，早期被误诊、用药剂量和疗程不足、合并多种基础疾病、脑脊液压力过高、应用激素和抗生素时间过长的患者预后差，可遗留脑神经瘫痪、肢体瘫痪、脑积水等后遗症。

（五）健康教育

残疾三级防治如下。

一级防治：防治脑炎、脑膜炎的发生，避免功能障碍形成。普及知识、接种疫苗。

二级防治：一旦发生脑炎、脑膜炎且有功能障碍，进行包括康复治疗在内全面系统治疗，将功能障碍控制在最低水平，防止活动受限的发生。早期诊断，早期治疗。综合康复，长期坚持。

三级防治：积极开展康复治疗，避免加重并发展成参与局限、参与生活、参与社会。

九、脑瘫的康复

典型案例：

1. 病史摘要

患儿，女，2岁7个月，因"左侧上下肢运动明显落后于右侧"就诊。患儿系第一胎第一产，母孕期因流血诊断为先兆流产，孕34周产，出生体重2 500 g。新生儿期易哭闹，翻身5个月，坐7个月，1岁时发现左侧上、下肢运动不灵活而在当地诊断为脑瘫，未经治疗，现患儿左侧上下肢运动明显落后于右侧，呈拖曳样步态，以脑性瘫痪收治。

2. 脑瘫的诊断、评定与治疗

1）诊断

脑性瘫痪，痉挛型偏瘫。

2）康复评定

（1）精神发育评定：精神状态良好，智力良好，无异常行为表现。

（2）肌力评定：右上肢肌力5级，左上肢肌力3级，右下肢肌力5级，左下肢肌力3级，腰腹肌肌力4级。

（3）肌张力评定：全身肌张力增高，以左上、下肢为主。左上肢各屈肌肌群，左下肢大腿内收肌群、腘绳肌及小腿三头肌增高明显。

（4）关节活动度评定：左上、下肢各大关节活动范围受限，右肩肢关节160°、左侧110°、右肘关节145°、左侧120°，髋外展角右侧45°、左侧20°，腘窝角右侧110°、左侧70°，足背屈角右侧20°、左侧−20°。

（5）反射发育评定：原始反射（−），卧位、坐位立直反射（＋），坐位平衡反应右侧（＋），左侧（−），立位立直反射及平衡反应（−）。右侧膝腱反射正常，跟腱反射正常，左侧膝腱反射亢进、跟腱反射亢进。

（6）姿势与运动发育评定。① 仰卧位：姿势对称，可从左侧仰卧位向俯卧位翻身。② 俯卧位：右侧上肢支撑身体，腹爬运动呈非对称模式，只依靠右侧的上、下肢牵拉身体，左侧的 上、下肢几乎不活动。③ 坐位：直腰坐，重心负荷于右侧的臀部，缺乏左侧上肢的保护伸展反应。④ 立位：体重全部负荷于右侧下肢上，左侧下肢呈屈曲、外展位，足尖站立，不能支持体重。⑤ 步行时，左侧的肩胛带后退，肩关节屈曲、外展、外旋位，肘关节屈曲，拇指内收，握拳，不能主动抓物。⑥ 左侧下肢呈环形步态。⑦ 患儿左侧上、下肢肌张力增高，腱反射亢进，伴有踝阵挛。

（7）其他方面的评定。

① 言语发育评定：能说 3 个字以上的短句，说话吐字不清，发音不准。

② 辅助检查：脑电图未见异常；CT 示右侧脑室扩大。

3）评定结果

（1）综合结果：智力及精神发育良好，运动发育落后伴有异常姿势运动模式，运动发育龄近 12 个月水平。

（2）诊断依据：① 运动发育落后；② 左侧肢体肌张力增高；③ 姿势运动模式异常；④ 反射异常；⑤ 精细运动发育落后；⑥ 语言发育落后。

（3）主要问题：① 左侧上、下肢肌张力高，左、右不对称；② 立位时左侧上肢内旋屈曲、骨盆后移，髋关节、膝关节屈曲，尖足；③ 腹肌无力，躯干向左突出侧弯，腰椎前弯；④ 患侧上下肢的体重负荷支持能力差。

4）康复治疗目标

（1）近期目标：① 姿势对称；② 说话吐字清晰、发音准确。

（2）远期目标：① 独走；② 实现生活基本自理，满足上学及工作需求。

5）康复治疗

（1）疗程：第一阶段疗程为 2 个月。

（2）康复治疗原则：① 纠正左、右差别，诱发两侧性的活动，促通姿势对称；② 促通坐位平衡与重心移动；③ 增加患侧上、下股的负荷体重及支持能力；④ 促通骨盆、髋关节、膝关节、踝关节的自主运动及分离运动；⑤ 预防挛缩和变形；⑥ 促通精细运动；⑦ 促通和改善语言功能：综合康复治疗。

（3）康复治疗措施：① 物理治疗采用神经发育学疗法（生物超导、神经元治疗等），每日各 1 次；② 作业治疗，每日 1 次；③ 言语治疗，每日 1 次；④ 按摩推拿治疗，每日 1 次；⑤ 参与寓教于乐及玩具图书室活动，每日 1 次。

6）治疗方法

（1）患儿坐在小方凳上，治疗师位于患儿后方，扶助患儿腰部，使躯干上部尽量地保持中立位，刺激左侧腹肌收缩，促通对称性的坐位姿势。

（2）患儿坐位，治疗师在肩部或腰部从右向左给予压力或压迫性叩击，以增加左侧腹部固有感受器的刺激，促通腹肌收缩，使其利用患侧坐骨支撑体重。

（3）患儿坐在凳子上，两下肢并拢，调节躯干呈对称姿势后，缓慢使体重移向患侧，当左侧肌张力增高时，要从健侧给予压迫性叩击，使左右躯干对称。

（4）促通上肢的分离动作：治疗师可使患儿的患侧肘关节屈曲，使手伸向对侧肩部，做进食、脱衣等基本生活能力训练。在不出现联合反应的情况下，鼓励患儿用患侧上肢作支撑动作练习，根据患儿反应情况，适当地对患儿给予压迫刺激，做支撑体重训练。

（5）立位训练：当调节躯干、骨盆呈对称的姿势后，刺激左侧腹部使腹肌收缩，促通下肢支撑，防止髋关节外展，逐步使体重负荷移向足部，增加下肢的支持能力。

（6）患儿取四爬位，治疗师在前方（或用玩具）诱导其抬起一侧上肢，举过肩峰高度，训练其双下肢及对侧上肢负重能力；或诱导其后伸抬起一侧下肢，训练双上肢及对侧下肢负重能力，双侧交替进行。提高上下肢负重能力及分离运动。注意：患侧肢体负重训练时间相对延长。

（7）患儿站立稍稳定后，给患侧下肢增加体重负荷，把重心移到左下肢，在刺激左侧腹肌收缩的同时，从躯干上方在肩部给予压迫，使身体重心移到患侧下肢，注意防止发生膝反张，支持时间尽量延长。

（8）患儿坐在小凳子上，患肢在后，健肢在前，可嘱患儿站立起再坐下，反复练习。当患儿完全能站立时，训练患肢向前迈步或上阶梯时，患肢在前，也可以在患儿站立时或用手扶物站立时，治疗师将健侧下肢抬起，用患侧下肢支撑体重，时间可根据情况决定。

7）康复治疗结果

经 3 个月的综合康复治疗，患儿精神状态良好，由不配合治疗到积极配合。经过以上治疗后，患儿非对称姿势明显改善，上、下肢肌张力有所下降，髋关节与膝关节分离动作出现，配备踝足矫形鞋行走步态良好。手眼协调、精细抓握、双手配合等精细运动功能明显改善。运动发育龄已达 16 个月左右。语言发育较快，发音较前清楚，除模仿语言外有主动语言，理解力提高，能辨别颜色。喜欢与其他小朋友玩耍。患儿出院。

8）患儿的转归

出院后按照出院时康复评定所制订的方案，进行家庭疗育及社区康复，3 个月为一疗程，定期复查。

（一）概　述

脑性瘫痪（CP）简称脑瘫，是自受孕开始至婴儿期非进行性脑损伤和发育缺陷所导致的临床综合征，主要表现为运动障碍及姿势异常。脑瘫的直接病因是脑损伤和脑发育缺陷。脑瘫的发病率在世界范围内为 1.5‰ ~ 4‰，平均约为 2‰。我国脑瘫发病率为 1.8‰ ~ 4‰。脑性瘫痪的病因不同，病理特点也不同。脑缺氧缺血脑瘫基本病变主要有脑水肿、脑组织坏死等，高胆红素血症脑瘫病变的特点是基底节、海马、丘脑下部、齿状核等被染成亮黄色或深黄色。无论哪种类型脑瘫，均具有非进行性脑损伤或发育障碍的特点。临床表现多以运动发育落后、姿势及运动模式异常、原始反射延迟消失、立直（矫正）反射及平衡反应延迟出现、肌张力异常为主。早期发现异常、早期干预是取得最佳康复效果的关键。脑瘫康复应以功能为主，而非简单纠正异常结构、改善异常姿势及异常运动模式。

（二）康复评定

1．临床评估

脑瘫按临床表现可分为 6 型：痉挛型、不随意运动型、强直型、共济失调型、肌张力低下型、混合型。按瘫痪部位可分为 5 型：单瘫、双瘫、三肢瘫、偏瘫、四肢瘫。痉挛型脑瘫主要表现为：肌张力增高，被动屈伸肢体时有"折刀"样肌张力增高的表现；关节活动范围变小，运动障碍，姿势异常。由于屈肌张力增高，多表现为各大关节的屈曲、内旋内收模式。不随意运动型分为紧张性和非紧张性两种类型，可表现为手足徐动、舞蹈样动作、扭转痉挛等。强直型肢体僵硬，活动减少，被动运动时肌张力呈现铅管状或齿轮状增高，无腱反射亢进。共济失调型多与其他型混合，平衡障碍，肌张力低下，无自主运动，本体感觉及平衡感觉丧失，不能保持稳定姿势。肌张力低下型主要表现为肌张力低下，肌力降低。

脑瘫某两种类型或某几种类型的症状同时存在于一个患儿的身上时称为混合型，痉挛型和随意运动型症状同时存在为多。诊断脑瘫主要根据临床表现，辅助检查以影像学及电生理学为主，必要时还可选择其他辅助检查。

2．功能评定

小儿脑瘫的评定是脑瘫患儿康复的重要环节，通过评定可以全面了解脑瘫患儿的生理功能、心理功能和社会功能，对于分析患儿运动功能状况、潜在能力、障碍所在，为设计合理的康复治疗方案、判定康复治疗效果提供依据。

（1）身体结构与功能评定：包括姿势与运动发育评定、反射发育评定、肌张力评定、肌力评定、关节活动度评定、康复评选常用量表及其他方法。

（2）自我活动评定：包括作业活动评价、功能独立性评定、感知认知评定。

（3）社会活动评定：语言发育迟缓的评定主要应用"S—S 语言发育迟缓评价法"，构音障碍评定应用中国康复研究中心构音障碍评定法。

（三）脑性瘫痪的康复治疗

主要采用运动理疗，各类型小儿脑瘫的康复方法如下。

1．痉挛型的训练方法

1）剪刀步态的训练

（1）患儿仰卧位，采用牵拉手法被动屈曲患儿双腿，做髋关节屈伸动作；采用摇髋法、分髋法对内收肌群进行牵伸，降低张力，保持片刻（这一点很重要），反复操作。

（2）采用直腿加压坐位训练，固定双下肢外展位约 60°（如果内收肌张力高还可以扩大到 75°，但切忌度数不可过大，正常人股角为 150°～160°，小月龄儿童更小），以牵拉痉挛的肌肉，降低肌张力，此为静态训练。

（3）重锤式髋关节训练椅，将患儿双下肢做外展—内收—外展的训练，在运动的同时达到牵拉肌肉、活动髋关节的目的，此为动态训练。

（4）"骑马"训练（用滚桶、木马、木椅等均可），牵拉痉挛的肌肉，降低张力，恢复功能。

（5）"爬高"及"爬行"训练（采用蛙式即双腿尽量外迈）。

（6）患儿扶杠侧行，以其主动运动逐渐缓解痉挛，扩大关节活动范围，达到下肢分合动作的熟练和矫正剪刀步态的目的。

（7）患儿休息时双腿间放一枕头或其他柔软的物体，双脚尖尽量朝向外侧，鼓励患儿双腿分开。

2）缓解下肢屈膝站立、行走的训练

（1）采用仰卧、俯卧位压膝整足法，或直腿抬高的方法，牵拉挛缩的肌腱，缓解痉挛的肌肉。

（2）站立弯腰拾物训练，牵拉痉挛的腘绳肌群，缓解张力，同时增强腰肌力量。

（3）弓箭步下压，膝关节伸展，股四头肌训练椅的应用，提高股四头肌肌力，拮抗痉挛的腘绳肌群，提高膝关节自主控制能力。

（4）双杠—阶梯及站立挺膝训练，提高膝关节自主屈伸的能力，协调四肢运动功能的作用。

（5）功率车、学步车训练，提高下肢主动运动的功能，增大关节运动范围。

3）膝反张的训练

"膝反张"原因有三：① 膝关节本身骨性变化，致膝关节位置不正常；② 负重情况下，膝关节控制能力较差，表现为膝关节本体感觉消失，关节周围韧带松弛，股四头肌及腘绳肌肌力较弱或不呈正常比值收缩；③ 底屈肌挛缩或肌张力较高时也可导致膝关节过度伸展。脑瘫患儿"膝反张"的主因是肌张力不全。

"膝反张"的训练方式如下：

（1）压膝整足法，牵踝法，摇踝法，底屈肌牵拉训练。

（2）膝关节屈伸，足背屈的训练，提高伸肌力量，协调拮抗肌张力。

（3）爬行训练，膝关节屈曲位，有利于纠正反张，同时增加膝关节运动的控制能力，协调其运动功能。

（4）提高腘绳肌肌力，降低伸肌张力，协调关节屈伸功能。

（5）上、下阶梯训练，对于纠正"膝反张"及协调步态有较大的作用。矫正"膝反张"，主要控制下肢伸肌运动，一般轻症以运动训练矫正，方法如下：患手膝跪位支撑在床垫上，患侧膝关节做屈伸训练，为配合协调运动，两膝交替屈伸进行训练，随着症状的好转，变为仰卧位或站立位进行，严重者下肢矫正或手术矫正。

4）尖足，足内、外翻的训练

（1）自我牵拉法：患儿面对墙壁站立，然后缓慢前趴，直到跟腱处感觉牵拉为止，还可把双脚尖转向外侧（似卓别林）做相同的动作。

（2）足背屈肌肌力训练和使用坐式踝关节训练椅，拮抗痉挛的小腿肌，增大踝关节活动范围，纠正畸形。

（3）仰卧、俯卧位压膝整足法，牵踝、摇踝法，达到纠正畸形的目的。内、外翻扳的应用。

（4）上、下台阶和跑步车训练，在运动中牵伸痉挛的肌肉，加大活动范围，恢复功能，协调步态。

5）上肢及手功能的训练

（1）肩关节屈曲，内收，内旋的训练：

① 屈曲位，患儿仰卧，按摩者一手握其前臂，沿身体中线慢慢上举，接近耳朵为止，反复操作。

② 内收位，患儿仰卧位或坐位，按摩者一手握其上臂，另一手握其前臂，沿水平方向移至90°时（外展），手心朝上方再继续上移，直至耳根部，反复操作。

③ 内旋位，患儿坐或仰卧位，按摩者一手按其肩，另一手握其腕部将肘关节屈曲后，做外旋下压动作，反复操作。

④ 上肢负重训练，哑铃操，棒操，拉沙袋训练，增加上肢肌力，扩大关节活动范围，恢复运动功能。

⑤ 举臂摸肩（弯肱拔刀），叉腰挺胸（雏鸟习飞）训练。

（2）肘关节屈曲的训练：

① 主动、被动肘关节的屈伸运动。

② 上肢负重，伸肘抓物训练。

③ 屈伸关节（采荷挎篮），展肩屈肘（力拔千钧），肩肘屈伸（白猿献果），双手上举（举火烧天）。

（3）腕指关节屈曲，拇指内收训练。

① 被动腕手操：按摩者双手并列于患儿腕关节下端，两拇指并列于腕背侧，指端朝向前臂，另四指托于手掌，将患儿手腕做屈、伸、抖、牵等手法，然后从指根到指端，用捻法和牵指法交替操作，最后用捋法在指端收尾，反复操作。

② 手掌抓握，双手互握，手心向上抓握（金龙探爪）。

③ 桡侧抓握（握笔）训练，拇食指指尖捏法训练（捏扣子、黄豆、绿豆，拿汤勺，拿钥匙开门等）。

④ 腕关节伸展（背屈），屈曲（掌屈），手指外展、内收的训练（五指分开，合拢动作）。

（4）拇指内收的训练：

拇指内收、外展、伸直训练，拇指屈曲，对掌、对指训练，双手交叉训练。手功能训练遵循由简到繁，由易到难，由粗大到精细的过程。

2. 手足徐动型的训练方法

1）仰卧拉起训练

（1）仰卧拉起训练，通过抗重力活动的过程来增加头控能力。

（2）仰卧 Bobath 球、滚桶上，轻轻滚动引出患儿躯干屈曲的保护性反应。

（3）仰卧位用各种玩具诱导患儿左右转头，增加患儿头部自由转动时的控制能力。

（4）患儿仰卧于吊床上，使患儿躯干及四肢呈屈曲位，以此来抑制由于伸肌张力增高所致的角弓反张（受仰卧位紧张性迷路反射 TLS 的影响）。

2）俯卧位训练

（1）俯卧楔形枕上，提高头、颈部抗重力伸展上抬的控制能力及肩部和双上肢的支持能力。（注意使髋关节保持伸展位）

（2）俯卧 Babath 球、滚桶、平衡板上，利用重心不断地变换，诱发患儿保护性伸展反应，来提高头颈部抗重力上抬的能力。

（3）爬行训练，通过患儿主动运动来增加头部的控制能力。

3）坐位训练

（1）盘腿坐、长坐位，增加患儿头部控制能力，同时提高腰部力量及坐位平衡训练。

（2）患儿骑跨于母亲胸前，母子面对面进行头部控制能力的训练（注意：母子目光均应平视），同时增进母子间感情交流。

（3）采用颈部操来调节颈部的肌张力，增加颈部肌肉力量达到增强颈部控制能力。具体方法：按摩者双手轻托患儿双下颌面，做头部的屈曲、伸展、侧屈、侧旋及环转来调整颈部肌群张力。

（4）还可采用学步车带行走，在患儿行走过程中，逐渐自我调整异常的张力，恢复肌力，达到控制能力增强的目的。

最后，在实际工作中，根据以下三种方法来衡量头是否在对称的中线上：

① 患儿仰卧向上看时，头不向两边转动，与躯干正中线保持一致；

② 患儿俯卧位（如俯卧于楔形枕、Bobath 球、滚桶上）时，头身呈一条直线；

③ 患儿坐位，侧面看头在正中，不向前后倾倒，与躯干中线一致。

4）四肢不随意动作和姿势异常的训练

本着"提高肌力，降低肌张力，抑制异常原始反射"的原则，结合患儿实际病情，采用相应的训练方法。

（1）应用梯背架、条形床、方凳训练患儿在坐、卧、跪、站、行走时身体维持中线位对称姿势，来抑制不自主的徐动，强化自身正常运动模式的建立。

（2）台阶器、功率车、股四头肌训练椅的使用，有增加下肢肌力，降低异常的肌张力，抑制不自主动作，强化正常运动模式的作用。

（3）双杠—阶梯训练，协调四肢不全的肌张力及运动功能。

（4）上肢、手粗大及精细动作的训练，有加强手—眼协调能力，抑制异常模式和不自主运动，恢复上肢及手的运动功能。

（5）"行走三步曲"，根据患儿目前病情依次选用悬吊学步车、学步带、手推学步车，提高肌力，纠正肌张力不全，协调运动功能。此后，再针对出现的尖足，足内、外翻等畸形予以矫正。

3. 混合型脑瘫的训练常规

1）鬼脸训练法

（1）颞下颌关节训练：患儿被动（或主动）做下颌骨上提、下降、前进、后退及侧方运动，协调面部肌肉张力，增强关节灵活性，恢复功能。

（2）面部表情肌训练：

① 做龇牙咧嘴，咀嚼泡泡糖等动作锻炼面部肌肉的协调性。

② 手法拿捏面部肌肉，点揉相关穴位（听会、翳风、地仓、承浆穴），调节肌肉张力。

③ 照镜子练习口形，发音，吹气球等。

2）医疗体操（运动理疗的基本形式和主要措施）

（1）上肢操（被动、主动运动）。

预备姿势：仰卧位，按摩者面对患儿，双手握患儿双腕，按摩者拇指放患儿双腕，按摩者拇指放患儿掌心。将其双臂放于体侧。第一节扩胸运动；第二节伸展运动；第三节屈肘运动；第四节环转运动。适用范围：上肢关节活动受限的脑瘫患儿。

（2）下肢操（被动、主动运动）。

预备姿势：仰卧位，双下肢伸直，按摩者双手握患儿双踝。第一节屈膝屈髋运动；第二节双髋外展运动；第三节髋内、外旋运动；第四节屈、伸膝运动；第五节牵踝、摇踝运动；第六节屈、伸踝运动。适用范围：下肢运动障碍的各型脑瘫患儿。

（四）脑瘫的作业理疗

作业理疗的重点为：① 保持正常姿势；② 促进上肢功能的发育；③ 促进感觉、知觉运动功能的发育；④ 促进日常生活活动及运动发育；⑤ 促进情绪的稳定和社会适应性。

目的：增大患儿关节活动范围，掌握实用性动作，促进运动功能发育（主要是促进上肢功能发育）；改善并促进感知觉及认知功能的发育；提高日常生活活动能力；改善患儿的精神心理状态，促进情绪、社会性的发育。

（五）言语障碍的矫治

训练内容和方法：日常生活交流能力训练；吞咽障碍训练；抑制异常姿势、反射训练；构音器官运动训练；构音训练，语言发育迟缓的训练。

（六）物理因子理疗

物理因子理疗是应用水、电、光、声、磁和热动力学等物理学因素来治疗患者的方法。常用的有水疗、热疗等。

（七）药物治疗

小儿脑瘫的药物治疗目前仍属辅助性治疗，主要目的是针对脑瘫患儿的伴随症状和并发症。

（八）传统医学康复理疗

中医中药治疗小儿脑瘫的方法有：中药治疗；针刺理疗的头针、体针、手针、耳针、电针等；推拿按摩理疗的各种手法；穴位注射；中药药浴、熏蒸等。

（九）手术治疗

手术治疗是脑瘫康复治疗的一种辅助方法。其目的是改善功能，矫正畸形和挛缩，重建肢体的运动功能，为日后的生活自理奠定基础。目前主要采用的手术治疗方法包括选择性脊神经后根切除术与矫形手术。

（十）辅助器具及矫形器的应用

脑瘫患儿应用辅助器具及矫形器能够促进和辅助康复治疗和训练，防治和减轻畸形与挛缩，抑制异常姿势和不随意运动，有利于正确运动模式的保持；肢体负重，有利于关节的稳定性和功能性作用；代偿已经丧失的功能，使患儿能够充分应用残存功能，实现自身难以实现的功能。

（十一）心理康复

脑瘫患儿的心理康复提倡早期进行，通过各种方法，纠正患儿的异常心理发育，促进正常的心理发育。制订有规律的生活安排，给予更多自由的空间。给予鼓励和激励，创造条件，在日常生活和康复训练过程中，注意培养患儿的自信心和自立、自理能力，培养患儿正视现实、积极乐观的态度，克服困难的勇气和力量。

（十二）教育康复

脑瘫的教育康复同样提倡早期进行。必要时特殊教育和普通教育同时进行。学前脑瘫患儿医疗康复为主，学龄脑瘫患儿以教育为主。

（十三）社区康复

定期到康复机构接受康复评定和指导性的康复治疗，长期以家庭和社区康复站为基地进行康复训练和治疗，这是脑瘫患儿实现全面康复效果的必由之路。

（十四）社会康复

小儿脑瘫的社会康复是其全面康复的一部分，是指从社会的角度采取各种措施，为脑瘫患儿创造一种适合其生存、创造、发展、实现自身价值的环境，享受同等权利，达到积极参与社会生活的目的。

脑瘫患儿的预后与社会因素有关，与脑损伤的程度有关，与是否早期发现、早期干预有关，与康复治疗有关，与康复防治有关。

十、颅脑损伤的康复

典型案例：

1. 病史摘要

患者，男，55岁，建筑工。上班途中意外受伤，被路人发现昏迷在路旁，报警后由

120收治，具体受伤时间不详。该病人在受伤现场被人发现时已经昏迷。颅脑CT示：右侧枕骨骨折；左额颞顶叶右颞叶挫裂伤合并创伤性蛛网膜下腔出血；左额颞顶枕部硬膜下血肿；脑疝形成。体格检查：神志深昏迷，不睁眼、不发音、呼吸深慢、有间歇呼吸，双侧瞳孔不等大，左：右＝6 mm：3 mm，光反射消失。左侧外耳道有少许活动出血。右侧枕部有一约3 cm头皮裂口，其下有一7 cm×5 cm头皮血肿，伤口有活动出血。胸廓无畸形，无反常呼吸运动，胸廓挤压征（－），未触及明显骨擦感，右上中肺呼吸音粗，可闻及水泡音。腹平软，四肢去脑强直，未见明显骨折。各种反射均未引出。

2. 治　疗

入院后即给予脱水、止血、对症治疗。气管插管全麻下行"左侧额颞顶部开颅去骨瓣减压＋硬膜下血肿清除术"，手术顺利，术中打开硬膜后发现大部分都是未凝固的暗红色血液，吸除后生理盐水冲洗术野及中颅窝底方向，见皮层挫伤较严重，脑搏动较差，未有脑组织膨出，未继续向下吸除颞骨、暴露中颅窝底，仅在外侧沟方向垫少许明胶海绵以防术后脑再次出血，硬膜下置硅胶引流管一根，逐层缝合头皮切口。术后左侧瞳孔即回缩至3 mm，光反射迟钝。术后带管返回ICU，次日复查颅脑CT，显示中线已回位，但有术后脑梗死，环池结构有部分显影；胸部CT发现右侧上肺中肺挫伤，右侧少许胸腔积液。术后给予甘露醇125 mL＋地塞米松2.5 mg q6h、速尿20 mg qd、白蛋白50 mL q12h、立止血1 KU bid、盐酸纳洛酮2 mg iv q6h、奥美拉唑40 mg iv q12h、头孢哌酮舒巴坦钠2 g 静滴 q12h、左旋氧氟沙星注射液 100 mL 静滴 q12h、能量组1 000 mL＋氯化钾30 mL静滴 qd、沐舒坦15 mg静滴 qd、雾化吸入 bid。术后第二天行气管切开术，术后常规气道湿化。术后第三天复查CT，发现水肿和术后次日CT片相比略有加重，右侧肺挫伤已基本吸收。术后第四日，患者呈昏迷状，吸痰或者受到疼痛刺激后呼吸浅快、节律常有改变，刺痛去脑强直，不睁眼，不言语，GCS评分4分，双侧瞳孔左：右＝3 mm：2.5 mm，光反射灵敏，角膜反射灵敏，眼球有无意识运动，球结膜水肿已吸收，有吞咽反射及咳嗽反射，骨窗张力不高，颈软，双肺呼吸音稍粗，腹壁反射及提睾反射未引出，四肢去脑强直，双侧桡骨膜反射及肱二头肌反射存在，膝反射亢进，双巴氏征、戈登征、奥本海姆征均阳性。停用止血药，加用丹参注射液30 mL加液体静滴 qd。

（一）概　述

1. 定　义

颅脑损伤是指头颅部，特别是脑受到外来暴力打击所造成的脑部损伤，又称脑损伤和头损伤，可导致意识障碍，记忆缺失及神经功能障碍。

由于颅脑损伤具有发病率高、病情急、病情变化快、导致的功能障碍多以及多发生于青壮年的特点，因此一直以来都是临床康复的重点工作内容之一。

2. 病因与流行病学

交通事故、工伤事故、意外坠落、运动损伤、失足跌倒是平时产生颅脑损伤的常见原因；难产和手术产时引起的婴儿颅脑损伤也偶有所见；枪伤、炸伤等火器伤以及车祸事故、工事和建筑物倒塌则是战时颅脑损伤的主要原因。

颅脑损伤是一种发病率高、死亡率高、致残率高的损伤。各类颅脑损伤患者占同期创伤患者的 25% ~ 42%，在各类创伤中列第二位，仅次于四肢损伤，而死亡率、致残率却居首位。

颅脑损伤可以发生在各年龄组，其分布呈两极分化，即 15 ~ 24 岁青少年、65 ~ 75 岁老年人居多，男性颅脑损伤的发生率明显高于女性，约为 2∶1。男性颅脑损伤的死亡率也是女性的 3 ~ 4 倍。

3. 病理生理

颅脑损伤因头部遭受外界暴力打击所造成。暴力作用于头部的方式有直接暴力与间接暴力两种，以前者更为常见。

按外伤后脑组织是否与外界相通，临床上将颅脑损伤分为闭合性颅脑损伤与开放性颅脑损伤两类，以前者更为多见。

在颅脑损伤的全部病理生理过程中，脑组织不仅可因暴力的直接作用产生原发性损伤，还可出现继发性损伤而使伤情复杂化。

4. 临床特点

（1）临床表现。颅脑损伤后常见症状与体征：有意识障碍，头痛、呕吐，生命体征的改变，眼部征象，神经系统局灶症状与体征，脑疝。

（2）主要类型：原发性脑损伤中，局部脑损伤如脑震荡、脑挫裂伤，弥漫性脑损伤如原发性脑干损伤、弥漫性轴索损伤等；继发性脑损伤主要有脑水肿、颅内血肿、脑压增高、脑移位和脑疝等。其中颅内血肿按血肿来源和部位分为硬膜外血肿、硬膜下血肿和脑内血肿，以硬膜外和硬膜下者为常见。

5. 康复时期

颅脑损伤的康复强调早期介入。目前国际上一致强调颅脑损伤的康复治疗要早期开始，应从急性期就介入。为了获得最佳治疗效果，康复治疗必须在伤病发生后尽早开始，防治性康复措施应该完全融入伤病急性期的治疗之中。

6. 康复目标

颅脑损伤的总体康复目标是通过规范、系统的康复治疗，使颅脑损伤患者的感觉运动功能、生活自理能力、认知功能、言语交流功能和社会生活功能恢复到可能达到的最大限度，促进其回归家庭，回归社会，从而提高颅脑损伤患者的生活质量。

（二）康复评定

从幸存下来的颅脑损伤患者中 40%常有不同程度的神经功能障碍，在对颅脑损伤患者进行康复治疗之前，必须首先要对各种功能障碍进行科学的评定。

1. 评定内容

评定内容包括：① 临床医学方面；② 感觉运动功能；③ 功能状态；④ 认知/交流/

行为方面；⑤ 心理学方面；⑥ 社会方面。评定的重点应特别强调在认知及行为等方面。

2. 颅脑损伤严重程度评定

颅脑损伤的严重程度主要依据昏迷的程度与持续时间、创伤后遗症（PTA）持续的时间来确定。临床上常采用格拉斯哥（GCS）昏迷量表、盖尔维斯顿定向遗忘实验（GOAT）等方法来确定颅脑损伤的严重程度。

（1）格拉斯哥昏迷量表（GCS）：颅脑损伤评定中最常用的一种评定量表，国际上普遍采用 GCS 来判断急性损伤期患者的意识情况。该量表检查颅脑损伤患者的睁眼反应、运动反应和言语反应三项指标。

（2）盖尔维斯顿定向遗忘实验（GOAT）：创伤后遗忘（PTA）是颅脑损伤后记忆丧失到连续记忆恢复所需的时间。目前认为 GOAT 是评定 PTA 客观可靠的方法。它主要通过向患者提问的方式了解患者的连续记忆是否恢复。该项检查满分为 100 分，患者回答错误时，按规定扣分，将 100 减去总扣分为 GOAT 实际得分。一般认为达到 75 分才可以认为脱离了 PTA。

根据 PTA 时间长短，将颅脑损伤的严重性分为四级：PTA 小于 1 小时为轻度；PTA1～24 小时为中度；PTA1～7 天为重度；PTA 大于 7 天为极重度。该项检查可作为受伤严重性的重要参考，还可用来预测其预后。

3. 认知功能障碍评定

认知是指人们认识与知晓（理解）事物过程的总称，包括感知、识别、记忆、概念形成、思维、推理及表象过程。

（1）Rancho Los Amigos（RLA）认知功能分级：颅脑损伤患者恢复过程中的认知与行为变化包括以下八个等级。一级：没有反应，二级：一般反应，三级：局部反应，四级：烦躁反应，五级：错乱反应，六级：适当反应，七级：自主反应，八级：有目的反应。

（2）记忆功能的评定：记忆是人对过去经历过的事物的一种反应，是对获得的信息的感知及思考（又称编码）、储存和提取的过程，可分为长时记忆、短时记忆和瞬时记忆三种。

（3）卫氏记忆量表（WMS）：该量表分别测量长时记忆、短时记忆和瞬时记忆。记忆商（MQ）表示记忆的总水平。

（4）注意的评定。注意是对事物的一种选择性反应，是心理活动对一定事物的指向和集中，根据参与器官的不同，可以分为听觉注意、视觉注意等。

（5）思维的评定。思维是对客观事物间接性的、概括性的反映，它反映的是客观事物共同的、本质的特征和内在联系。思维的过程极为复杂，包括分析、综合、比较、抽象与概括、系统化、具体化等，其中分析与综合是基本的。

思维的评定可选自认知功能成套测验中某些分测验。此外，还可以用以下一些方法进行思维的评定：① 从一个系列的图形或数字中找出其变化的规律。② 将排列的字、词组成一个有意义的句子。③ 比拟填空或给出某些词语的反义词。④ 成语或谚语的解释。⑤ 假设突发情况下的如何应变。⑥ 严重认知障碍的评定。颅脑损伤后严重认知障碍即外伤性痴呆指的是记忆、注意、思维、言语等认知领域严重的认知衰退，而且影响到患者的日常生活活动与社会交往。对于痴呆，临床上常用简易精神状态检查量表（MMSE）与长谷川痴呆量表（HDS）来进行筛查。

4. 感知障碍评定

感知障碍是指在感觉输入系统完整的情况下，大脑对感觉刺激的认知和鉴别障碍，表现为失认症与失用症。

5. 行为障碍评定

颅脑损伤患者行为障碍表现的评定，主要依据其临床症状。典型的行为障碍包括：发作性失控、额叶攻击性行为、负性行为障碍。

6. 言语障碍评定

颅脑损伤患者常见的言语障碍有言语错乱、构音障碍、命名障碍、失语等。

7. 运动障碍评定

颅脑损伤可致痉挛、偏瘫、共济失调、手足徐动等运动障碍，其评定与脑卒中或脑性瘫痪所致运动障碍评定相似。

8. 情绪障碍评定

颅脑损伤患者常见的情绪障碍以焦虑、抑郁较为主要，可分别用汉密尔顿焦虑量表（HAMA）、汉密尔顿抑郁量表（HAMD）进行评定。

9. 日常生活活动（ADL）能力评定

评定基本 ADL（basic ADL），可用 Barthel 指数（BI）或改良 Barthel 指数（MBI），更推荐使用功能独立性评定（FIM）。评定工具性 ADL（instrumental ADL），可用社会功能活动问卷（FAQ）。

10. 其他功能障碍评定

如吞咽障碍、感觉障碍、颅神经损伤、迟发性癫痫等，也需要进行评定。

（三）康复治疗

1. 临床处理原则

在密切观察病情的基础上，根据损伤程度及性质进行临床处理。早期治疗的重点是及时处理继发性脑损伤，着重于脑疝的防治和早期发现，特别是颅内血肿的发现与处理。对原发性脑损伤的处理主要是对已发生的昏迷、高热等的治疗和对症治疗，防治并发症。有手术指征则及时手术，宜尽早解除脑受压。

2. 康复治疗指征

康复治疗指征包括适应症和禁忌症。

（1）适应症：颅脑损伤引起的各种功能障碍，包括认知、行为、言语、情绪及运动、感觉等方面的功能障碍以及继发性功能障碍都是康复治疗的适应症。康复治疗的目的就是使功能障碍能够最大限度地降低，残余的功能能够最大限度地提高及代偿，尽可能防止继发性功能障碍的产生。

（2）禁忌症：颅脑损伤康复治疗的实施与否以及康复措施的强度取决于疾病的稳定状况和患者的体质情况。以下情况需要首先进行临床处理（包括手术治疗），因而均属于颅脑损伤康复治疗的禁忌症，即开放性颅脑损伤、意识障碍加重、生命体征不稳定、神经系统症状体征进展、颅内血肿进行性扩大、弥漫性脑肿胀、颅内压明显增高、脑疝、高热、癫痫发作等。

3. 康复治疗原则

康复治疗的原则包括：① 早期介入；② 全面康复；③ 循序渐进；④ 个体化治疗；⑤ 持之以恒。

4. 康复治疗方法

颅脑损伤后的康复一般分为早期康复（一级康复）、恢复期康复（二级康复）和后期康复（三级康复）三个阶段，或称三级康复。

（1）早期康复：一般是在神经外科病房中进行，以床边康复治疗为主。

（2）恢复期康复：一般是指患者在经过神经外科手术治疗后，短时间不再需要神经外科特殊处理，又留有不同程度的功能障碍，由神经外科转入专门的康复中心进行康复的阶段，一般在外伤后第2、3个月。

（3）后期康复：患者在经过康复中心规范的康复治疗后，转入到社区或家庭，一般在颅脑外伤后的第4个月至12个月内，社区康复应该属于这一阶段。

颅脑损伤后患者功能可以在损伤后1年内均有不同程度的恢复，严重的颅脑损伤患者功能恢复的时间可能超过1年。

（四）颅脑损伤康复

颅脑损伤后的康复治疗主要包括运动、认知、言语、行为、心理和大脑综合功能等的康复。颅脑损伤后患者运动功能的障碍通常表现为一侧或双侧的肢体瘫痪。功能训练的重点包括以下三方面：基本运动功能的训练、日常生活能力训练及再就业前的训练。

1. 运动功能的训练

包括进一步改善步态和肢体协调性、平衡功能的训练，其主要内容有：瘫痪肢体肌肉力量训练和抗痉挛练习等。

1）恢复与增强肌力练习

颅脑损伤后对肌力的影响，可以是肌肉痉挛或是肌力减弱，甚至软瘫，也可表现为主动肌与拮抗肌之间的不协调。可根据不同情况采取相应对策：

（1）当肌力0~1级时，采用被动运动、按摩和低频直流电刺激，以增加瘫痪肌肉部位的血供，减缓肌肉的萎缩。指导患者同时努力去主动屈伸健侧与患侧的同一关节。

（2）当肌力1~2级时，在上述康复治疗基础上，增加肌电生物反馈治疗。这种肌电生物反馈治疗是运用敏感的电子仪器，引出主动收缩时肌肉的肌电电流，加以放大并转化为一些能被感官所能感觉到的光、声音、颜色的信号。肌电生物反馈电刺激法在上述肌电生物反馈的基础上，又增加了低频直流脉冲电流，可刺激肌肉收缩，带动关节的活动。

（3）当肌力3级时，由于存在病态的联合反应或协同反应，当患者主动收缩肌肉时，常常被拮抗肌所抑制或抵消。故这时仍需继续采用肌电生物反馈电刺激法，既能较好地增强肌力，同时又训练了主动肌与拮抗肌协调的功能。

（4）当肌力达到4级时，主要依靠肌肉的主动收缩练习来增强肌力，包括等张收缩、等长收缩或等速收缩练习等。

2）抗痉挛练习

颅脑损伤后严重影响肢体运动功能的另一重要方面是肌肉痉挛。持续的痉挛易造成患者的过度疲劳，影响功能康复的进行。

抗痉挛的原则是放松，方法有放松练习和协调训练、药物治疗等。放松练习的基本方法是在舒适稳定的姿位下做肢体的延伸下垂、旋转或摆动练习等。

2. 日常生活能力训练

颅脑损伤后患者常出现不同程度的日常生活能力的障碍。康复训练则重点训练和指导患者各种日常生活能力，包括穿衣、起居、进食、盥洗、大便和小便能力的训练等，以提高患者的独立生活能力。一部分严重功能障碍的患者可能需要配置一些辅助器具或支具才能完成进食和盥洗等工作。

由于患者居家环境是日常生活能力训练的最佳场所，所以患者出院后应尽量多进行日常起居练习，以减少对他人的依赖。

3. 再就业前的训练

颅脑损伤的患者大部分是青壮年，其中不少患者在功能康复后尚要重返工作岗位，部分可能要转换工作岗位。因此，当患者的运动功能基本恢复后，应同时进行就业前的专项技术技能的训练，包括驾车、电脑操作、汽车修理、机械装配和货物搬运等。

可在模拟情况下练习操作，也可把复杂过程分解成几个较为简单的动作，反复操练后，再综合练习。

为满足有些工种的特殊需要，也可为患侧的上下肢配戴一定的支具，补偿部分功能障碍，以利于重返工作岗位。

4. 认知障碍的康复治疗

认知是指大脑处理、储存、回忆和应用信息的能力。认知障碍主要表现在觉醒和注意障碍、学习和记忆障碍及问题解决能力障碍等。

严重的认知障碍可能影响患者职业和交流能力的恢复，因此在颅脑损伤康复治疗中，应重视对患者认知障碍的康复训练。

可根据认知障碍的程度不同（RLA 分级标准），制定相应的康复治疗计划。在治疗时可采用"一对一"或多个患者集中在一起成组进行的模式，尽量使治疗变得更加有趣味性，并多给患者鼓励。

早期（Ⅱ、Ⅲ）：对患者进行躯体感觉方面的刺激，提高其觉醒能力，能认出环境中的人和物。

中期（Ⅳ、Ⅴ、Ⅵ）：多进行记忆、注意、思维等方面的训练，减少患者的定向障碍和言语错乱。

后期（Ⅶ、Ⅷ）：增强患者在各种环境中的独立和适应能力，提高其各种实用功能的技巧，并应用于日常生活中。

（1）改善患者自知能力的康复训练：在颅脑损伤(尤其是额叶损伤)的恢复早期，应首先恢复患者的自知力。可采用下述的方法。

① 改善患者对自己缺陷的察觉。如用活动时的录像或面对镜子活动，并在自己的实际活动中指出自己的错误。

② 改善患者的感知功能。让患者观看一群颅脑损伤患者的集体活动，并让他观察和记录下其中某一患者的错误，和他一起分析错误的特征和原因。

③ 改善患者判断行为是否成功的知觉。利用患者康复目标有关的行为，一起进行足够详尽的分析，使患者认识到行为成功和不成功的特征和原因，并告诉他克服不正确行为的方法。

④ 改善患者对现存缺陷和远期目标之间差距的认识。

（2）注意障碍的康复训练：可用下述的方法。

① 猜测作业；② 删除作业；③ 时间作业；④ 顺序作业。

（3）记忆障碍的康复治疗：可采用下述的方法。

① 运用环境能影响行为的原理：a.日复一日地保持恒定、重复的常规和环境；b.控制环境中信息的量和呈现条件；每次提供的信息量少要比多好；信息重复的次数多比少好；多个信息相继出现时，间隔时间长比短好等。c.充分利用环境中的记忆辅助物，而不是单调重复的训练。

② 教会患者充分利用内部策略和外部策略。

内部策略：主要依靠以下一些记忆的策略，如背诵、PQRST法、精细加工、兼容、自身参照、视意象、首词记忆法、编故事法等。

外部策略：主要利用身体以外的辅助物或提示，如日记本、时间表、地图、闹钟、应用连接法、修改外部环境、提供言语或视觉提示等。

（4）思维障碍的康复训练：训练颅脑损伤患者解决问题的能力，就是改善其思维障碍的有效方法。简易有效的方法如下：① 提取信息的训练；② 排列顺序的训练；③ 物品分类的训练；④ 从一般到特殊的推理训练；⑤ 问题及突发情况的处理训练；⑥ 计算和预算的训练。

（5）电脑在认知障碍康复训练中的应用：由于电脑的特点，电脑及电脑软件在注意、记忆、思维等认知功能障碍的训练中得到了广泛应用。但由于电脑软件的种类终究不可能多到能满足所有患者的个别需求，因此，只宜作为一种训练方法应用，不能代替全部，更不能代替治疗师。

5. 感知障碍的康复治疗

包括失认症和失用症的康复治疗。

（1）失认症的康复训练。以单侧忽略为例，其训练方法如下：① 不断提醒患者集中注意其忽略的一侧；② 站在忽略侧与患者谈话和训练；③ 对忽略侧给予触摸、拍打、挤压、擦刷、冰刺激等感觉刺激；④ 将患者所需物品放置在忽略侧，要求其用健手越过中线去拿取；⑤ 鼓励患侧上下肢主动参与翻身，必要时可用健手帮助患手向健侧翻身；⑥ 在忽略侧放置色彩鲜艳的物品或灯光提醒其对患侧的注意；⑦ 阅读文章时，在忽略侧一端放上色彩鲜艳的标尺，或让患者用手摸着书的边缘，从边缘处开始阅读，避免漏读。

（2）失用症的康复训练。在训练时先选用分解动作，熟练后再逐步把分解动作组合起来，即通过活动分析法进行训练。对难度较大的运动分解动作要反复强化练习。先做粗大运动，再逐步练习精细运动。应尽可能在真实的生活环境中训练。

6. 行为障碍的康复治疗

对颅脑损伤患者的行为障碍，其治疗目的在设法消除患者不正常的、不为社会所接受的行为，促进其亲社会的行为。其治疗方法如下。

（1）创造适当的环境：创造一种能减少异常行为出现和增加亲社会行为出现概率的环境。稳定、限制的住所与结构化的环境，是改变不良行为的关键。

（2）药物治疗：多应用对改善行为和伤后癫痫有效而副作用少的药物。尤其是在颅脑损伤早期，药物治疗确有必要。

（3）行为治疗：在行为疗法中，常用代币法或用优惠券法向患者提供他所需要的东西，常用氨气等提供厌恶性刺激，或用隔离室等给予惩罚。

7. 后遗症期康复

此期的康复治疗目标是使患者学会应付功能不全状况，学会用新的方法来代偿功能不全，增强患者在各种环境中的独立和适应能力，回归社会。

后遗症期的康复治疗包括：

（1）继续加强日常生活能力的训练，强化患者自我料理生活的能力，提高其生活质量。

（2）矫形支具与轮椅的训练。

（3）继续维持或强化认知、言语等障碍的功能训练。

（4）物理治疗因子与传统疗法的应用。

（5）复职前训练。

（五）康复结局

1. 颅脑损伤患者预后估计

目前有综合评定量表、临床预测等方法。颅脑损伤后决定预后的最重要因素是脑损伤的程度。

2. 颅脑损伤患者康复过程

脑损伤后大部分神经功能的恢复在 6 个月之内，但整个恢复过程或持续至 2 年或更长时间。据统计，占颅脑损伤总数 80% 的轻伤患者的住院时间需 1~2 周，然后可在门诊治疗 1~2 个月，占总数 15% 的中度颅脑损伤患者的住院期为 4~9 个月。其余 5% 的严重颅脑损伤患者总治疗过程可能长达 2~3 年。

3. 康复结局

颅脑损伤的预后主要受伤情严重程度、脑损伤的性质与部位等影响，但也与患者受伤至接受治疗的时间、临床与康复治疗、患者的年龄与身体状况等因素有关。颅脑损伤的病情不同，临床与康复处理不同，其最终的结局可以完全不同。

在进行结局评定时，除了神经学表现外，更重要的是要考虑到患者的功能表现，如生活自理能力，恢复工作、学习能力等。评价颅脑损伤患者的治疗结局，临床上常使用格拉斯哥预后量表（GOS）和残疾分级量表（DRS）。特别需要指出的是，颅脑损伤患者的康复结局并不是依靠患者出院当时的情况做出判断，而是伤后至少半年（一般为一年）通过随访根据患者的恢复情况按照下述标准来进行评定。

（1）格拉斯哥结局量表（GOS）：根据患者是否恢复工作、学习、生活自理，将颅脑损伤患者的恢复及其结局分为死亡、持续植物状态、重度残疾、中度残疾、恢复良好 5 个等级。

（2）残疾分级量表（DRS）：主要用于中度和重度残疾的颅脑损伤患者，目的是评定其功能状态及其随时间的变化。该量表共有八项，前三项（睁眼反应、言语反应、运动反应）为 GCS 的简化，反映了残损；第 4~6 项（认知水平在进食、如厕、梳洗方面的表现）反映了残疾；第 7 项（功能水平）和第八项（工作能力）反映了残障。依 DRS 评分将颅脑损伤患者的残疾水平从无残疾到死亡，共分为十个等级。

（六）健康教育

脑损伤是一种常见的创伤，其死亡率和致残率都很高。其常见原因是交通事故、工伤事故、运动意外等。因此，最为重要的是应努力做好防治工作，加强生产安全、交通安全和运动安全等的教育，提高全社会的防范意识。

颅脑损伤一旦发生，应及时送入医院脑外科就治。

防治性康复措施主要是针对那些在一段时期内不能在床上翻身和进行自身生活照料的患者。如果存在永久性损害，那就不能仅仅依赖于防治性康复措施，还需要采取进一步的治疗措施以最大限度地开发患者的潜在能力。康复医学以残疾为中心，着眼点是功能的恢复，致力于生活质量的提高，并将促进患者重归家庭、重归社会、重新成为社会中自立的一员作为最终目标。

康复治疗必须尽早介入。康复医学的原则和机制应该贯彻在整个伤病防治过程之中，尽早开始功能锻炼将有助于功能和能力的及早康复。患者家属应尽早参与患者的康复计划，并应对颅脑损伤康复的长期性和艰巨性有清醒的认识。

除了伤情与临床处理之外，颅脑损伤的预后与康复治疗的介入、家庭的支持、患者的体质及对康复治疗的配合等众多因素有关。系统的、规范的康复治疗以及良好的家庭与社会支持对颅脑损伤后的预后有较大的影响。

项目八　疾病康复常用仪器及其使用

一、中频脉冲电治疗仪

1. 基本原理

中频脉冲电治疗仪（见图 8-1）采用频率为 1 ~ 100 kHz 的中频正弦电流。临床上常用频率为 2 ~ 5 kHz，常用方法有等幅中频正弦电疗法、调幅中频正弦电疗法和干扰电疗法三种。调制波频率为 10 ~ 200 Hz，可采用全波或半波，连续调制或间断调制，还可采用等幅波和调制波交替出现，或频率交变的调制波。调制中频电流兼有低、中频电流的特点，用于止痛或促进血液循环，较低、中频电单独应用作用明显；用于神经肌肉刺激时，由于皮肤刺痛小，病人可耐受较大电

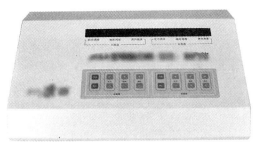

图 8-1　中频脉冲电治疗仪

量。干扰电是利用两组频率相差 0 ~ 100 Hz 的等幅中频正弦电流[临床多用(5 ± 0.1)kHz]，交叉输入人体同一部位，在交叉部形成干扰电场，在体内按正弦电波的差拍原理产生 0 ~ 100 Hz 的低频调制中频电流。临床上利用 3 组等幅中频正弦电流，从三维空间交叉输入人体，形成立体干扰电场，其效果优于一般干扰电场。经改进后，采用 3 组强度交替改变的正弦电流，使局部的刺激作用更易为病人忍受，进一步提高治疗效果，此方法称为动态立体干扰电疗法。

2. 中频电理疗的特点

（1）不引起组织的化学损伤；

（2）频率高，组织阻抗小，可使用较大电流量；

（3）对神经刺激作用小。

3. 治疗作用

该仪器具有镇痛、促进血液循环、促淋巴回流、兴奋神经肌肉、提高平滑肌张力、调节自主神经功能、消炎、药物离子导入等作用。

4. 适应症

（1）神经系统疾病：如偏瘫、肌萎缩、神经炎、功能性电刺激、神经痛、颈椎病等。

（2）骨关节疾病：如椎间盘病变、退行性关节炎、风湿性和类风湿性关节炎等。

（3）自主神经功能障碍性疾病：如早期闭塞性脉管炎、迟缓性便秘、胃下垂、膀胱功能障碍、张力性尿失禁等。

（4）其他常见疾病：如肌肉劳损、肩关节周围炎、椎间盘突出症、肱骨外上髁炎、腱鞘炎、关节纤维性挛缩、盆腔炎、附件炎等。

5. 禁忌症

急性化脓性感染性疾病、恶性肿瘤、出血性疾病、严重心力衰竭、肝肾功能不全、体内局部有金属异物、心区、结核病灶、孕妇腰腹部，佩戴有心脏起搏器者。

6. 安全注意事项

（1）中频治疗仪应与高频电疗机分设于两室，以免中频电疗机的工作受高频电磁波的干扰影响。

（2）治疗机以外的附属设施，要用绝缘材料制作，如木质床椅，禁用金属制品。

（3）治疗机应有接地导线，使用前接好地线。

（4）使用前检查治疗机是否能正常工作，电极、导线是否完好，导线插头、导线夹是否牢固。

（5）治疗时不要接触机器，不可随便活动；治疗部位的金属物品应除去，体内有金属异物的部位，应慎用。

（6）选择适合的电极、衬垫放置治疗部位上，音频治疗时尽量使病灶位于两电极中间；电极和夹子不可接触皮肤，以免电击灼伤；务必使电极、衬垫与皮肤均匀接触。

（7）禁止在心前区及其附近治疗；心脏病患者，电流不宜过强，如有不良反应立即停止治疗；孕妇忌用于下腹部、腰骶部及邻近部位治疗；佩戴心脏起搏器者不得进行中频电治疗。

（8）治疗电流量的调节应根据治疗的要求和患者的感觉，如治疗区域有瘢痕，循环不良或感觉有障碍，应注意掌握电流强度。

二、低频脉冲电治疗仪（见图 8-2）

低频脉冲电治疗是指应用低频脉冲电流刺激神经或肌肉使其收缩，以恢复其运动功能的方法。这种方法主要用以刺激失神经肌、痉挛肌和平滑肌，也可用于治疗失用性肌萎缩。神经肌肉电刺激疗法（NMES）用于改善中枢神经系统功能缺损和重塑周围神经功能。

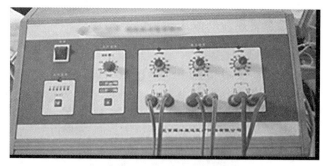

图 8-2 低频脉冲电治疗仪

1．电刺激对失神经肌肉的治疗作用

下运动神经元麻痹后，肌肉即失去神经的支配而萎缩变性。为了减缓这种变化，根据不同的病情，选择不同的脉冲电流，刺激肌肉或肌群，使之发生被动的节律性收缩，保留肌肉的收缩功能，延迟萎缩及变性的发展。

神经肌肉电刺激仪是专为众多脑瘫、偏瘫、神经损伤患者而设计的。它对兴奋神经和肌肉，提高肌力，治疗神经损伤，促进神经再生有着特殊的治疗作用。采用特定的低频脉冲电流，能加强中枢神经系统对运动功能的控制能力，促使神经释放有益物质，使病变部位做被动的节律性的收缩，延迟病变肌肉的萎缩，并能促进肌肉的运动功能及神经再生。同时对周围神经损伤导致的瘫痪也有较好的作用，通过治疗达到改善肌肉血液循环和营养，保留肌肉的正常代谢功能，有效加强神经的传导功能，兴奋肌肉，提高肌力，使病变部位康复。

2．电刺激对痉挛肌的治疗作用

这种治疗方法的原理，目前一部分还处于假设的阶段。痉挛肌电刺激主要是利用刺激痉挛肌肌腱中的细胞器引起的反射抑制和刺激其对抗肌的肌腹引起的交互抑制来达到痉挛松弛的目的。

3．电刺激仪的治疗机理和作用

（1）延迟病变肌肉的萎缩。

① 被动的节律性收缩，可以改善肌肉的血液循环和营养，使正常肌动脉血流增加，保留肌肉的正常代谢，提高肌力。

② 保留肌中糖原含量，借此节省肌中蛋白质的消耗。肌蛋白消耗少，肌的消瘦即可减轻。

③ 肌肉有规律性地收缩和舒张，收缩时挤压其中的血管和淋巴管促使其排空，舒张时又使其扩张，可以有效促进静脉和淋巴回流，改善肌肉的代谢和营养，降低肌肉纤维变性，防止和减缓肌肉失神经支配性萎缩，有效地抑制病变部位的进展。

（2）防止肌肉大量失水，防止发生电解质及酶系统的破坏。

（3）保留肌中结缔组织的正常功能，防止其挛缩和束间凝集。

（4）抑制肌肉的纤维化，防止肌肉结缔组织变厚、变短和硬化。

（5）促进恢复肌肉的运动功能及神经再生。由于各种原因导致的周围神经损伤，来自脑的冲动就不能通过损害局部而达到该神经所支配的肌肉，结果随意运动减弱或消失。神经自行或通过治疗可以恢复支配。失神经支配后，肌肉会发生一定的不良变化，这期间应对肌肉采取积极有效的治疗保护措施，维持肌肉的正常状态，防止肌肉萎缩和变性，提高肌张力。一旦神经支配功能恢复，患者随意运动功能也能很快随之恢复。

4．电刺激治疗技术和方法

一般主张用双极法，因双极法能使电流集中于病肌，不会使邻近肌受刺激而影响治疗。但当肌肉过小时（如手部小肌）或需要刺激整个肌群时，双极法就不太适宜，这时应采用单极法，用一小的主电极放于小肌运动点上，用另一较大的电极放在腰骶或肩胛间。

5. 电刺激治疗时机的选择

（1）失神经支配后头一个月，肌肉萎缩最快，因此宜及早进行电刺激。当不能肯定但怀疑肌肉有失神经支配情况时，也应尽早进行这种治疗。

（2）肌肉失神经支配数月后，仍有必要施用电刺激治疗，但效果已不肯定。此时虽不一定能延迟肌肉萎缩的进程，但对防止纤维化仍有效。但在进行电刺激之前，应判明肌肉是否有恢复神经支配的可能。

6. 电流波形的选择

（1）能选择性地只刺激病肌而不波及其邻近的正常肌肉。

（2）能只刺激病肌而不引起或少引起感觉性反应。

7. 电流极性的选择

单极法一般选用阴极，如用双极法，阴极多放于远端。

8. 每次治疗时肌肉收缩的次数

起初治疗时，每次应使每条病肌收缩10～15次，两次治疗之间休息十几分钟，如无条件可休息3～5分钟后再使之收缩相同次数，如此反复治疗4次。在整个治疗时间内每条病肌至少收缩 80～120 次。但是不能单以数目来决定，适宜的刺激应符合以下要求：

① 病肌的收缩要足够强，否则难以延迟萎缩的出现。

② 收缩时不痛或痛得很轻。

③ 邻近肌的反应小。

④ 收缩幅度每次相近。

9. 每日治疗次数

应每日至少治疗1次，病情好转，也宜每周治疗3次。

10. 电刺激疗程长短的估计

（1）神经失用是一种肌肉功能暂时丧失但神经无器质性病变的情况，此时电刺激应延续6周以上，直至神经功能恢复为止。

（2）周围神经在外伤、挤压、手术等原因引起损伤时，如果位置明确、局限而又有可能再生时，可以根据周围神经再生速度加以估计。

（3）若损伤部位不确定，部分变性或部分失神经支配，需 6～12 周才能恢复；完全变性或完全失神经支配，约需 6～12 个月才能恢复。

10. 适应症和禁忌症

（1）适应症：脑血管意外后遗轻度偏瘫（神经肌肉电刺激可提高脑卒中患者上肢功能，特别是在训练腕及手指的背伸功能方面应用越来越广泛）、儿童脑性瘫痪、产伤引起的痉挛性瘫痪、多发性硬化瘫痪、脑脊髓外伤引起的痉挛性瘫痪、帕金森病。

（2）禁忌症：肌萎缩侧索硬化症、多发性硬化的病情进展恶化期。

三、超短波电治疗仪

把频率 30 ~ 300 MHz、波长 1 ~ 10 m 的电流称为超短波电流，应用超短波电流作用于人体来治疗疾病的方法，称超短波疗法，由于治疗时采用电容式电极所产生的是超高频电场作用，故又称超高频电场疗法。图 8-3 为常见超短波治疗仪。

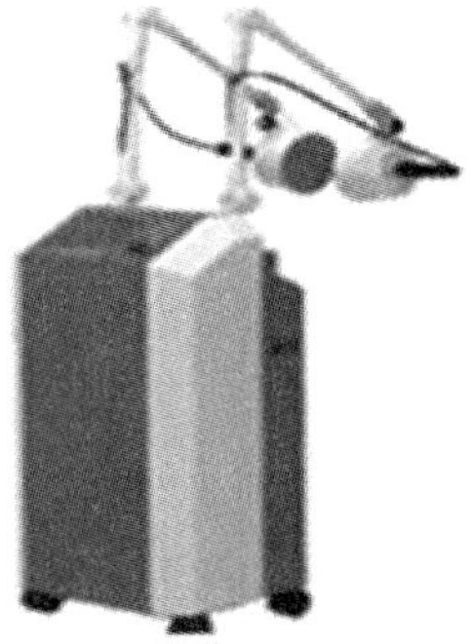

图 8-3 超短波电治疗仪

1. 生理效应

（1）热效应：人体内的自由电子、离子在外加电磁场作用下振荡形成传导电流，与体内其他原子、分子发生碰撞及摩擦时而产生，属内源热。

（2）非热效应：在高频电场作用下，组织内的离子、细胞之间的摩擦接触增加，促使组织内各种成分的交换，即使在机体不产生温度升高的情况下，也可以使组织的理化特性发生了一系列变化，而产生非热效应。

（3）电磁振荡效应：超短波电流由于频率高，容抗很小，故电流很容易通过组织，对骨等具有介质性质的组织也能通过，电力线分布比较均匀，所以对机体深层也有良好的治疗效果。

2. 治疗作用

（1）对神经系统的作用：超短波可抑制感觉神经传导，因而可达到镇痛作用。中、小剂量超短波作用于受损伤的周围神经，可加速神经的再生，提高神经传导速度；过大剂量则抑制再生。

（2）对心血管系统的作用：超短波可引起毛细血管扩张，在一定范围内增加强度，可使深部内脏血管扩张，比其他物理疗法引起的血管扩张更持久，作用更深。

（3）对消化系统的作用：超短波有促进胃肠分泌和胃肠吸收的作用。在温热的作用下，还有解除胃肠道痉挛的作用。

（4）对结缔组织的作用：小剂量的超短波有促进肉芽组织和结缔组织再生的作用，加快伤口的愈合，但大剂量长时间的应用可使伤口和周围结缔组织增生过度，脱水老化坚硬，影响伤口愈合。

（5）对肾脏的作用：超短波电场在健康人肾区治疗时，可使排尿量增加，有利尿作用。温热量超短波作用于肾区治疗肾衰竭（尿路阻塞除外），可解除肾血管痉挛，增加肾血流量，有显著的利尿作用。

（6）对炎症过程的作用：超短波对炎症过程有良好的作用，特别是对急性化脓性炎症有显著的效果。不同剂量对不同炎症的作用机制也不同。对急性化脓性炎症，应采用无热量超短波治疗，若采用微热量则会因组织细胞通透性进一步增高，渗出加剧而使炎症恶化；当炎症发展至亚急性和慢性期，则用微热量和温热量，以促进炎症产物吸收。

3．适应症

（1）疼痛性疾病：如面神经炎、周围神经损伤、神经痛、肌痛、幻痛等。

（2）血管性疾病：如闭塞性脉管炎、雷诺病、血栓性脉管炎等。

（3）消化系统疾病：如胃肠功能低下、胃肠痉挛、胆囊炎、结肠炎等。

（4）软组织及骨关节疾病：如肌纤维炎、软组织扭挫伤、肌肉劳损、肩关节周围炎、"网球肘"、颈椎病、腰椎间盘突出症、骨性关节炎、骨折愈合迟缓、关节积液，腱鞘炎等。

（5）其他：如伤口愈合迟缓、冻伤、支气管哮喘、痛经、血肿、颞颌关节紊乱、带状疱疹等。

4．禁忌症

恶性肿瘤（一般剂量时）、出血倾向、活动性结核、妊娠、严重心肺功能不全、体内局部金属异物、植入心脏起搏器者、颅内压增高、青光眼等。

5．治疗方法

（1）电极：超短波主要采用电容场法，电极有玻璃罩式电容电机和橡胶板式电容电机。

（2）电容电极的分类。

① 板状电极：内为金属网或金属片，外包橡胶、毛毡、棉垫，绒布等物质，呈长方形、正方形、长条形。一般分大、中、小三套。

② 圆形电极：内为金属板，外包橡胶、绒布。一般也有大、中、小三种，其直径分别为 12 cm，8 cm，4 cm。

此外，超短波治疗仪还有直肠和阴道等体腔治疗用的金属电极，这种体腔电极一般都有玻璃外罩。治疗时经消毒后可直接插入腔道中。

超短波治疗电极以电容电极为主。治疗时为避免直接接触造成烫伤，电极外面必须用绝缘物覆盖。因超短波波长短，频率高，超短波电流很容易通过电介质，故治疗时电极无需直接接触皮肤。电极和皮肤间隙用干布及棉垫隔开。

（3）电极的放置：对置法、并置法、交叉法、单极法、体腔法。

6．治疗剂量

超短波疗法治疗剂量按患者的主观温热感觉程度分为四个剂量（功率）等级。

Ⅰ级剂量：无热量，患者无温热感，适用于急性疾病、水肿显著、血液循环不良者。

Ⅱ级剂量：微热量，有刚能感觉的温热感，适用于亚急性、慢性疾病。

Ⅲ级剂量：温热量，有明显而舒适的温热感，适用于慢性炎症、慢性疾病。

Ⅳ级剂量：热量，有明显强烈热感，但能耐受，适用于肿瘤，现有专门治疗肿瘤的超大功率超短波治疗机，频率在 1 000 W。

7．治疗时间

治疗时间要根据具体情况而定。

急性炎症早期、水肿严重时，应用无热量，每次 5～10 min，水肿减轻时改用微热量，每次 8～12 min。小儿患者，一般为无热量或微温量输出强度，每次 5～15 min。亚急性炎症一般用微热量，每次 10～15 min。慢性炎症和其他疾病一般用微热量或温热量，每次 15～20 min。

8. 注意事项

治疗室应铺绝缘地板，安木制床、椅，治疗仪应接地线。患者治疗期间不要随便移动体位，不能触摸机器外壳及附近的金属物品。电缆、电极下方垫以棉垫或橡胶布。治疗时两电缆不能交叉或打圈，以免引起短路。

在皮肤感觉障碍、瘢痕、骨突出部位治疗时，应注意热度及距离间隙，防止烫伤。妇女月经期避免进行下腹部治疗。治疗部位如有出汗或敷料上分泌物较多时，应擦干或更换敷料后治疗。衬垫应保持干燥。

小儿骨骺、眼、睾丸、心脏，对超短波敏感，不宜采用大剂量，超短波治疗时一定要注意使机器处于谐振状态，谐振就是通过调节可变电容的电容量使输出电路的振荡频率与振荡电路的频率一致，使治疗电极获得最大的功率输出。禁止在非谐振状态下进行治疗。

大功率超短波治疗不宜采用单极法。头部及小儿和老年人的心区不宜进行大功率超短波治疗。

四、脑电仿生电刺激仪（见图 8-4）

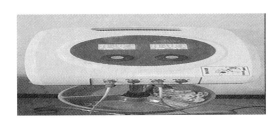

图 8-4　脑电仿生电刺激仪

1. 用　途

通过治疗电流刺激小脑顶核或肢体的神经，以起到改善脑部血液循环的作用，适用于以下疾病的辅助治疗：缺血性脑血管疾病、脑损伤性疾病、小儿脑瘫及由上述疾病引起的肢体运动功能障碍；焦虑、失眠、偏头痛。

2. 使用参数

脑电仿生电刺激仪（脑循环偏瘫综合治疗仪）由主机和治疗主、辅电极组成，按结构形式、输出单元数等不同分为四种型号。基本参数：仿真生物电流，恒流，分四种模式，主频谱≤20 kHz；主电极：最大电压峰值<50 V，输出最大电流≤30 mA，电流可调；辅电极：最大电压峰值<150 V，输出最大电流≤100 mA，电流可调。

3. 使用方法

开机后用生理盐水清洁患者使用部位，脑部治疗电极片选择双侧乳突处（耳后凸起处），上肢选择手腕、下肢选择脚踝上 5 cm 处相对黏贴，以构成回路，选择频率与强度以患者感觉弱刺激为度。

4．注意事项

脑出血急性期，颅内感染及肿瘤，体内有支架，严重心脏病，凝血功能障碍者禁用；孕妇、高龄者、高血压患者等慎用；电极片不可黏贴在心前区，颈动脉窦，皮肤溃疡、感染、水肿处；通电状态下严禁将电极片贴面相互黏贴。

五、空气压力循环治疗仪（见图 8-5）

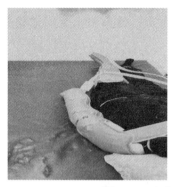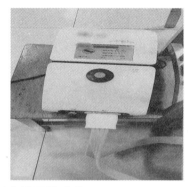

图 8-5　空气压力循环治疗仪

1．基本原理

利用多腔气囊套筒对人体局部组织产生一种循环波浪式的包裹挤压力，以起到促进人体血液循环，增加人体组织液流动性的功效，对瘫痪病人的肢体功能障碍、非栓塞性脉管炎及静脉曲张等疾病有确切的治疗效果，对深静脉血栓的形成有良好的预防效果。其中二款（D 型设备）还增加了脑循环乳突电刺激功能及肢体功能性电刺激，多重物理因子同步治疗，可获得更好的治疗效果。

2．产品特点

（1）独特的叠加气囊，消除常规气囊挤压死角，避免体液滞留或倒流，确保排液的流畅性。

（2）最多可提供 12 种基本模式供用户自由选择。

（3）每一种型号都具备预防深静脉血栓（DVT）的治疗方案。

（4）各腔室参数均可独立调节，也可总调，任意确定梯度压力治疗的压力递减率。

（5）超静音设计，即使在夜间运行也不影响患者休息。

（6）增加脑循环乳突电刺激功能及肢体功能性电刺激，多重物理因子同步治疗。

3．适用范围

空气压力循环治疗仪通过对肢体施加周期性的空气压力，促进血液和组织液循环，缓解由肢体静脉水肿和下肢动脉缺血引起的水肿、疼痛、酸胀、肢体沉重感、间歇性跛行等。适用于脑血管意外、脑外伤、脑手术后、脊髓病变引起的肢体功能障碍和外周非栓塞性脉管炎的辅助治疗，预防静脉血栓形成，减轻肢体水肿，另外电疗部分对小儿脑瘫、偏头痛有辅助治疗作用。

项目九　实训指导

实训一　人体形态评定

【目的】通过人体形态评定，为健康评估提供基准，人体形态评定方法主要有肢体长度测量、肢体围度测量等。要求学生掌握人体测量方法，了解被测肢体的肌肉有无萎缩、肥大和肿胀等。残肢围度的测量是为了评定残肢的浮肿及与假肢的吻合程度。

【材料】治疗床、体重身高测量秤、铅垂线、皮尺、卷尺。

【内容和步骤】

一、姿势评定

（1）目测法：取自然站立位，评定者分别从前面、侧面、后面观察患者。

（2）铅垂线测量法：目测法发现姿势异常，可以通过铅垂线测量法了解脊柱有无侧凸，评定者在患者站立位下将铅垂线从患者枕外隆凸的中点下垂，看是否通过臀列。

（3）放射学评定：通过 X 线透视或脊柱正、侧位 X 线片测量脊柱的角度。

二、人体测量

（一）身高、体重测量

（1）身高测量：患者自然站立，不穿鞋，测量从头顶到足跟的垂直距离，结果以 cm 表示。

（2）体重测量：患者不穿鞋，自然站立在体重测量秤上，结果以 kg 表示。

（3）结果判断。

① 标准体重：体重（kg）= 身高（cm）－ 105

体重在标准体重上下 10% 属于正常，超过 10%~19% 为超重，超过 20% 为肥胖。

7~12 岁：标准体重（kg）=年龄 × 2 + 8

13~16 岁：标准体重（kg）=（身高 － 100）× 0.9

② 体质指数（body mass index，BMI）：体质指数（BMI）=体重/身高^2（kg/m^2）

（二）肢体长度的测量

1. 上肢长度的测量

（1）上肢长：取坐位或站位，上肢在体侧自然下垂，肘关节伸展。测量从肩峰外侧端到桡骨茎突或中指尖的距离。

（2）上臂长：取坐位或站位，测量从肩峰外侧端到肱骨外上髁的距离。

（3）前臂长：取坐位或站位，测量从肱骨外上髁到桡骨茎突的距离。

（4）手长：手指伸展位，测量从桡骨茎突与尺骨茎突连线的中点到中指尖的距离。

2. 下肢长度测量

（1）下肢长：相对长度为脐至内踝尖的距离，绝对长度为髂前上棘到内踝尖的距离，正常相差小于 1 cm。

（2）股骨长：相对长度为髂前上棘到股骨外侧髁的距离，绝对长度为股骨大转子顶点到膝关节外侧平面的距离。

（3）胫骨长：胫骨平台内侧上缘到内踝尖的距离。

（4）腓骨长：腓骨小头到外踝尖的距离。

（三）肢体周径测量

1. 上肢周径测量

（1）上臂周径：患者坐位或站立位，双上肢在体侧自然下垂，用皮尺绕肱二头肌肌腹或上臂最隆起处 1 周，测量结果为上臂周径。

（2）前臂周径：用皮尺在前臂最粗处测量。

2. 下肢周径测量

（1）大腿周径：患者仰卧位，肌肉放松，在髌骨上缘向大腿中段测量一定距离（5 cm、10 cm、15 cm），然后在该处测量其周径。

（2）小腿周径：患者仰卧位，屈膝，双足平放床上，用皮尺在小腿最粗处测量。

（四）躯体周径测量

（1）胸围：患者坐位或站立位，双上肢在体侧自然下垂。用皮尺测量通过乳突上方（相当于第四肋间）和肩胛骨下角的周径（胸部 1 周）。乳房较大的女性可在乳头稍高的地方测量，测量时分别在平静时、深吸气末和深呼气末时进行，取平均值。

（2）腹围：患者仰卧位或站立位，双上肢自然下垂，取腋中线肋缘与髂棘上缘中二分之一点处，用皮尺绕腹部 1 周测量。

（3）臀围：患者站立位，双上肢自然下垂，皮尺在股骨大转子与髂前上棘连线之间臀部最粗处测量。

三、注意事项

评定时在安静、明亮和室温环境下，测量部位尽量裸露，在同一体位和部位测量时先健侧后患侧测量，以便比较。

实训二　日常生活活动能力训练

【目的】掌握各种偏瘫和截瘫患者的日常生活活动（ADL）技巧，掌握各种日常生活活动能力的训练方法，学会指导患者训练和恰当使用各种器具。

【材料】开襟上衣、套头上衣、裤子、鞋袜、洗脸盆，改良的用具或器具等。

【内容和步骤】

一、学生扮演患者

分别扮演偏瘫和截瘫的患者，保持患肢不动，自行穿脱衣物，体验患者的困难。

二、学生互扮角色

一学生扮演患者，另一学生扮演护士，依次指导患者按下述步骤进行训练，然后互换角色再进行一次。

（1）穿脱上衣训练。

（2）穿脱裤子训练。

（3）穿脱鞋袜训练。

（4）单手洗脸刷牙训练。

三、注意事项

注意维护患者自尊，保护隐私，把衣服当成事实上的"遮羞布"。手脚不灵便的患者可借助拉钩、大纽扣或纽扣器、穿鞋器等简化扣件或自助用具完成。

实训三　颈肩部疾病康复

【目的】在学会肩颈部推拿按摩的基础上，通过实训操作，领会推拿按摩技术在颈椎病、肩周炎等肩颈部疾病中的应用，体会推拿按摩的感觉及康复作用，掌握推拿按摩在肩颈部疾病康复中的手法操作。

【材料】按摩床、按摩巾、中单等。

【内容和步骤】

颈肩部按摩的目的是促进颈肩部血液循环，松解粘连，解痉止痛，改善肌肉、韧带的血液供应，改善肩颈部关节活动、疼痛等功能障碍。

一、颈肩部按摩常用腧穴（见图 9-1、图 9-2）

颈夹脊：在颈部，第 1 颈椎至第 7 颈椎棘突下两侧，后正中线旁开 0.2 寸。
夹脊：在背腰部，第 1 胸椎至第 5 腰椎棘突下两侧，后正中线旁开 0.5 寸。
风池：胸锁乳突肌与斜方肌上端之间的凹陷中，平风府穴。
风府：项部后发际正中直上 1 寸，枕外隆凸直下，后正中线上，入后发际上 1 寸。
大椎：后正中线上，第 7 颈椎棘突下凹陷中。

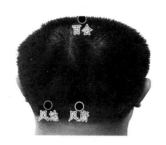

图 9-1　头颈部按摩常用腧穴

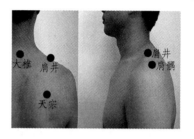

图 9-2　肩背部按摩常用腧穴

肩井：肩上，大椎穴与肩峰端连线的中点上。
天宗：肩胛骨冈下窝中央凹陷处，约肩胛冈下缘与肩胛下角之间的上 1/3 的折点处。
肩髃：肩峰端下缘，肩峰与肱骨大结节之间，三角肌上部中央。臂外展或平举时，肩部出现两个凹陷，肩峰前下方凹陷处。

二、颈肩部按摩操作步骤

（一）颈肩部粘连痉挛康复按摩

患者取正坐位或俯卧位，康复护士站立一侧、后部或坐在头前。

（1）滚揉颈部：患者正坐位或俯卧位，康复护士鱼际或手背着力，滚揉颈部 3～5 min。

（2）拿揉颈部：康复护士一手扶住患者的头部，另一手拇指指腹与食、中指指腹或其余四指相对，同时用力，自上而下拿揉患者颈部 5～10 min，以患者有酸胀舒适感为度。

（3）按揉穴位：康复护士以拇指与食指反复按揉患者颈夹背、夹脊、风池等 3～5 min。

（4）分推肩部：患者正坐位或俯卧位，康复护士两手掌伸直，斜放于脊椎两侧，向外分推至上臂及两侧肋缘 5～10 次。

（5）拿揉肩部：康复护士以双手拇指分别置于患者两侧肩胛斜方肌部位，其余四指放于肩胛部，拇指与其余四指同时有节奏地相对用力，自内向外拿揉患者肩部 5～10 min，以患者有酸胀舒适感为度。

（6）滚揉肩部：患者俯卧位或正坐位，康复护士以双手背、鱼际或前臂尺侧着力，滚揉肩部 3～5 min。

（7）按揉其他穴位：康复护士以中指或拇指反复按揉患者颈部、肩井穴、肩髃穴、天宗穴等 3～5 min。

（8）叩颈肩部：用双手侧掌或空掌反复叩击颈肩部 1～2 min。

（二）颈肩部关节活动度康复按摩

患者取正坐位，康复护士站立一侧或后部。

（1）屈伸法：康复护士作用于颈椎、肩关节，使关节做被动屈伸活动（见图 9-3 和图 9-4）。

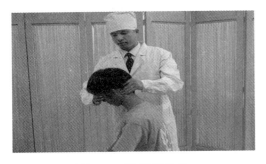

图 9-3　颈部屈伸法

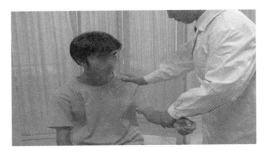

图 9-4　肩关节屈伸法

（2）托摇法：用于颈椎病治疗时，康复护士立于患者侧方，一手虎口托住患者枕部，一手以肘部托住其下颌，手掌环抱其头部向上边牵引边摇头颈，利用患者的体重对抗，使椎间隙增宽，椎间孔扩大。用于肩周炎治疗时，康复护士立于患者患侧，一手托患侧肘关节，一手扶肩部，环托摇肩关节。托摇时动作由小到大，力量由轻到重。可按顺时针方向旋转 10～30 次，然后再作逆时针方向旋转划圈（见图 9-5 和图 9-6）。

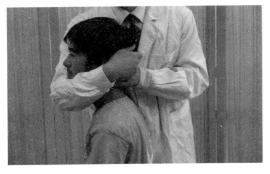

图 9-5　头颈部托摇法

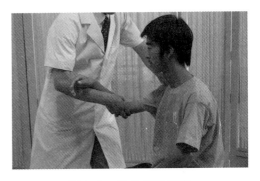

图 9-6　肩关节托摇法

（3）扳法：用于颈椎病治疗时，康复护士一手扶住患者头顶，一手托住患者下颌作抱球势，徐徐摇动颈椎，待患者肌肉放松后，突然作颈椎伸位斜扳法，达到滑利关节，整复错缝，增加颈椎活动范围的作用，同时改变骨赘和神经根的相对位置，减少刺激和压迫。用于肩周炎治疗时，患者将患肢伸直，肘以上搭于康复护士肩上，护士双手抱病肩，两手拇指按于腋下部，其余四指相交于肩上，来回旋转揉动肩部的同时上抬臂部，或通过前屈、后伸、外展等扳肩关节使活动度改善（见图 9-7 和图 9-8）。

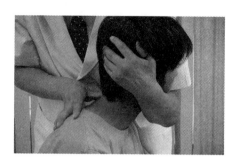 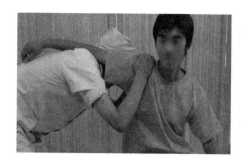

图 9-7　颈部扳法　　　　　　　　　　　　　图 9-8　肩关节扳法

三、注意事项

按摩时间因人而异，一般每次半个小时左右；按摩次数依病情每日或隔日一次；患急性传染病、精神病及伤痛部皮肤损伤或皮肤病者、骨折脱位在固定期间或关节肿痛不减者、陈旧性骨伤疾病、有关节功能障碍者不宜用按摩及手法康复；按摩力度保持持久、有力、均匀、柔和，禁忌猛力使用扳拉屈伸等手法；患者的体位无论卧位或坐位都应处于舒适放松体位，局部应保持温暖，切勿受凉；为增强康复效果，颈肩部粘连痉挛康复按摩时可用正骨水、红花油作推拿介质。

附录一 《康复理疗技术》教学大纲（参考）

一、课程性质

（1）研读对象：本课程的主要研读对象是中职、高职医学各专业的学生就业拓展课。

（2）课程特点：随着社会的发展和科学技术的突飞猛进，人们对生活质量的要求日渐提高，对疾病康复期望值也越来越高。康复理疗技术是培养医学各专业人才拓展就业不可缺少的重要课程部分。

（3）与其他课程的关系：拓展课

二、课程教学目的

学生通过康复理疗技术的学习，能熟悉操作，有利于就业。

三、课程教学原则与教学方法

根据康复理疗技术技能要求，运用适当的、形式多样的教学活动，如讲授、演示、讨论、练习、实习、电视录像等达到预期效果。

四、课程总学时

本课程安排在最后一学期进实习点前，总教学时数 20 学时。

六、学时分配

序号	教学内容	理论学时数	实践学时数
1	康复理疗解剖基础	4	
2	经络腧穴基础	2	0
3	常用按摩理疗手法介绍	0	2
4	人体不同部位按摩理疗操作程序	0	2
5	常用物理理疗和康复技术	0	2

序号	教学内容	理论学时数	实践学时数
6	运动功能评定和常见运动系统疾病康复	2	0
7	感觉功能及作业活动评定与神经系统常见疾病康复	2	0
8	疾病康复常用仪器及使用	0	2
9	实训指导	0	2
合计学时数		10	10
总计学时数		20	

六、课程的实践环节要求

按照教学目标的要求，在理论讲授的基础上，通过老师示教、学生练习，做到能独立完成本学科常用的基本操作，书写实习报告。要求学生不仅要掌握本学科的基础理论知识，同时要学会本学科基本技能操作，做到理论与实践相结合。

七、教材和主要教学参考书

实训拓展课"康复理疗技术"。

八、课程考试与评估

考试形式：笔试，开卷考试，100 min。平时成绩占 20%。
评估方式：实训操作等。

附录二 "康复理疗技术"实训教学大纲

专业名称：医学各专业学　　　课程名称："康复理疗技术"

学　时　数：11 学时　　　授课对象：中职、高职医学各专业学生

实验室名称：康复实训室

课程的实践环节要求：

按照教学目标的要求，在理论讲授的基础上，通过老师示教、学生练习，做到能独立完成本学科常用的基本操作，书写实习报告。要求学生不仅要掌握本学科的基础理论知识，同时要学会本学科基本技能操作，做到理论与实践相结合。

考核方法：实训操作

教材及参考书：

教材：实训拓展课"康复理疗技术"。

参考文献

[1] 刘立席. 康复评定技术[M]. 2 版. 北京：人民卫生出版社，2018.

[2] 孙晓莉. 作业理疗[M]. 北京：人民卫生出版社，2018.

[3] 盛幼珍、张瑾. 康复医学基础[M]. 北京：人民卫生出版社，2015.

[4] 郝伟. 精神病学[M]. 6 版. 北京：人民卫生出版社，2009：248-253.

[5] 李凌江. 精神病学住院医师手册[M]. 北京：科学技术文献出版社，2009：1-3.

[6] 吴建红，梅红彬，张春娇. 现代精神障碍理疗学[M]. 北京：科学技术文献出版社，2010.

[7] 李上，周凤香. 康复护理[M]. 武汉：华中科技大学出版社，2013.

[8] 王婧，李上. 按摩[M]. 北京：人民军医出版社，2011.

[9] 宋为群，周谋望，贾子善. 康复医师速查手册[M]. 北京：科学技术文献出版社，2011.

[10] 南登崑. 康复医学[M]. 4 版. 北京：人民卫生出版社，2008.

[11] 吴在德，吴肇汉. 外科学[M]. 7 版. 北京：人民卫生出版社，2008.

[12] 李忠泰. 康复学[M]. 5 版. 北京：人民卫生出版社，2007.

[13] 尤黎明，吴瑛. 内科理疗学[M]. 北京：人民卫生出版社，2007.

[14] 胡永善. 康复医学[M]. 上海：复旦大学出版社，2005.

[15] 陈锦治. 社区理疗学[M]. 2 版. 北京：人民卫生出版社，2010.

[16] 李忠泰. 康复学[M]. 北京：人民卫生出版社，2005.

[17] 李春玉. 社区理疗学[M]. 2 版. 北京：人民卫生出版社，2007.

[18] 柏树令. 系统解剖学[M]. 8 版. 北京：人民卫生出版社，2013.